U0257379

中国高等教育学会医学教育专业委员会规划教材
全国高等医学院校教材

供基础、临床、预防、口腔医学类等专业用

医用高等数学

Medical Advanced Mathematics

主 编 李 霞 贺东奇 姜 伟

副主编 彭继世 何 兰 原 杰

编 者 （按姓名汉语拼音排序）

何 兰（齐齐哈尔医学院） 宋运娜（齐齐哈尔医学院）
贺东奇（北京大学医学部） 滕 辉（齐齐哈尔医学院）
姜 伟（哈尔滨医科大学） 王艳秋（哈尔滨医科大学）
李 霞（哈尔滨医科大学） 夏 蔚（牡丹江医学院）
李 林（首都医科大学） 杨 晶（天津医科大学）
李冬果（首都医科大学） 原 杰（哈尔滨医科大学大庆校区）
彭继世（贵阳医学院）

秘 书 王世缘（哈尔滨医科大学）

北京大学医学出版社

YIYONG GAODENG SHUXUE

图书在版编目（CIP）数据

医用高等数学 / 李霞，贺东奇，姜伟主编.
—北京：北京大学医学出版社，2013.12（2018.8 重印）

ISBN 978-7-5659-0690-9

Ⅰ.①医… Ⅱ.①李… ②贺… ③姜… Ⅲ.①医用数学 –
高等数学 – 高等学校 – 教材　Ⅳ.① R311

中国版本图书馆 CIP 数据核字（2013）第 268663 号

医用高等数学

主　　编：李　霞　贺东奇　姜　伟
出版发行：北京大学医学出版社
地　　址：（100191）北京市海淀区学院路 38 号　北京大学医学部院内
电　　话：发行部 010-82802230；图书邮购 010-82802495
网　　址：http://www.pumpress.com.cn
E - m a i l：booksale@bjmu.edu.cn
印　　刷：北京东方圣雅印刷有限公司
经　　销：新华书店
责任编辑：罗德刚　　责任校对：金彤文　　责任印制：李　啸
开　　本：850mm×1168mm　1/16　印张：15.75　　字数：442 千字
版　　次：2013 年 12 月第 1 版　2018 年 8 月第 6 次印刷
书　　号：ISBN 978-7-5659-0690-9
定　　价：29.00 元

序

北京大学医学出版社组织编写的全国高等医学院校临床医学专业本科教材（第2套）于2008年出版，共32种，获得了广大医学院校师生的欢迎，并被评为教育部"十二五"普通高等教育本科国家级规划教材。这是在教育部教育改革、提倡教材多元化的精神指导下，我国高等医学教材建设的一个重要成果。为配合《国家中长期教育改革和发展纲要（2010－2020年）》，培养符合时代要求的医学专业人才，并配合教育部"十二五"普通高等教育本科国家级规划教材建设，北京大学医学出版社于2013年正式启动全国高等医学院校临床医学专业（本科）第3套教材的修订及编写工作。本套教材近六十种，其中新启动教材二十余种。

本套教材的编写以"符合人才培养需求，体现教育改革成果，确保教材质量，形式新颖创新"为指导思想，配合教育部、国家卫生和计划生育委员会在医药卫生体制改革意见中指出的，要逐步建立"5＋3"（五年医学院校本科教育加三年住院医师规范化培训）为主体的临床医学人才培养体系。我们广泛收集了对上版教材的反馈意见。同时，在教材编写过程中，我们将与更多的院校合作，尤其是新启动的二十余种教材，吸收了更多富有一线教学经验的老师参加编写，为本套教材注入了新鲜的活力。

新版教材在继承和发扬原教材结构优点的基础上，修改不足之处，从而更加层次分明、逻辑性强、结构严谨、文字简洁流畅。除了内容新颖、严谨以外，在版式、印刷和装帧方面，我们做了一些新的尝试，力求做到既有启发性又引起学生的兴趣，使本套教材的内容和形式再次跃上一个新的台阶。为此，我们还建立了数字化平台，在这个平台上，为适应我国数字化教学、为教材立体化建设作出尝试。

在编写第3套教材时，一些曾担任第2套教材的主编由于年事已高，此次不再担任主编，但他们对改版工作提出了很多宝贵的意见。前两套教材的作者为本套教材的日臻完善打下了坚实的基础。对他们所作出的贡献，我们表示衷心的感谢。

尽管本套教材的编者都是多年工作在教学第一线的教师，但基于现有的水平，书中难免存在不当之处，欢迎广大师生和读者批评指正。

王德炳　柯杨

2013年11月

前　　言

　　生物医学的飞速发展使得相关的数据产生了爆炸性增长，目前，无论是基础医学、临床医学、药学还是预防医学等领域都迫切需要利用数学的方法来进行研究，这也要求我们的医学人才应当具备更高的数学素养。为了适应这种发展需求，北京大学医学出版社组织全国八所高校的一线教师和学者共同编写了这本《医用高等数学》教材。

　　本书共分九章，主要包括：一元微积分、多元微积分、常微分方程基础、线性代数基础与概率论基础，可作为高等医学院校中各专业的高等数学教材使用，也可供医学研究人员学习和参考。本书在总结编者多年来的教学经验和教学成果的基础上，注重基础知识和医学实例的紧密结合，通过大量的具体医学问题，使学生能够将相对枯燥的数学理论融入到医学应用中去。此外，本书在每章中还提供了知识扩展与知识链接，这不仅有助于扩大学生的数学知识面，同时也有利于提高其学习数学的兴趣。最后，本书在第九章中介绍了计算机软件 MATLAB 的基本操作以及前面各章典型例题的求解，以期使学生掌握一种工具，能够更加方便地实现一些数学方法并应用到实际问题中。这些都体现了本书的科学性、系统性、实用性和先进性的特点。

　　本书可满足 48~70 学时的医用高等数学课程的教学需要。针对不同医学院校、不同专业的具体情况，教师可适当删减学习内容以适应教学目标的要求。由于本书增加了计算机软件 MATLAB 的内容，建议在讲授该课程时应适当安排学生的上机实验。

　　本书在编写过程中，得到了哈尔滨医科大学、北京大学医学部等八所高校的大力支持，在此表示衷心的感谢。

　　尽管本书作者多年来一直从事医用高等数学的教学与研究，但是限于水平和时间，本书难免存在不当和错误之处，敬请读者批评指正。

编　者

2013 年 10 月

目 录

第一章 函数、极限与连续

案例	糖尿病患者每隔时间 τ 注射一次胰岛素,剂量为 D_0。第 n 次注射后到第 $n+1$ 次注射前的时间里,体内胰岛素含量与时间 t 的关系为 $$D_n(t) = \frac{1-e^{-nk\tau}}{1-e^{-k\tau}} D_0 e^{-kt} \quad (k>0 \text{ 为常数})$$ 问题:糖尿病患者体内最终的胰岛素含量 $D(t)$ 与时间 t 的关系式是什么?

函数是高等数学中最基本的研究对象,它刻画的是变量之间的关系。极限刻画的是变量的变化趋势,是深入研究函数的重要方法。用极限方法研究函数是高等数学与初等数学的本质区别。函数与极限的初步知识在中学已经学过,这里仅作必要的复习和补充。本章主要介绍函数、极限和函数的连续性等基本概念、性质及计算。

第一节 函 数

一、函数的概念

1. 常量与变量

在某一研究过程中保持不变的量称为**常量**(constant)。在某一研究过程中可以改变的量称为**变量**(variable)。常量通常用字母 a、b、c 表示,变量通常用字母 x、y、z 表示。

一个量是常量还是变量不是绝对的,而是相对的。例如,儿童服药的剂量决定于儿童的体重。如果治疗时间较短,该儿童体重可视为常量。若治疗时间长达数年,其体重就是一个变量。常量可以看作特殊的变量。

如果变量的变化是连续的,常用区间来表示变量的变化范围。邻域也是常用的一种区间概念。设 x_0 是一定点,δ 是任一正数,则称开区间 $(x_0-\delta, x_0+\delta)$ 为点 x_0 的 δ **邻域**(neighbourhood),记作 $U(x_0, \delta)$,即

$$U(x_0, \delta) = \{x \mid |x-x_0| < \delta\} = \{x \mid x_0-\delta < x < x_0+\delta\} \text{。}$$

点 x_0 称为邻域的中心,δ 称为邻域的半径。点 x_0 的 δ 邻域去掉中心 x_0 后,称为点 x_0 的去心 δ 邻域,记作 $U^{\circ}(x_0, \delta)$,即

$$U^{\circ}(x_0, \delta) = \{x \mid 0 < |x-x_0| < \delta\} \text{。}$$

2. 函数的概念

定义 1-1 设在同一个变化过程中有两个变量 x 和 y,如果对于变量 x 所能取的每一个值,按照一定的对应关系,变量 y 总有确定的值与之对应,则称变量 y 是变量 x 的函数(function),记为 $y = f(x)$。变量 x 称为**自变量**(independent variable),变量 y 称为**因变量**(dependent variable)。

自变量 x 的所有可以取值的集合,称为函数的**定义域**(domain),记为 D。因变量 y 的所有对应值的集合,称为函数的**值域**(range),记为 R。

函数的表示法通常有三种：解析法、列表法和图像法。

例 1-1　在自由落体运动中，设物体下落的高度为 h，物体运动路程 s 和下落的时间 t 之间的函数为 $s=\dfrac{1}{2}gt^2$，g 为重力加速度，求函数 s 的定义域。

解　只从解析式 $s=\dfrac{1}{2}gt^2$ 看，t 可以取全体实数。但考虑到实际意义，应有 $t\geqslant0$ 且 $0\leqslant s\leqslant h$，当 $s=h$ 时，$t=\sqrt{\dfrac{2h}{g}}$，故函数 s 的定义域为 $\left[0,\sqrt{\dfrac{2h}{g}}\,\right]$。

例 1-2　在恒温条件下，每克蛋白质的药物吸收量 y 与血浆浓度 x 的关系，如表 1-1 所示。

表 1-1　药物吸收量与血浆浓度的函数关系

血浆浓度 x	12.7	21.2	51.7	77.2	212.4	9.5	22.5	42.3	67.8	234.8
药物吸收量 y	0.103	0.466	0.767	1.573	2.462	0.083	0.399	0.899	1.735	2.260

例 1-3　心电图描述了电流活动随时间的变化情况，是时间的函数。虽然可以拟合一个心电图函数的近似公式，但是必要性不大。医生只需要根据心电图的图形诊断更方便，所以这个函数用图像法表示更合适。图 1-1 和图 1-2 分别为正常人和心脏病患者的心电图。

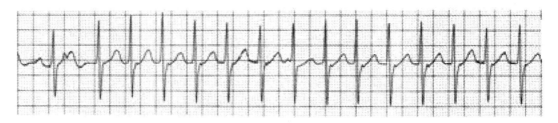

图 1-1　正常人的心电图

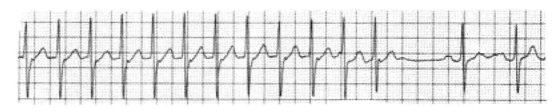

图 1-2　心脏病患者的心电图

二、函数的特性

1. 函数的单调性

设函数 $f(x)$ 的定义域为 D，区间 $I\subseteq D$。如果对于区间 I 上任意两点 x_1、x_2，当 $x_1<x_2$ 时，恒有 $f(x_1)<f(x_2)$，则称函数 $f(x)$ 在区间 I 上是单调增加的；如果对于区间 I 上任意两点 x_1、x_2，当 $x_1<x_2$ 时，恒有 $f(x_1)>f(x_2)$，则称函数 $f(x)$ 在区间 I 上是单调减少的。单调增加和单调减少的函数统称为**单调函数**（monotone function）。

2. 函数的奇偶性

如果对于函数 $f(x)$ 定义域 D 内的任意一个 x，都有 $f(-x)=f(x)$，则称函数 $f(x)$ 为**偶函数**（even function）。如果对于函数 $f(x)$ 定义域 D 内的任意一个 x，都有 $f(-x)=-f(x)$，则称函数 $f(x)$ 为**奇函数**（odd function）。

3. 函数的周期性

设函数 $f(x)$ 的定义域为 D。如果存在一个正数 T，使得对每一个 $x\in D$，都有 $f(x\pm T)=f(x)$ 成立，则称函数 $f(x)$ 为**周期函数**（periodic function）。正数 T 称为这个函数的周期。满足此关系式的最小正数称为函数的最小正周期，通常所说的周期是指最小正周期。

许多生物节律近似地以 12 小时或 24 小时为周期。心电图曲线也可看作周期函数。

4. 函数的有界性

设函数 $f(x)$ 的定义域为 D，区间 $X\subseteq D$。如果存在正数 M，使得对一切 $x\in X$，都有 $|f(x)|\leqslant M$ 成立，则称函数 $f(x)$ 在 X 上**有界**（bounded）。如果这样的 M 不存在，则称函数 $f(x)$ 在 X 上**无界**（unbounded）。

例如，函数 $y=\cos x$ 在 R 上有界。函数 $y=\tan x$ 在 $\left(-\dfrac{\pi}{2},\dfrac{\pi}{2}\right)$ 上无界。函数 $y=\dfrac{1}{x}$ 在 $(0,+\infty)$ 上无界，在 $(1,+\infty)$ 上有界。

三、初等函数

1. 基本初等函数

幂函数、指数函数、对数函数、三角函数和反三角函数统称为**基本初等函数**（basic elementary function）。

（1）幂函数：$y=x^{\alpha}$（α 为实数）；

（2）指数函数：$y=a^{x}$（$a>0,a\neq 1$）；

（3）对数函数：$y=\log_{a}x$（$a>0,a\neq 1$）；

（4）三角函数：$y=\sin x$、$y=\cos x$、$y=\tan x$、$y=\cot x$、$y=\sec x$ 和 $y=\csc x$。

$y=\sin x$、$y=\cos x$ 和 $y=\tan x$ 的图像和性质在中学都系统学过，下面简要介绍另外三个三角函数。

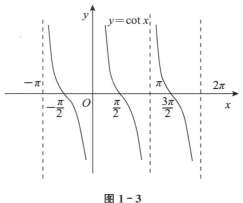

图 1-3

1）余切函数：$y=\cot x=\dfrac{1}{\tan x}$。定义域为 $x\neq k\pi$，$k\in Z$，值域为 R。它是奇函数，周期函数，周期为 π（图 1-3）。

2）正割函数：$y=\sec x=\dfrac{1}{\cos x}$。定义域为 $x\neq k\pi+\dfrac{\pi}{2}$，$k\in Z$，值域为 $|y|\geqslant 1$。它是偶函数，周期函数，周期为 2π。

3）余割函数：$y=\csc x=\dfrac{1}{\sin x}$。定义域为 $x\neq k\pi$，$k\in Z$，值域为 $|y|\geqslant 1$。它是奇函数，周期函数，周期为 2π。

根据这些三角函数的定义，还可以得到以下常用三角函数关系式：

$\tan x\cot x=1$，$\sin x\csc x=1$，$\cos x\sec x=1$，

$\cot x=\dfrac{\cos x}{\sin x}$，$\sec^{2}x=1+\tan^{2}x$，$\csc^{2}x=1+\cot^{2}x$。

（5）反三角函数：$y=\arcsin x$、$y=\arccos x$、$y=\arctan x$ 和 $y=\text{arccot}\,x$ 等。

1）反正弦函数：正弦函数 $y=\sin x$ 在区间 $\left[-\dfrac{\pi}{2},\dfrac{\pi}{2}\right]$ 上的反函数，称为反正弦函数，记作 $y=\arcsin x$。$y=\arcsin x$ 的定义域是 $[-1,1]$，值域是 $\left[-\dfrac{\pi}{2},\dfrac{\pi}{2}\right]$。它在定义域上是单调增

加的，奇函数（图1-4）。

2）反余弦函数：余弦函数 $y=\cos x$ 在区间 $[0,\pi]$ 上的反函数，称为反余弦函数，记作 $y=\arccos x$。$y=\arccos x$ 的定义域为 $[-1,1]$，值域为 $[0,\pi]$。它在定义域上是单调减少的，非奇非偶函数（图1-5）。

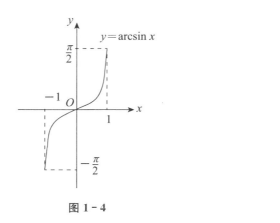 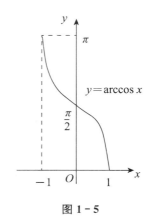

图1-4 图1-5

3）反正切函数：正切函数 $y=\tan x$ 在区间 $\left(-\dfrac{\pi}{2},\dfrac{\pi}{2}\right)$ 上的反函数，称为反正切函数，记作 $y=\arctan x$。$y=\arctan x$ 的定义域为 R，值域为 $\left(-\dfrac{\pi}{2},\dfrac{\pi}{2}\right)$。它在定义域上是单调递增的，奇函数（图1-6）。

4）反余切函数：余切函数 $y=\cot x$ 在区间 $(0,\pi)$ 上的反函数，称为反余切函数，记作 $y=\operatorname{arccot} x$。$y=\operatorname{arccot} x$ 的定义域为 R，值域为 $(0,\pi)$。它在定义域上是单调递减的，非奇非偶函数（图1-7）。

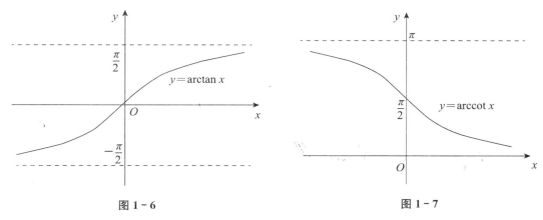

图1-6 图1-7

2. 复合函数

定义1-2 若变量 y 是变量 u 的函数，变量 u 是变量 x 的函数，即
$$y=f(u), \quad u=\varphi(x)。$$
当 x 在 $\varphi(x)$ 的定义域或定义域的子集上取值时，所对应的 u 值使函数 $y=f(u)$ 有定义，则称 y 是 x 的**复合函数**(compound function)，记作 $y=f[\varphi(x)]$。其中，称 u 为中间变量，x 为自变量，y 为因变量。

并不是任意两个函数都可以复合成一个复合函数。例如，函数 $y=\arcsin u$ 和 $u=2+x^2$ 不能复合成一个函数，因为 $y=\arcsin u$ 的定义域为 $[-1,1]$，$u=2+x^2$ 的值域为 $[2,+\infty)$，它们的交集为空集。

复合函数的定义可以推广到多个函数的情形。例如，$y=\sqrt{u}$，$u=\cot v$，$v=\dfrac{x}{2}$ 可以复合成

函数 $y=\sqrt{\cot\dfrac{x}{2}}$，其中 u 和 v 都是中间变量。

把一个复合函数分解成若干个简单函数，对下一章学习导数和微分的运算非常重要。所谓简单函数，是指由常数和基本初等函数经过四则运算所构成的函数。

例 1-4 将下列复合函数分解为简单函数。

$(1)\, y=e^{\arctan 3x};\qquad\qquad (2)\, y=\sin^2(2x+3);\qquad\qquad (3)\, y=\ln(1+\sqrt{1+\cos^2 x})。$

解 (1) $y=e^u$，$u=\arctan v$，$v=3x$；

(2) $y=u^2$，$u=\sin v$，$v=2x+3$；

(3) $y=\ln u$，$u=1+\sqrt{v}$，$v=1+w^2$，$w=\cos x$。

3. 初等函数

定义 1-3 由常数和基本初等函数经过有限次的四则运算和有限次的函数复合运算所构成的，并可用一个式子表示的函数，称为**初等函数**（elementary function）。例如，

$$y=\sqrt{1+2x-x^2}、\quad y=\ln^2 x+\cos x、\quad y=\frac{e^x+e^{-x}}{e^x-e^{-x}}$$

都是初等函数。本课程中讨论的函数绝大多数都是初等函数。

四、分段函数

在生物学、医学和工程技术中，经常会遇到一类函数，这类函数在自变量的不同变化范围中，对应关系用不同式子表示，这样的函数称为**分段函数**（piecewise function）。求分段函数的函数值时要注意根据自变量的值选择相应的解析式。

例 1-5 某药物的每天服用剂量 y（克）与服药者的年龄 x（岁）之间的函数关系如下：

$$y=\begin{cases}0.125x, & 0<x<16,\\ 2, & x\geqslant 16,\end{cases}$$

求 4 岁、12 岁和 20 岁的患者每天服药剂量。

解 将 $x=4$、$x=12$ 和 $x=20$ 分别代入相应的解析式，可得 4 岁、12 岁和 20 岁的患者每天服药剂量分别为 0.5 克、1.5 克和 2 克。

例 1-6 设 x 为任一实数，不超过 x 的最大整数称为 x 的整数部分，记作 $[x]$。例如，$[\sqrt{2}]=1$，$[\pi]=3$，$[-2]=-2$，$[-1.5]=-2$。函数 $y=[x]$ 称为取整函数，它的定义域为 R，是一个分段函数。它的图形是阶梯状的，称为阶梯曲线（图 1-8）。

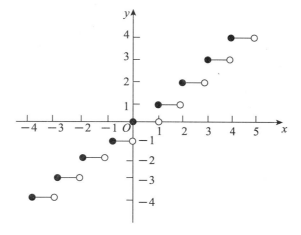

图 1-8 阶梯曲线

知识链接

几种特殊的分段函数

(1) 符号函数 $\text{sgn}x=\begin{cases}1, & x>0,\\ 0, & x=0,\\ -1, & x<0。\end{cases}$

(2) 狄利克雷（Dirichlet）函数 $f(x)=\begin{cases}1, x\text{ 为有理数},\\ 0, x\text{ 为无理数}。\end{cases}$

(3) 黎曼（Riemann）函数

$$f(x)=\begin{cases}\dfrac{1}{q}, x=\dfrac{p}{q}(p,q\text{ 为正整数},\dfrac{p}{q}\text{ 为既约真分数}),\\ 0, \quad x=0,1\text{ 及}(0,1)\text{ 内的无理数}。\end{cases}$$

第二节　极　　限

函数 $y=f(x)$ 描述的是变量 x 和 y 之间的静态关系。而当自变量 x 不断变化时，因变量 y 相应的变化趋势如何，反映的是 y 和 x 之间的动态关系，这正是极限描述的问题。极限方法是高等数学的重要方法，是学习微积分知识必备的基础。

一、极限的概念

1. 数列的极限

如果按照某一法则，对于每一个 $n\in N^*$，对应着一个确定的常数 x_n，按 n 从小到大排列得到的一列实数

$$x_1，x_2，\cdots，x_n，\cdots$$

称为**数列**（sequence of number），简记为 $\{x_n\}$。

定义 1-4　如果当 n 无限增大时，x_n 无限趋近于一个确定的常数 A，则称 A 是数列 $\{x_n\}$ 当 $n\to\infty$ 时的**极限**（limit），或称数列 $\{x_n\}$ 收敛于 A，记作

$$\lim_{n\to\infty}x_n=A\text{ 或 }x_n\to A(\text{当 }n\to\infty)。$$

如果不存在这样的常数 A，则称该数列 $\{x_n\}$ 发散，习惯上说 $\lim\limits_{n\to\infty}x_n$ 不存在。

例如，当 $n\to\infty$ 时，数列 $\left\{\dfrac{n+(-1)^n}{n}\right\}$ 的极限为 1，数列 $\{2^n\}$ 的极限不存在。当 $n\to\infty$ 时，2^n 是无限增大的，可以写成 $\lim\limits_{n\to\infty}2^n=\infty$。

例 1-7　见章前案例。

解　依题意，参数 $\tau>0$ 为常数，$0\leqslant t\leqslant\tau$，当 $n\to\infty$ 时，$e^{-nk\tau}\to0$，于是这位患者体内最终的胰岛素含量与时间的关系式为

$$D(t)=\lim_{n\to\infty}D_n(t)=\lim_{n\to\infty}\frac{1-e^{-nk\tau}}{1-e^{-k\tau}}D_0e^{-kt}=D_0\frac{e^{-kt}}{1-e^{-k\tau}}。$$

知识链接

割圆术　战国时期庄子在《天下篇》中引用过惠施的一句话："一尺之棰，日取其半，万世不竭。"也就是说一根长为一尺的木棒，每天截去一半，这样的过程可以无限制地进行下去。这就是我国古代极限思想的萌芽。

到了魏晋时期（公元前 3 世纪），我国古代数学家刘徽创立了著名的"割圆术"。割圆术的具体方法：首先，作一圆的内接正六边形，它的面积记为 A_1；再作内接正十二边形，面积记为 A_2；循此下去，每次边数加倍，A_n 则表示内接正 3×2^n 边形的面积。这样就得到一数列：

$$A_1, A_2, A_3, \cdots, A_n, \cdots$$

当 n 越大，内接正 n 边形的面积与圆的面积就越接近。当 n 无限增大时，A_n 无限接近于一个确定的数值，这个确定的数值就是圆的面积。

正如刘徽所说："割之弥细，所失弥少，割之又割，以至于不可割，则与圆合体而无所失矣。"

2. 当 $x \to \infty$ 时函数的极限

定义 1-5　当自变量 x 的绝对值无限增大时，若函数 $f(x)$ 无限趋近于一个常数 A，则称 A 是函数 $f(x)$ 当 $x \to \infty$ 时的极限，记作

$$\lim_{x \to \infty} f(x) = A \quad \text{或} \quad f(x) \to A（当 x \to \infty）。$$

在定义 1-5 中，自变量 x 的绝对值无限增大是指 $x \to +\infty$ 和 $x \to -\infty$ 两种情形。但有时只考虑其中一种情形。例如，当 $x \to +\infty$ 时，$\arctan x \to \dfrac{\pi}{2}$，当 $x \to -\infty$ 时，$\arctan x \to -\dfrac{\pi}{2}$，即

$$\lim_{x \to +\infty} \arctan x = \frac{\pi}{2}, \quad \lim_{x \to -\infty} \arctan x = -\frac{\pi}{2}。$$

容易理解，$\lim\limits_{x \to \infty} f(x) = A$ 等价于 $\lim\limits_{x \to -\infty} f(x) = \lim\limits_{x \to +\infty} f(x) = A$。

3. 当 $x \to x_0$ 时函数的极限

定义 1-6　设函数 $f(x)$ 在点 x_0 的某一去心邻域内有定义，如果当 x 以任意方式无限趋近于点 x_0 时，函数 $f(x)$ 都无限趋近于一个常数 A，则称 A 是函数 $f(x)$ 当 $x \to x_0$ 时的极限，记作

$$\lim_{x \to x_0} f(x) = A \quad \text{或} \quad f(x) \to A（当 x \to x_0）。$$

由定义 1-6 知，当 $x \to x_0$ 时，函数 $f(x)$ 的极限是否存在，与 $f(x)$ 在点 x_0 是否有定义无关。

例 1-8　讨论函数 $f(x) = x + 1$，当 $x \to 1$ 时的极限。

解　因为当 $x \to 1$ 时，$x + 1 \to 2$，所以

$$\lim_{x \to 1}(x + 1) = 2。$$

在定义 1-6 中，x 趋近于 x_0 的方式是任意的，也就是 x 既从 x_0 的左侧也从 x_0 的右侧趋近于 x_0。但有时只能或只需考虑 x 从一侧趋近于 x_0 的情形。

当 x 从 x_0 的左侧趋近于 x_0 时，函数 $f(x)$ 无限趋近于一个常数 A，则称常数 A 是函数 $f(x)$ 当 $x \to x_0$ 时的**左极限**（left limit），记作

$$\lim_{x \to x_0^-} f(x) = A \quad \text{或} \quad f(x_0^-) = A。$$

类似地，当 x 从 x_0 的右侧趋近于 x_0 时，函数 $f(x)$ 无限趋近于一个常数 A，则称常数 A 是函数 $f(x)$ 当 $x \to x_0$ 时的**右极限**（right limit），记作

$$\lim_{x \to x_0^+} f(x) = A \quad \text{或} \quad f(x_0^+) = A。$$

左极限和右极限统称为单侧极限。容易证明，函数 $f(x)$ 当 $x \to x_0$ 时极限存在的充分必要条件是 $f(x)$ 在 x_0 的左极限和右极限都存在且相等。即

$$\lim_{x \to x_0} f(x) = A \Leftrightarrow \lim_{x \to x_0^-} f(x) = \lim_{x \to x_0^+} f(x) = A。$$

例 1-9　验证 $\lim\limits_{x \to 0} \dfrac{|x|}{x}$ 不存在。

证　函数 $y = \dfrac{|x|}{x}$ 的定义域为 $(-\infty, 0) \cup (0, +\infty)$。因为

$$\lim_{x \to 0^-} \frac{|x|}{x} = \lim_{x \to 0^-} \frac{-x}{x} = -1,$$

$$\lim_{x \to 0^+} \frac{|x|}{x} = \lim_{x \to 0^+} \frac{x}{x} = 1,$$

即左极限和右极限都存在，但是不相等，所以 $\lim\limits_{x \to 0} \dfrac{|x|}{x}$ 不存在。

知识拓展

- **数列极限的 $\varepsilon - N$ 定义**　设 $\{x_n\}$ 是一数列，如果存在常数 A，对于任意给定的正数 ε（无论它多么小），总存在某一正整数 N，使得 $n > N$ 时，都有

$$|x_n - A| < \varepsilon$$

恒成立，那么称常数 A 是数列 $\{x_n\}$ 的极限，记作

$$\lim_{n \to \infty} x_n = A \quad \text{或} \quad x_n \to A (\text{当 } n \to \infty)。$$

- **函数极限的 $\varepsilon - X$ 定义**　如果存在常数 A，对于任意给定的正数 ε（无论它多么小），总存在某一正数 X，使得当 $|x| > X$ 时，对应的函数值 $f(x)$ 都满足不等式

$$|f(x) - A| < \varepsilon,$$

那么称常数 A 为 $f(x)$ 当 $x \to \infty$ 时的极限，记作

$$\lim_{x \to \infty} f(x) = A \quad \text{或} \quad f(x) \to A (\text{当 } x \to \infty)。$$

- **函数极限的 $\varepsilon - \delta$ 定义**　设函数 $f(x)$ 在点 x_0 的某一去心邻域内有定义，如果存在常数 A，对于任意给定的正数 ε（无论它多么小），总存在某一正数 δ，使得当 x 满足不等式 $0 < |x - x_0| < \delta$ 时，对应的函数值 $f(x)$ 都满足不等式

$$|f(x) - A| < \varepsilon,$$

那么称常数 A 为 $f(x)$ 当 $x \to x_0$ 时的极限，记作

$$\lim_{x \to x_0} f(x) = A \quad \text{或} \quad f(x) \to A (\text{当 } x \to x_0)。$$

二、无穷小量与无穷大量

1. 无穷小量的概念

定义 1-7　如果函数 $f(x)$ 当 $x \to x_0$（或 $x \to \infty$）时的极限为零，那么称函数 $f(x)$ 为当 $x \to x_0$（或 $x \to \infty$）时的无穷小量，简称**无穷小**(infinitesimal)。

例如，因为 $\lim\limits_{x \to \infty} \dfrac{1}{x} = 0$，所以 $\dfrac{1}{x}$ 是当 $x \to \infty$ 时的无穷小。而 $\lim\limits_{x \to 2} \dfrac{1}{x} = \dfrac{1}{2}$，所以当 $x \to 2$ 时，$\dfrac{1}{x}$ 不是无穷小。由此可见，一个变量是否为无穷小量与自变量的变化过程有关。

注意：①无穷小量是某一变化过程中的变量，不要把无穷小量与很小的数混淆。②零是可

以作为无穷小量的唯一的常数。

2. 无穷小量定理

定理 1-1　当 $x \to x_0$(或 $x \to \infty$) 时，函数 $f(x)$ 的极限为 A 的充分必要条件是 $f(x) = A + \alpha$，其中 α 是同一变化过程中的无穷小。

定理 1-1 也可表示为 $\lim f(x) = A \Leftrightarrow f(x) = A + \alpha (\lim \alpha = 0)$。

在上式中，记号 "lim" 下面没有标明自变量的变化过程，实际上对 $x \to x_0$ 及 $x \to \infty$ 都是成立的。以后遇到类似情况，极限符号下面的自变量变化过程也可省略。

定理 1-2　同一变化过程中，有限个无穷小的代数和仍是无穷小。

定理 1-3　有界函数与无穷小的乘积是无穷小。

推论 1　常数与无穷小的乘积是无穷小。

推论 2　有限个无穷小的乘积是无穷小。

3. 无穷大量

定义 1-8　如果当 $x \to x_0$(或 $x \to \infty$) 时，函数 $f(x)$ 的绝对值无限增大，那么称函数 $f(x)$ 为当 $x \to x_0$(或 $x \to \infty$) 时的无穷大量，简称**无穷大**(infinity)。

例如，当 $x \to \dfrac{\pi}{2}$ 时，$\tan x$ 为无穷大量。当 $x \to 0$ 时，$\dfrac{1}{x}$ 也为无穷大量。

注意：无穷大量是变量，不能与很大的数混淆。

当 $x \to x_0$(或 $x \to \infty$) 时，函数 $f(x)$ 为无穷大量，为了方便可以简记为

$$\lim_{x \to x_0} f(x) = \infty (\text{或} \lim_{x \to \infty} f(x) = \infty)。$$

但是按函数极限的定义来说，此时极限是不存在的。

定理 1-4　在同一变化过程中，若 $f(x)$ 为无穷大，则 $\dfrac{1}{f(x)}$ 为无穷小；若 $f(x)$ 为无穷小，且 $f(x) \neq 0$，则 $\dfrac{1}{f(x)}$ 为无穷大。

定理 1-4 说明无穷大与无穷小的倒数关系，因此关于无穷大的讨论，都可以归结为关于无穷小的讨论。

4. 无穷小的比较

在自变量的同一变化过程中，两个无穷小趋近于零的"快慢"程度可能不同。下面我们就两个无穷小之比的极限来说明无穷小之间的比较。

定义 1-9　设 α、β 是自变量的同一变化过程中的两个无穷小，且 $\beta \neq 0$，则在这个变化过程中，

(1) 若 $\lim \dfrac{\alpha}{\beta} = 0$，则称 α 是比 β 高阶的无穷小，记作 $\alpha = o(\beta)$。

(2) 若 $\lim \dfrac{\alpha}{\beta} = \infty$，则称 α 是比 β 低阶的无穷小。

(3) 若 $\lim \dfrac{\alpha}{\beta} = C \neq 0$，则称 α 与 β 是同阶无穷小。特别地，当 $C = 1$ 时，称 α 与 β 是等价无穷小，记作 $\alpha \sim \beta$。

定理 1-5（无穷小替换定理）　设 $\alpha \sim \alpha'$，$\beta \sim \beta'$，且 $\lim \dfrac{\alpha'}{\beta'}$ 存在，则

$$\lim \frac{\alpha}{\beta} = \lim \frac{\alpha'}{\beta'}。$$

定理 1-5 表明，求两个无穷小之比的极限时，分子及分母都可用等价无穷小来替换。如果用来替换的无穷小选择适当，可以使极限运算简化。

三、极限的四则运算

定理 1-6　在自变量的同一变化过程中，如果 $\lim f(x)=A,\lim g(x)=B$ ，那么

(1) $\lim[f(x)\pm g(x)]=\lim f(x)\pm \lim g(x)=A\pm B$ ；

(2) $\lim[f(x)\cdot g(x)]=\lim f(x)\cdot \lim g(x)=A\cdot B$ ；

(3) 如果 $B\neq 0$ ，则 $\lim\dfrac{f(x)}{g(x)}=\dfrac{\lim f(x)}{\lim g(x)}=\dfrac{A}{B}$ 。

推论 1　如果 $\lim f(x)$ 存在，C 为常数，则 $\lim[Cf(x)]=C\lim f(x)$ 。

推论 2　如果 $\lim f(x)$ 存在，n 为正整数，则 $\lim[f(x)]^n=[\lim f(x)]^n$ 。

例 1-10　求 $\lim\limits_{x\to 1}\dfrac{x^2+5}{x-3}$ 。

解　这里分母的极限不为零，所以

$$\lim_{x\to 1}\frac{x^2+5}{x-3}=\frac{\lim\limits_{x\to 1}(x^2+5)}{\lim\limits_{x\to 1}(x-3)}=\frac{\lim\limits_{x\to 1}x^2+\lim\limits_{x\to 1}5}{\lim\limits_{x\to 1}x-\lim\limits_{x\to 1}3}=\frac{(\lim\limits_{x\to 1}x)^2+5}{1-3}=\frac{1^2+5}{1-3}=-3 。$$

例 1-11　求 $\lim\limits_{x\to 1}\dfrac{x^2+2x-3}{x^2-1}$ 。

解　当 $x\to 1$ 时，分子、分母的极限都是零，可将分子、分母因式分解后，约去无穷小因子 $x-1$ ，然后再求极限，所以

$$\lim_{x\to 1}\frac{x^2+2x-3}{x^2-1}=\lim_{x\to 1}\frac{(x+3)(x-1)}{(x+1)(x-1)}=\lim_{x\to 1}\frac{x+3}{x+1}=2 。$$

例 1-12　求 $\lim\limits_{x\to 1}\dfrac{4x-1}{x^2+2x-3}$ 。

解　因为 $\lim\limits_{x\to 1}(x^2+2x-3)=0$ ，但是 $\lim\limits_{x\to 1}(4x-1)=3\neq 0$ ，所以

$$\lim_{x\to 1}\frac{x^2+2x-3}{4x-1}=\frac{0}{3}=0 。$$

由无穷大与无穷小的关系，得

$$\lim_{x\to 1}\frac{4x-1}{x^2+2x-3}=\infty 。$$

例 1-13　求 $\lim\limits_{x\to\infty}\dfrac{3x^3-2x-1}{2x^3-x^2+1}$ 。

解　当 $x\to\infty$ 时，分子和分母都为无穷大量，所以先用 x^3 去除分子和分母，可分出无穷小，再求极限，得

$$\lim_{x\to\infty}\frac{3x^3-2x-1}{2x^3-x^2+1}=\lim_{x\to\infty}\frac{3-\dfrac{2}{x^2}-\dfrac{1}{x^3}}{2-\dfrac{1}{x}+\dfrac{1}{x^3}}=\frac{3}{2} 。$$

一般地，当 $a_0\neq 0$ ，$b_0\neq 0$ ，m 和 n 为非负整数时，有

$$\lim_{x\to\infty}\frac{a_0x^m+a_1x^{m-1}+\cdots+a_m}{b_0x^n+b_1x^{n-1}+\cdots+b_n}=\begin{cases}0, & \text{当 } m<n \text{ 时，}\\[2mm]\dfrac{a_0}{b_0}, & \text{当 } m=n \text{ 时，}\\[2mm]\infty, & \text{当 } m>n \text{ 时。}\end{cases} \tag{1-1}$$

例 1-14　求 $\lim\limits_{x\to\infty}\dfrac{\sin x}{x}$ 。

解　当 $x\to\infty$ 时，$\dfrac{1}{x}$ 为无穷小，而 $\sin x$ 为有界函数。由定理 1-3 有

$$\lim_{x \to \infty} \frac{\sin x}{x} = 0 。$$

例 1 - 15 已知函数 $f(x) = \begin{cases} 1-x, & x < 0, \\ x^2+1, & x \geqslant 0, \end{cases}$ 求 $\lim_{x \to 0} f(x)$ 。

解 因为 $\lim_{x \to 0^-} f(x) = \lim_{x \to 0^-} (1-x) = 1$,

$$\lim_{x \to 0^+} f(x) = \lim_{x \to 0^+} (x^2+1) = 1 ,$$

即左极限和右极限都存在且相等，所以 $\lim_{x \to 0} f(x) = 1$（图 1 - 9）。

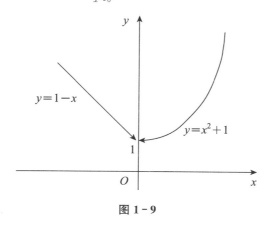

图 1 - 9

四、两个重要极限

在函数极限的计算过程中，经常要用到下面两个重要极限：

(1) $\lim_{x \to 0} \frac{\sin x}{x} = 1$ ；

(2) $\lim_{x \to \infty} \left(1 + \frac{1}{x}\right)^x = e$ 或 $\lim_{x \to 0} (1+x)^{\frac{1}{x}} = e$ 。

其中 $e = 2.718\ 281\ 828\cdots$ ，是一个无理数。

例 1 - 16 求 $\lim_{x \to 0} \frac{\sin 3x}{x}$ 。

解 当 $x \to 0$ 时，$3x \to 0$。所以，

$$\lim_{x \to 0} \frac{\sin 3x}{x} = \lim_{x \to 0} \frac{3\sin 3x}{3x} = 3 \lim_{x \to 0} \frac{\sin 3x}{3x} = 3 \times 1 = 3 。$$

例 1 - 17 求 $\lim_{x \to 0} \frac{\tan x}{x}$ 。

解 $\lim_{x \to 0} \frac{\tan x}{x} = \lim_{x \to 0} \left(\frac{\sin x}{x} \cdot \frac{1}{\cos x}\right) = \lim_{x \to 0} \frac{\sin x}{x} \cdot \lim_{x \to 0} \frac{1}{\cos x} = 1 。$

此例说明当 $x \to 0$ 时，$\tan x \sim x$。

例 1 - 18 求 $\lim_{x \to 0} \frac{1-\cos x}{2x^2}$ 。

解 $\lim_{x \to 0} \frac{1-\cos x}{2x^2} = \lim_{x \to 0} \frac{2\sin^2 \frac{x}{2}}{2x^2} = \lim_{x \to 0} \frac{\sin^2 \frac{x}{2}}{4\left(\frac{x}{2}\right)^2} = \frac{1}{4} \left(\lim_{x \to 0} \frac{\sin \frac{x}{2}}{\frac{x}{2}}\right)^2 = \frac{1}{4}$ 。

例 1 - 19 求 $\lim_{x \to 0} \frac{\tan 2x}{\sin 3x}$ 。

解 $\lim\limits_{x\to 0}\dfrac{\tan 2x}{\sin 3x}=\lim\limits_{x\to 0}\dfrac{\dfrac{\sin 2x}{\cos 2x}}{\sin 3x}=\lim\limits_{x\to 0}\left(\dfrac{\sin 2x}{\sin 3x}\cdot\dfrac{1}{\cos 2x}\right)=\lim\limits_{x\to 0}\left(\dfrac{2}{3}\cdot\dfrac{\dfrac{\sin 2x}{2x}}{\dfrac{\sin 3x}{3x}}\cdot\dfrac{1}{\cos 2x}\right)$

$$=\dfrac{2}{3}\cdot\dfrac{\lim\limits_{x\to 0}\dfrac{\sin 2x}{2x}}{\lim\limits_{x\to 0}\dfrac{\sin 3x}{3x}}\cdot\lim\limits_{x\to 0}\dfrac{1}{\cos 2x}=\dfrac{2}{3}\,.$$

此例如果用无穷小替换定理就简便得多。因为当 $x\to 0$ 时，$\tan 2x\sim 2x$，$\sin 3x\sim 3x$，所以

$$\lim\limits_{x\to 0}\dfrac{\tan 2x}{\sin 3x}=\lim\limits_{x\to 0}\dfrac{2x}{3x}=\dfrac{2}{3}\,.$$

注意：不能滥用等价无穷小替换，对于代数和中各无穷小不能分别替换。

例 1-20   求 $\lim\limits_{x\to 0}(1-x)^{\frac{2}{x}}$ 。

解 $\lim\limits_{x\to 0}(1-x)^{\frac{2}{x}}=\lim\limits_{x\to 0}\left[1+(-x)\right]^{\frac{2}{x}}=\left\{\lim\limits_{x\to 0}\left[1+(-x)\right]^{\frac{1}{-x}}\right\}^{-2}=e^{-2}$ 。

例 1-21   求 $\lim\limits_{x\to\infty}\left(\dfrac{x+1}{x-1}\right)^{x}$ 。

解 $\lim\limits_{x\to\infty}\left(\dfrac{x+1}{x-1}\right)^{x}=\lim\limits_{x\to\infty}\left(1+\dfrac{2}{x-1}\right)^{x}=\lim\limits_{x\to\infty}\left\{\left[\left(1+\dfrac{2}{x-1}\right)^{\frac{x-1}{2}}\right]^{2}\cdot\left(1+\dfrac{2}{x-1}\right)\right\}$

$$=\lim\limits_{x\to\infty}\left[\left(1+\dfrac{2}{x-1}\right)^{\frac{x-1}{2}}\right]^{2}\cdot\lim\limits_{x\to\infty}\left(1+\dfrac{2}{x-1}\right)=e^{2}\cdot 1=e^{2}\,.$$

第三节   函数的连续性

一、函数连续性的概念

客观世界的很多现象，如气温的变化、动植物的生长、血液的流动等，都是随时间的变化而连续变化着的。这些现象反映在数学上，就是函数的连续性。下面先引入增量的概念，然后再来描述函数的连续性。

1. 函数的增量

定义 1-10   设函数 $y=f(x)$ 在点 x_0 的某一邻域内有定义，当自变量 x 由 x_0 变到附近的点 $x_0+\Delta x$ 时，$\Delta x=x-x_0$ 称为自变量的**增量**(increment)。此时，函数 y 相应地从 $f(x_0)$ 变到 $f(x_0+\Delta x)$，称函数值的差 $f(x_0+\Delta x)-f(x_0)$ 为函数 $f(x)$ 在点 x_0 相应于 Δx 的增量，记作 $\Delta y=f(x_0+\Delta x)-f(x_0)$。如图 1-10 所示。

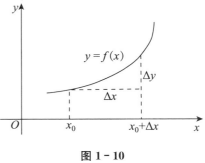

图 1-10

若保持 x_0 不变，而让自变量的增量 Δx 变化，一般来说，函数 y 的增量 Δy 也要随着变化。如果当 $\Delta x\to 0$ 时，$\Delta y\to 0$，那么就称函数 $f(x)$ 在点 x_0 处是连续的，即有下述定义。

2. 函数连续性的定义

定义 1-11   设函数 $y=f(x)$ 在点 x_0 的某一邻域内有定义，如果自变量的增量 Δx 趋近于零时，函数的增量 Δy 也趋近于零，即

$$\lim\limits_{\Delta x\to 0}\Delta y=\lim\limits_{\Delta x\to 0}\left[f(x_0+\Delta x)-f(x_0)\right]=0,$$

那么就称函数 $y=f(x)$ 在点 x_0 处**连续**(continuous)，称 x_0 为 $f(x)$ 的**连续点**(continuity point)。

在定义 1-11 中，令 $x=x_0+\Delta x$，那么 $\Delta x\to0$ 就是 $x\to x_0$，因为 $\Delta y=f(x_0+\Delta x)-f(x_0)=f(x)-f(x_0)$，所以 $\Delta y\to0$ 就是 $f(x)\to f(x_0)$。于是函数的连续性又可表述为如下定义：

定义 1-12　设函数 $y=f(x)$ 在点 x_0 的某一邻域内有定义，若

$$\lim_{x\to x_0}f(x)=f(x_0)，$$

那么就称函数 $y=f(x)$ 在点 x_0 处连续。

由定义 1-12 可知，函数 $f(x)$ 在点 x_0 处连续应满足三个条件：

(1) $f(x)$ 在点 x_0 处有定义，即 $f(x_0)$ 存在；

(2) $f(x)$ 在点 x_0 处的极限存在，即 $\lim\limits_{x\to x_0}f(x)$ 存在；

(3) $f(x)$ 在点 x_0 处的极限值等于 $f(x)$ 在点 x_0 处的函数值，即

$$\lim_{x\to x_0}f(x)=f(x_0)。$$

若函数 $y=f(x)$ 在点 x_0 处的左极限存在，且 $\lim\limits_{x\to x_0^-}f(x)=f(x_0)$，则称函数 $y=f(x)$ 在点 x_0 处**左连续**(continuity from the left)。若函数 $y=f(x)$ 在点 x_0 处的右极限存在，且 $\lim\limits_{x\to x_0^+}f(x)=f(x_0)$，则称函数 $y=f(x)$ 在点 x_0 处**右连续**(continuity from the right)。

显然，函数 $y=f(x)$ 在点 x_0 处连续的充分必要条件是 $f(x)$ 在点 x_0 处既左连续又右连续。

若函数 $y=f(x)$ 在区间 (a,b) 内的每一点处都连续，则称 $f(x)$ 为区间 (a,b) 内的**连续函数**(continuous function)。若函数 $f(x)$ 在 $x=a$ 处右连续，在 $x=b$ 处左连续，同时在开区间 (a,b) 内连续，则称 $f(x)$ 为闭区间 $[a,b]$ 上的连续函数。连续函数的图形是一条连续而不间断的曲线，称为连续曲线。

二、函数的间断点

若函数 $f(x)$ 在点 x_0 满足下列三种情形之一：

(1) $f(x)$ 在点 x_0 处无定义；

(2) $f(x)$ 在点 x_0 处有定义，但 $\lim\limits_{x\to x_0}f(x)$ 不存在；

(3) $f(x)$ 在点 x_0 处有定义，$\lim\limits_{x\to x_0}f(x)$ 存在，但 $\lim\limits_{x\to x_0}f(x)\neq f(x_0)$。

则称函数 $f(x)$ 在点 x_0 处不连续，称点 x_0 为 $f(x)$ 的**间断点**(discontinuity point)。

下面举例说明函数间断点常见的几种类型。

例 1-22　讨论函数 $f(x)=\begin{cases}2\sqrt{x}, & 0\leqslant x<1 \\ 1, & x=1 \\ 1+x, & x>1\end{cases}$　在 $x=1$ 处的连续性。

解　因为 $\lim\limits_{x\to1^-}f(x)=\lim\limits_{x\to1^-}2\sqrt{x}=2$，

$$\lim_{x\to1^+}f(x)=\lim_{x\to1^+}(1+x)=2，$$

所以 $\lim\limits_{x\to1}f(x)=2$，但是 $f(1)=1\neq2$，因此，点 $x=1$ 是函数 $f(x)$ 的间断点（图 1-11）。在点 x_0 处极限存在的间断点叫可去间断点。只要改变或者补充间断点处函数的定义，使新的函数值等于在该点的极限值，则可使其变为连续点。

例 1-23　讨论函数 $f(x)=\begin{cases}x-1,x\leqslant1 \\ 3-x,x>1\end{cases}$　在 $x=1$ 处的连续性。

解　$\lim\limits_{x\to1^-}f(x)=\lim\limits_{x\to1^-}(x-1)=0$，

$$\lim_{x \to 1^{+}} f(x) = \lim_{x \to 1^{+}} (3-x) = 2 ,$$

因为 $\lim_{x \to 1^{-}} f(x) \neq \lim_{x \to 1^{+}} f(x)$，即 $\lim_{x \to 1} f(x)$ 不存在，所以 $x=1$ 是函数 $f(x)$ 的间断点（图 1-12）。函数 $f(x)$ 的图形在 $x=1$ 处产生跳跃现象，我们称 $x=1$ 为函数 $f(x)$ 的跳跃间断点。跳跃间断点的特征是 $f(x)$ 在点 x_0 处的左右极限都存在，但是不相等。

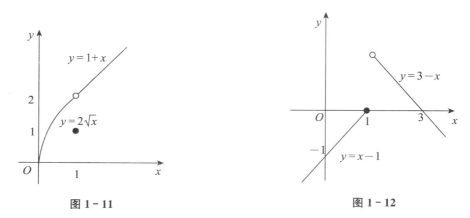

图 1-11   图 1-12

例 1-24   函数 $y=\dfrac{1}{x}$ 在 $x=0$ 处没有定义，所以 $x=0$ 是函数 $y=\dfrac{1}{x}$ 的间断点（图 1-13）。因为 $\lim_{x \to 0} \dfrac{1}{x} = \infty$，所以称 $x=0$ 为函数 $y=\dfrac{1}{x}$ 的无穷间断点。

例 1-25   函数 $y=\sin\dfrac{1}{x}$ 在 $x=0$ 处没有定义，当 $x \to 0$ 时，函数值在 -1 与 1 之间变动无限多次（图 1-14），所以称 $x=0$ 为函数 $y=\sin\dfrac{1}{x}$ 的振荡间断点。

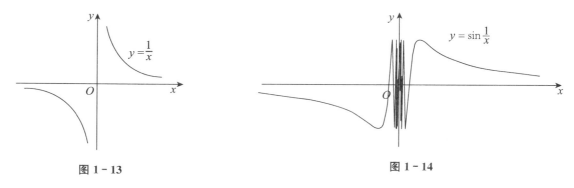

图 1-13   图 1-14

我们通常把间断点分为两类：①函数 $f(x)$ 在点 x_0 处的左右极限都存在的间断点，称为第一类间断点。②函数 $f(x)$ 在点 x_0 处至少有一侧极限不存在的间断点，称为第二类间断点。显然，可去间断点和跳跃间断点是第一类间断点，无穷间断点和振荡间断点是第二类间断点。

三、初等函数的连续性

由极限的四则运算法则与函数连续性的定义可得下面定理。

定理 1-7   若函数 $f(x)$ 和 $g(x)$ 都在点 x_0 处连续，则函数 $f(x) \pm g(x)$、$f(x) \cdot g(x)$ 及 $\dfrac{f(x)}{g(x)} (g(x_0) \neq 0)$ 在点 x_0 处也连续。

定理 1-8   设函数 $y=f[\varphi(x)]$ 由函数 $y=f(u)$ 与函数 $u=\varphi(x)$ 复合而成。若 $\lim_{x \to x_0} \varphi(x) = u_0$，函数 $y=f(u)$ 在 $u=u_0$ 处连续，则

$$\lim_{x \to x_0} f[\varphi(x)] = \lim_{u \to u_0} f(u) = f(u_0) \text{。}$$

由定理 1-8 可以得到 $\lim\limits_{x \to x_0} f[\varphi(x)] = f\left[\lim\limits_{x \to x_0} \varphi(x)\right]$，此式说明，求复合函数的极限时，函数运算和极限运算可交换运算顺序。

推论 若函数 $y = f(u)$ 在 $u = u_0$ 处连续，函数 $u = \varphi(x)$ 在 $x = x_0$ 处连续，且 $u_0 = \varphi(x_0)$，则复合函数 $y = f[\varphi(x)]$ 在 $x = x_0$ 处连续。

可以证明，基本初等函数在其定义域内都是连续的。一切初等函数在其定义区间内都是连续的。这里的定义区间指包含在定义域内的区间。由函数 $f(x)$ 在点 x_0 连续的定义知，如果已知 $f(x)$ 在点 x_0 连续，那么求 $f(x)$ 当 $x \to x_0$ 时的极限时，只需求 $f(x_0)$ 的值就可以了。

例 1-26 求 $\lim\limits_{x \to 1} \dfrac{\arctan x}{\sqrt{3 + x^2}}$。

解 $\lim\limits_{x \to 1} \dfrac{\arctan x}{\sqrt{3 + x^2}} = \dfrac{\arctan 1}{\sqrt{3 + 1}} = \dfrac{\pi}{8}$。

例 1-27 求 $\lim\limits_{x \to 0} \ln \dfrac{\sin x}{x}$。

解 因为 $\lim\limits_{x \to 0} \dfrac{\sin x}{x} = 1$，而函数 $y = \ln u$ 在 $u = 1$ 处连续，所以由定理 1-8，得

$$\lim_{x \to 0} \ln \frac{\sin x}{x} = \ln\left(\lim_{x \to 0} \frac{\sin x}{x}\right) = \ln 1 = 0 \text{。}$$

例 1-28 求 $\lim\limits_{x \to 0} \dfrac{x}{e^x - 1}$。

解 因为当 $x \to 0$ 时，分母的极限为零，所以不能用商的极限法则。

令 $e^x - 1 = t$，则 $x = \ln(1 + t)$，且当 $x \to 0$ 时，$t \to 0$，所以，

$$\lim_{x \to 0} \frac{x}{e^x - 1} = \lim_{t \to 0} \frac{\ln(1 + t)}{t} = \lim_{t \to 0} \ln(1 + t)^{\frac{1}{t}} = \ln\left[\lim_{t \to 0}(1 + t)^{\frac{1}{t}}\right] = \ln e = 1 \text{。}$$

四、闭区间上连续函数的性质

在闭区间上连续的函数有几个重要性质，下面作简要介绍。

定理 1-9（最值定理） 若函数 $f(x)$ 在闭区间 $[a, b]$ 上连续，则函数 $f(x)$ 在闭区间 $[a, b]$ 上必有最大值和最小值（图 1-15）。

定理 1-10（介值定理） 若函数 $f(x)$ 在闭区间 $[a, b]$ 上连续，且在两个端点处的函数值 $f(a)$ 与 $f(b)$ 不相等，则对介于 $f(a)$ 与 $f(b)$ 之间的任何数 C，在开区间 (a, b) 内至少存在一点 ξ，使得

$$f(\xi) = C \qquad (a < \xi < b) \text{。}$$

介值定理说明：连续曲线 $y = f(x)$ 与水平直线 $y = C$（C 介于 $f(a)$ 与 $f(b)$ 之间）至少有一个交点（图 1-16）。

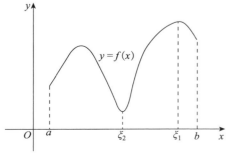

图 1-15

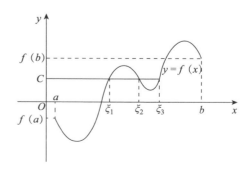

图 1-16

推论（根的存在性定理）   若函数 $f(x)$ 在闭区间 $[a,b]$ 上连续，且 $f(a)$ 与 $f(b)$ 异号（即 $f(a) \cdot f(b) < 0$），那么在开区间 (a,b) 内至少存在一点 ξ，使得
$$f(\xi) = 0,$$
即方程 $f(x) = 0$ 在 (a,b) 内至少有一个实根。

根的存在性定理也称为零点定理。零点定理说明：如果连续曲线 $y = f(x)$ 的两个端点位于 x 轴的两侧，那么这条曲线与 x 轴至少有一个交点（图 $1-17$）。

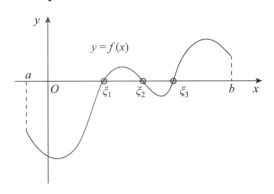

图 $1-17$

例 $1-29$ 证明方程 $x^4 - 4x^2 + 1 = 0$ 在区间 $(0,1)$ 内至少有一个实根。

证   令 $f(x) = x^4 - 4x^2 + 1$，则 $f(x)$ 在区间 $[0,1]$ 上连续，又
$$f(0) = 1 > 0，f(1) = -2 < 0，$$
由零点定理知，至少存在一点 $\xi \in (0,1)$，使 $f(\xi) = 0$ 成立，即 $\xi^4 - 4\xi^2 + 1 = 0$ 成立，所以方程 $x^4 - 4x^2 + 1 = 0$ 在区间 $(0,1)$ 内至少有一个实根 ξ。

习 题 一

1. 求下列函数的定义域：

(1) $y = \arcsin(x-1) + \sqrt{4-x^2}$；

(2) $y = \sqrt{9-x^2} + \dfrac{1}{x^2-1}$；

(3) $y = \ln\left(x + \sqrt{x^2+1}\right)$；

(4) $y = \sqrt{\sin x} + \dfrac{1}{\sqrt{16-x^2}}$；

(5) $y = \dfrac{1}{1-x^2} + \sqrt{x+2}$；

(6) $y = \ln(x^2-1) + \arccos\dfrac{1}{x+1}$。

2. 已知函数
$$f(x) = \begin{cases} x-3, & -4 \leqslant x \leqslant 0, \\ x^2+1, & 0 < x \leqslant 3, \end{cases}$$
求函数 $f(x)$ 的定义域，并求 $f(-2)$、$f(0)$ 和 $f(1)$ 的值。

3. 静脉注射钠盐 100 000 单位后，血清中的药物浓度 C 为时间 t 的函数，
$$C(t) = \begin{cases} 8.8t + 0.8, & 0 \leqslant t < 0.25, \\ 3.8 - 3.2t, & 0.25 \leqslant t < 1, \\ 0.9 - 0.3t, & 1 \leqslant t \leqslant 3, \end{cases}$$
其中，时间 t 的单位为小时，$C(t)$ 的单位为：单位/ml。求注射后 15 分钟、半个小时、3 个小时血清中的药物浓度。

4. 判断下列各组函数中 $f(x)$ 和 $g(x)$ 是否相同?

(1) $f(x) = \ln x^2$, $g(x) = 2\ln|x|$;　　　　(2) $f(x) = \sqrt{x^2}$, $g(x) = \left(\sqrt{x}\right)^2$;

(3) $f(x) = \sec^2 x - \tan^2 x$, $g(x) = 1$;　　(4) $f(x) = \sqrt{\dfrac{x-1}{x-2}}$, $g(x) = \dfrac{\sqrt{x-1}}{\sqrt{x-2}}$。

5. 设函数 $f(x)$ 的定义域为 $[0, 1]$, 求函数 $f(x+a) + f(x-a)$ 的定义域 $\left(0 < a < \dfrac{1}{2}\right)$。

6. 将下列函数分解成简单函数:

(1) $y = \sin 3x$;　　　　　　　　　　　(2) $y = \ln\tan\dfrac{x}{2}$;

(3) $y = (1+x^2)^{10}$;　　　　　　　　　(4) $y = \cos^3\dfrac{x^2}{2}$;

(5) $y = 2\arcsin\dfrac{1+x}{1-x}$;　　　　　(6) $y = \arccos\sqrt{1-x^2}$;

(7) $y = \lg\sqrt{\dfrac{x-1}{x+1}}$;　　　　　　(8) $y = \dfrac{a}{1+2^{kx}}$。

7. 求下列数列的极限:

(1) $\lim\limits_{n\to\infty} n\left(\sqrt{n^2+1} - \sqrt{n^2-1}\right)$;　　(2) $\lim\limits_{n\to\infty}\left(\dfrac{1}{n^2} + \dfrac{2}{n^2} + \cdots + \dfrac{n-1}{n^2}\right)$;

(3) $\lim\limits_{n\to\infty}\dfrac{n+(-1)^{n-1}}{n}$;　　　　(4) $\lim\limits_{n\to\infty}\dfrac{1 + \dfrac{1}{2} + \dfrac{1}{4} + \cdots + \dfrac{1}{2^n}}{1 + \dfrac{1}{3} + \dfrac{1}{9} + \cdots + \dfrac{1}{3^n}}$。

8. 求下列函数的极限:

(1) $\lim\limits_{x\to 0}\dfrac{x^2-2x+1}{x^2+1}$;　　　　　(2) $\lim\limits_{x\to 2}\dfrac{x^2+5}{x-3}$;

(3) $\lim\limits_{x\to 0}\dfrac{\sqrt{1+x^2}-1}{x}$;　　　　　(4) $\lim\limits_{x\to\infty}\dfrac{3x^3+2x^2+5}{6x^3+4x^2-1}$;

(5) $\lim\limits_{x\to 0}\dfrac{x^2-1}{2x^2-x-1}$;　　　　　(6) $\lim\limits_{x\to 1}\dfrac{x^2-1}{2x^2-x-1}$;

(7) $\lim\limits_{x\to\infty}\dfrac{x^2-1}{2x^2-x-1}$;　　　　(8) $\lim\limits_{x\to\infty}\dfrac{1+\sin x}{x}$;

(9) $\lim\limits_{x\to 2}\left(\dfrac{1}{x-2} - \dfrac{4}{x^2-4}\right)$;　　(10) $\lim\limits_{x\to 0}\dfrac{\arcsin x}{x}$;

(11) $\lim\limits_{x\to 0}\dfrac{\sin 3x}{\sin 2x}$;　　　　　　(12) $\lim\limits_{x\to\infty} x\tan\dfrac{1}{x}$;

(13) $\lim\limits_{x\to 0}\dfrac{1-\cos 2x}{x\sin x}$;　　　　　(14) $\lim\limits_{x\to 0}\dfrac{\tan x - \sin x}{\sin^3 x}$;

(15) $\lim\limits_{x\to 0}\dfrac{\tan(x+x^2)}{5x}$;　　　　　(16) $\lim\limits_{x\to 0}\dfrac{(x^2+1)\arcsin x}{\sin x}$;

(17) $\lim\limits_{x\to 0^+}\dfrac{\sqrt{1+\sqrt{x}}-1}{\sin\sqrt{x}}$;　　　　(18) $\lim\limits_{x\to\infty}\left(\dfrac{x+1}{x}\right)^{2x}$;

(19) $\lim\limits_{x\to 0}(1+3\tan^2 x)^{\cot^2 x}$;　　　　(20) $\lim\limits_{x\to 0}\cos(1+x)^{\frac{1}{x}}$。

9. 若 $\lim\limits_{x\to\infty}\left(\dfrac{x+k}{x-k}\right)^{\frac{x}{2}} = 3$, 求 k 的值。

10. 设函数

$$f(x) = \begin{cases} x^2, & x < 0, \\ 1, & x = 0, \\ x\sin\dfrac{1}{x}, & x > 0, \end{cases}$$

讨论函数在 $x = 0$ 处的极限。

11. 雌性小鼠的生长曲线函数为 $W(t) = \dfrac{36}{1 + 30e^{-\frac{2}{3}t}}$，其中 $W(t)$ 表示体重，以克为单位，t 表示出生后的时间，以周为单位，试求：

(1) 小鼠出生时的体重；

(2) 小鼠可能达到的最大体重。

12. 当 $x \to 0$ 时，下列函数哪些是 x 的高阶无穷小，哪些是 x 的同阶无穷小，哪些是 x 的等价无穷小？

(1) $\ln(1+x)$ ； \qquad\qquad (2) $\sqrt{x+1}-1$ ；

(3) $\sqrt{1+\tan x} - \sqrt{1-\sin x}$ ； \qquad (4) $\csc x - \cot x$。

13. 讨论下列函数在点 $x = 0$ 处的连续性：

(1) $f(x) = \begin{cases} e^x, & x < 0, \\ \ln(1+x), & x \geqslant 0; \end{cases}$ \qquad (2) $f(x) = \begin{cases} e^{\frac{1}{x}} + 1, & x < 0, \\ 1, & x = 0, \\ \dfrac{1}{x}\ln(1+x), & x > 0。 \end{cases}$

14. 求下列函数的间断点，并判断它们的类型：

(1) $f(x) = \dfrac{x-1}{x^2+x-2}$； \qquad\qquad (2) $f(x) = \begin{cases} x+1, & x \leqslant -1, \\ x^2, & x > -1; \end{cases}$

(3) $f(x) = \dfrac{x^2-1}{x-1}$； \qquad\qquad (4) $f(x) = \dfrac{x}{\sin x}$。

15. 已知函数

$$f(x) = \begin{cases} ax+2, & x > 1 \\ 3, & x = 1 \\ x+b, & x < 1 \end{cases}$$

在 $x = 1$ 处连续，求 a 和 b 的值。

16. 证明方程 $e^x - 2 = x$ 至少有一个不超过 2 的正根。

（何　兰）

第二章 导数与微分

案例 1	药物被患者服用后，并非全部药物剂量都被有效吸收，为了测量血液系统中有效药物的总量，需要监测尿液中药物排除的速率。受机体内某些因素的影响，药物在尿液中排除的速率在不断地变化，已知某药物标准排除量关于时间 t 的函数是 $$D(t) = \frac{1}{k}e^{-kt}\left(-t-\frac{1}{k}\right) \quad (k>0，称为消除常数)。$$ 问题：如何计算尿液中药物排除的速率？
案例 2	1970 年，Page 在实验室饲养小鼠，通过收集大量资料并进行分析，建立了小鼠生长函数符合 Logistic 曲线模型，依据 Logistic 曲线模型可得到小鼠体重 W 与时间 t 的关系函数 $$W=36\left(1+30e^{-\frac{2}{3}t}\right)^{-1}。$$ Logistic 曲线在很多医学问题中有着广泛的应用，如生长发育等生物自然生长的研究、传染病等流行病的研究。Logistic 曲线的研究对疾病危险因素的探索、传染病的预防和控制等都具有指导意义。 问题：如何描绘小鼠的生长曲线？

　　导数和微分是微分学的主要内容，是微积分的重要组成部分。导数刻画了当函数中自变量变化时，因变量变化的快慢程度；微分反映了当自变量有微小变化时，函数值发生改变的近似值。

第一节 导数的概念

一、引例

　　肿瘤细胞增殖速率　　肿瘤细胞有三个显著的基本特征，即不死性、迁移性和失去接触抑制。细胞周期失控，不受正常生长调控系统的控制，能持续地分裂与增殖。如何确定肿瘤细胞在某一时刻的增殖速率？

　　设函数 $N(t)$ 表示肿瘤细胞在 t 时刻的数量，则在 t_0 到 $t_0+\Delta t$ 时间段内，肿瘤细胞增量为

$$\Delta N = N(t_0 + \Delta t) - N(t_0)。$$

　　在 Δt 时间段内，细胞的平均增殖速率为

$$\bar{v} = \frac{\Delta N}{\Delta t} = \frac{N(t_0 + \Delta t) - N(t_0)}{\Delta t}。$$

　　显然，Δt 越小，$\bar{v}$ 就越接近细胞在 t_0 时刻的瞬时速率。当 $\Delta t \to 0$ 时，若极限

$$\lim_{\Delta t \to 0} \frac{\Delta N}{\Delta t} = \lim_{\Delta t \to 0} \frac{N(t_0 + \Delta t) - N(t_0)}{\Delta t}$$

存在，则该极限值就是肿瘤细胞在 t_0 时刻的增殖速率 $v(t_0)$。它刻画了细胞数量 $N(t)$ 在 t_0 时刻的变化率，就是我们中学阶段学习的导数，即 $v(t_0) = N'(t_0)$。

中学阶段已经了解了导数的定义和几何意义，这里给出精确定义并进一步深入学习。

二、导数的定义

定义 2 - 1　设函数 $y = f(x)$ 在点 x_0 的某个邻域内有定义，当自变量 x 在 x_0 处取得增量 Δx（点 $x_0 + \Delta x$ 也在该邻域内）时，相应地函数 y 取得增量

$$\Delta y = f(x_0 + \Delta x) - f(x_0)。$$

如果 Δy 与 Δx 之比当 $\Delta x \to 0$ 时的极限存在，则称函数 $f(x)$ 在点 x_0 处可导，并称这个极限值为函数 $f(x)$ 在点 x_0 处的**导数**（derivative），记为 $f'(x_0)$，即

$$f'(x_0) = \lim_{\Delta x \to 0} \frac{\Delta y}{\Delta x} = \lim_{\Delta x \to 0} \frac{f(x_0 + \Delta x) - f(x_0)}{\Delta x},$$

也可记作 $y'\big|_{x=x_0}$、$\dfrac{\mathrm{d}y}{\mathrm{d}x}\big|_{x=x_0}$ 或 $\dfrac{\mathrm{d}f(x)}{\mathrm{d}x}\big|_{x=x_0}$。若上述极限不存在，则称函数 $f(x)$ 在点 x_0 处不可导。

导数的常见形式还有

$$f'(x_0) = \lim_{x \to x_0} \frac{f(x) - f(x_0)}{x - x_0}$$

和

$$f'(x_0) = \lim_{h \to 0} \frac{f(x_0 + h) - f(x_0)}{h}。$$

如果 $\lim\limits_{\Delta x \to 0^-} \dfrac{f(x_0 + \Delta x) - f(x_0)}{\Delta x}$ 存在，则称这个极限值为函数 $f(x)$ 在点 x_0 处的**左导数**（derivative on the left），记为 $f'_-(x_0)$，即

$$f'_-(x_0) = \lim_{\Delta x \to 0^-} \frac{f(x_0 + \Delta x) - f(x_0)}{\Delta x}。$$

如果 $\lim\limits_{\Delta x \to 0^+} \dfrac{f(x_0 + \Delta x) - f(x_0)}{\Delta x}$ 存在，则称这个极限值为函数 $f(x)$ 在点 x_0 处的**右导数**（derivative on the right），记为 $f'_+(x_0)$，即

$$f'_+(x_0) = \lim_{\Delta x \to 0^+} \frac{f(x_0 + \Delta x) - f(x_0)}{\Delta x}。$$

函数的左导数和右导数统称为单侧导数。函数 $f(x)$ 在点 x_0 处可导的充分必要条件是左导数和右导数都存在且相等。

若函数 $y = f(x)$ 在开区间 (a,b) 内的每一点处都可导，则称函数 $f(x)$ 在开区间 (a,b) 内可导。当函数 $f(x)$ 在开区间 (a,b) 内可导时，对于每一个 $x \in (a,b)$ 都有对应的导数值，因此导数仍然是自变量 x 的函数，称此函数为 $f(x)$ 在 (a,b) 内的**导函数**（derived function），简称导数，记作 y'、$f'(x)$、$\dfrac{\mathrm{d}y}{\mathrm{d}x}$ 或 $\dfrac{\mathrm{d}f(x)}{\mathrm{d}x}$。显然 $y = f(x)$ 在 x_0 处的导数就是 $f'(x)$ 在 x_0 处的函数值，即 $f'(x_0) = f'(x)\big|_{x=x_0}$。

若函数 $f(x)$ 在开区间 (a,b) 内可导，且 $f'_+(a)$ 及 $f'_-(b)$ 都存在，则称 $f(x)$ 在闭区间 $[a,b]$ 上可导。

知识链接

微积分学的创始人——牛顿和莱布尼兹 微积分又叫无穷小分析，它的产生革新了数学的观念、思想和方法，是人类思维的伟大成果。用它可以解决近代天文学、近代力学中许许多多的问题。由于极为广泛的应用，微积分被认为是高等数学的基础与核心。

1684年，德国数学家莱布尼兹的第一篇微积分论文刚一发表，便在英国境内掀起了一场轩然大波。因为英国有不少数学家都知道牛顿已完成了微积分的创建工作，而莱布尼兹却抢先发表了这方面的成果。欧洲其他国家一些了解莱布尼兹工作细节的数学家们站出来，与英国数学家针锋相对，坚决维护莱布尼兹的利益。这场有关微积分优先发明权的争议持续了几十年，导致英国数学家与欧洲大陆数学界的思想交流隔绝了半个多世纪。英国数学在一个时期里闭关锁国，囿于民族偏见，过于拘泥在牛顿的"流数术"中停步不前，因而数学发展整整落后了一百年。

后来，国际科学组织经过细致调查后证明，虽然牛顿大部分的工作是在莱布尼兹之前做的，但莱布尼兹主要的微积分思想是独立产生的。于是，牛顿和莱布尼兹都被认为是微积分学说的创始人，一场旷日持久的争议也随之消散。

例 2-1 讨论函数 $f(x) = |x|$ 在点 $x=0$ 处的可导性。

解 因为 $\lim\limits_{\Delta x \to 0} \dfrac{f(0+\Delta x)-f(0)}{\Delta x} = \lim\limits_{\Delta x \to 0} \dfrac{|\Delta x|-0}{\Delta x} = \lim\limits_{\Delta x \to 0} \dfrac{|\Delta x|}{\Delta x}$，

当 $\Delta x < 0$ 时，$\lim\limits_{\Delta x \to 0^-} \dfrac{|\Delta x|}{\Delta x} = \lim\limits_{\Delta x \to 0^-} \dfrac{-\Delta x}{\Delta x} = -1$，

当 $\Delta x > 0$ 时，$\lim\limits_{\Delta x \to 0^+} \dfrac{|\Delta x|}{\Delta x} = \lim\limits_{\Delta x \to 0^+} \dfrac{\Delta x}{\Delta x} = 1$，

左右导数都存在但不相等，所以函数 $f(x) = |x|$ 在点 $x=0$ 处不可导。

三、导数的几何意义

函数 $y = f(x)$ 在点 x_0 处的导数 $f'(x_0)$ 的几何意义是曲线 $y = f(x)$ 在点 $M(x_0, y_0)$ 处切线的斜率，即 $f'(x_0) = \tan\alpha$，其中 α 是切线的倾斜角（图 2-1）。

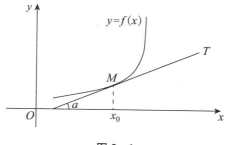

图 2-1

根据导数的几何意义可知，曲线 $y = f(x)$ 在点 $M(x_0, y_0)$ 处的切线方程为
$$y - y_0 = f'(x_0)(x - x_0)。$$

例 2-2 求抛物线 $y = x^2$ 在点 $(2,4)$ 处的切线方程。

解 根据导数的几何意义，曲线在点 $(2,4)$ 处切线的斜率为
$$(x^2)'|_{x=2} = 2x|_{x=2} = 4，$$
从而所求切线方程为 $y - 4 = 4(x - 2)$，即 $4x - y - 4 = 0$。

四、可导性和连续性的关系

设函数 $y=f(x)$ 在点 x_0 处可导，则有 $\lim\limits_{\Delta x \to 0}\dfrac{\Delta y}{\Delta x}=f'(x_0)$，故由定理 $1-1$ 有 $\dfrac{\Delta y}{\Delta x}=f'(x_0)+\alpha$，即 $\Delta y=f'(x_0)\Delta x+\alpha\Delta x$，其中 $\alpha \to 0($当 $\Delta x \to 0)$。从而 $\lim\limits_{\Delta x \to 0}\Delta y=\lim\limits_{\Delta x \to 0}[f'(x_0)\Delta x+\alpha\Delta x]=0$，所以函数 $f(x)$ 在点 x_0 处连续。

因此，如果函数 $f(x)$ 在某一点处可导，则函数在该点处必连续。

反之未然，例如函数 $f(x)=|x|$ 在点 $x=0$ 处连续，但由例 $2-1$ 知，函数 $f(x)=|x|$ 在点 $x=0$ 处不可导。由此可见，函数在某一点连续，但在该点处却不一定可导。

例 2-3 讨论函数 $f(x)=\begin{cases} x\sin\dfrac{1}{x}, & x \neq 0 \\ 0, & x=0 \end{cases}$ 在 $x=0$ 处的连续性和可导性。

解 因为 $\lim\limits_{x \to 0}f(x)=\lim\limits_{x \to 0}x\sin\dfrac{1}{x}=0=f(0)$，所以函数 $f(x)$ 在 $x=0$ 处连续。

又因为 $f'(0)=\lim\limits_{\Delta x \to 0}\dfrac{f(0+\Delta x)-f(0)}{\Delta x}=\lim\limits_{\Delta x \to 0}\dfrac{\Delta x\sin\dfrac{1}{\Delta x}-0}{\Delta x}=\lim\limits_{\Delta x \to 0}\sin\dfrac{1}{\Delta x}$，此极限不存在，所以函数 $f(x)$ 在 $x=0$ 处不可导。

第二节   导数的运算

中学阶段已经学习过几类基本初等函数的导数公式：

(1) $(C)'=0(C$ 为常数$)$ (2) $(x^\alpha)'=\alpha x^{\alpha-1}$

(3) $(\sin x)'=\cos x$ (4) $(\cos x)'=-\sin x$

(5) $(a^x)'=a^x\ln a$ (6) $(e^x)'=e^x$

(7) $(\log_a x)'=\dfrac{1}{x\ln a}$ (8) $(\ln x)'=\dfrac{1}{x}$

对于一些比较复杂的函数，直接利用定义求导比较困难，本节将建立一系列的求导法则。

一、函数四则运算的求导法则

定理 2-1 如果函数 $u=u(x)$ 及 $v=v(x)$ 都在点 x 具有导数，那么它们的和、差、积、商（除分母为零的点外）都在点 x 具有导数，且

(1) $(u\pm v)'=u'\pm v'$，

(2) $(uv)'=u'v+uv'$，

(3) $\left(\dfrac{u}{v}\right)'=\dfrac{u'v-uv'}{v^2}(v \neq 0)$。

定理 $2-1$ 中的 (1)、(2) 可推广到任意有限个可导函数的情形。

例如，设 $u=u(x)$，$v=v(x)$，$w=w(x)$ 均可导，则有

$$(u+v+w)'=u'+v'+w',$$
$$(uvw)'=u'vw+uv'w+uvw'.$$

推论 $(Cu)'=Cu'(C$ 为常数$)$。

例 2-4 已知函数 $y=x^3+2\sin x-\ln x$，求 y'。

解 $y'=(x^3+2\sin x-\ln x)'=(x^3)'+2(\sin x)'-(\ln x)'=3x^2+2\cos x-\dfrac{1}{x}$。

例 2－5　已知函数 $y=3\cos x\lg x$，求 y'。

解　$y'=(3\cos x\lg x)'=3(\cos x\lg x)'=3(\cos x)'\cdot\lg x+3\cos x\cdot(\lg x)'$

$\qquad =-3\sin x\lg x+\dfrac{3\cos x}{x\ln 10}$。

例 2－6　已知函数 $y=e^x(\sin x+\cos x)$，求 y' 及 $y'\mid_{x=0}$。

解　$y'=(e^x)'(\sin x+\cos x)+e^x(\sin x+\cos x)'$

$\qquad =e^x(\sin x+\cos x)+e^x(\cos x-\sin x)=2e^x\cos x$。

$\qquad y'\mid_{x=0}=2e^0\cos 0=2$。

例 2－7　已知函数 $y=\tan x$，求 y'。

解　$y'=(\tan x)'=\left(\dfrac{\sin x}{\cos x}\right)'=\dfrac{(\sin x)'\cos x-\sin x(\cos x)'}{\cos^2 x}=\dfrac{\cos^2 x+\sin^2 x}{\cos^2 x}=\dfrac{1}{\cos^2 x}=\sec^2 x$，

即

$$(\tan x)'=\sec^2 x。$$

同理可得

$$(\cot x)'=-\csc^2 x。$$

例 2－8　已知函数 $y=\sec x$，求 y'。

解　$y'=(\sec x)'=\left(\dfrac{1}{\cos x}\right)'=\dfrac{1'\cdot\cos x-1\cdot(\cos x)'}{\cos^2 x}=\dfrac{\sin x}{\cos^2 x}=\sec x\tan x$，

即

$$(\sec x)'=\sec x\tan x。$$

同理可得

$$(\csc x)'=-\csc x\cot x。$$

二、反函数求导法则

定理 2－2　如果函数 $x=f(y)$ 在某区间内单调、可导，且 $f'(y)\neq 0$，则它的反函数 $y=f^{-1}(x)$ 在相应区间内也可导，且

$$\left[f^{-1}(x)\right]'=\dfrac{1}{f'(y)}\quad\text{或}\quad\dfrac{\mathrm{d}y}{\mathrm{d}x}=\dfrac{1}{\dfrac{\mathrm{d}x}{\mathrm{d}y}}。$$

例 2－9　已知函数 $y=\arcsin x$，求 y'。

解　因为 $x=\sin y$ 在 $\left(-\dfrac{\pi}{2},\dfrac{\pi}{2}\right)$ 内单调，且 $\dfrac{\mathrm{d}x}{\mathrm{d}y}=\cos y>0$。

由定理 2－2 可知，当 $x\in(-1,1)$ 时，有

$$\dfrac{\mathrm{d}y}{\mathrm{d}x}=\dfrac{1}{\dfrac{\mathrm{d}x}{\mathrm{d}y}}=\dfrac{1}{\cos y}=\dfrac{1}{\sqrt{1-\sin^2 y}}=\dfrac{1}{\sqrt{1-x^2}},$$

即

$$(\arcsin x)'=\dfrac{1}{\sqrt{1-x^2}}。$$

同理可得

$$(\arccos x)'=-\dfrac{1}{\sqrt{1-x^2}}。$$

例 2－10　已知函数 $y=\arctan x$，求 y'。

解　因为 $x=\tan y$ 在 $\left(-\dfrac{\pi}{2},\dfrac{\pi}{2}\right)$ 内单调，且 $\dfrac{\mathrm{d}x}{\mathrm{d}y}=\sec^2 y\neq 0$。

由定理 2－2 可知，当 $x\in(-\infty,+\infty)$ 时，有

$$\dfrac{\mathrm{d}y}{\mathrm{d}x}=\dfrac{1}{\dfrac{\mathrm{d}x}{\mathrm{d}y}}=\dfrac{1}{\sec^2 y}=\dfrac{1}{1+\tan^2 y}=\dfrac{1}{1+x^2},$$

即
$$(\arctan x)' = \frac{1}{1+x^2}。$$

同理可得
$$(\operatorname{arccot} x)' = -\frac{1}{1+x^2}。$$

三、复合函数求导法则

定理 2 - 3   如果 $u = \varphi(x)$ 在点 x 处可导，而 $y = f(u)$ 在点 u 处可导，则复合函数 $y = f[\varphi(x)]$ 在点 x 处可导，且其导数为
$$\frac{dy}{dx} = f'(u) \cdot \varphi'(x) \quad \text{或} \quad \frac{dy}{dx} = \frac{dy}{du} \cdot \frac{du}{dx}。$$

复合函数求导法则可推广到多个中间变量的情形。

例如，$y = f(u)$，$u = \varphi(v)$，$v = \psi(x)$ 分别在 u，v，x 处可导，则复合函数 $y = f\{\varphi[\psi(x)]\}$ 在点 x 处可导，且 $\dfrac{dy}{dx} = \dfrac{dy}{du} \cdot \dfrac{du}{dv} \cdot \dfrac{dv}{dx}$。

例 2 - 11   已知函数 $y = \sin 2x$，求 $\dfrac{dy}{dx}$。

解   设 $y = \sin u, u = 2x$，则 $\dfrac{dy}{dx} = \dfrac{dy}{du} \cdot \dfrac{du}{dx} = 2\cos u = 2\cos 2x$。

例 2 - 12   已知函数 $y = \ln(\cos x^2)$，求 $\dfrac{dy}{dx}$。

解   设 $y = \ln u$，$u = \cos v$，$v = x^2$，则有
$$\frac{dy}{dx} = \frac{dy}{du} \cdot \frac{du}{dv} \cdot \frac{dv}{dx} = \frac{1}{u}(-\sin v)(2x) = -\frac{2x\sin x^2}{\cos x^2} = -2x\tan x^2。$$

在复合函数求导过程中，当对上述分解求导熟练之后，可省略设置中间变量这一步骤而对复合函数直接求导。

例 2 - 13   已知函数 $y = \sqrt{1-2x^2}$，求 y'。

解 $y' = \left[(1-2x^2)^{\frac{1}{2}}\right]' = \frac{1}{2}(1-2x^2)^{-\frac{1}{2}}(1-2x^2)' = \frac{1}{2}(1-2x^2)^{-\frac{1}{2}}(-4x)$

$\qquad = -\dfrac{2x}{\sqrt{1-2x^2}}$。

例 2 - 14   已知函数 $y = \ln\dfrac{1-x^2}{1+x^2}$，求 y'。

解 $y' = \left[\ln(1-x^2) - \ln(1+x^2)\right]' = \dfrac{1}{1-x^2} \cdot (1-x^2)' - \dfrac{1}{1+x^2} \cdot (1+x^2)'$

$\qquad = \dfrac{-2x}{1-x^2} - \dfrac{2x}{1+x^2} = \dfrac{4x}{x^4-1}$。

例 2 - 15   见章前案例 1。

解   由导数定义知，尿液中药物排除的速率为
$$D'(t) = \left[\frac{1}{k}e^{-kt}\left(-t - \frac{1}{k}\right)\right]' = \frac{1}{k} \cdot (-k)e^{-kt}\left(-t - \frac{1}{k}\right) + \frac{1}{k}e^{-kt}(-1) = te^{-kt}。$$

四、隐函数求导法则

如果联系两个变量 x 和 y 的函数式由 $y = f(x)$ 确定，这样的函数称为**显函数**（explicit function），如果联系两个变量 x 和 y 的函数式是由方程 $F(x, y) = 0$ 确定，这样的函数称为隐

函数(implicit function)，把一个隐函数化成显函数称为隐函数的显化。有的隐函数难于显化，甚至不能显化，只能运用隐函数求导法则进行求导。

隐函数求导法则：用复合函数求导法则，在方程 $F(x,y)=0$ 的两边同时对自变量求导。

例 2-16 已知函数 $y=f(x)$ 由方程 $x^3-2y^2+xy=0$ 确定，求 y'。

解 方程两边同时对 x 求导，得

$$3x^2-4yy'+y+xy'=0,$$

于是

$$y'=\frac{3x^2+y}{4y-x}。$$

在对隐函数求导时，凡是 y 的表达式都可以看作以 x 为自变量、y 为中间变量的复合函数。

例 2-17 已知函数 $y=f(x)$ 由方程 $\sin x-e^x+e^y=0$ 确定，求 y' 和 $y'\,|_{x=0}$ 的值。

解 方程两边同时对 x 求导，得

$$\cos x-e^x+e^y\cdot y'=0,$$

于是

$$y'=\frac{e^x-\cos x}{e^y}。$$

因为当 $x=0$ 时，从原方程解得 $y=0$，代入上式得

$$y'\,|_{x=0}=\frac{e^x-\cos x}{e^y}\bigg|_{\substack{x=0\\y=0}}=0。$$

对形如 $u(x)^{v(x)}$ 的幂指函数和连乘函数求导时，经常运用对数求导法。对数求导法是：先在方程两边取对数，再运用隐函数求导法则进行求导。

例 2-18 求 $y=x^{\sin x}$ 的导数。

解 方程两边取对数，得

$$\ln y=\sin x\ln x,$$

两边同时对 x 求导，得

$$\frac{1}{y}y'=\cos x\ln x+\frac{1}{x}\sin x,$$

于是

$$y'=y\left(\cos x\ln x+\frac{1}{x}\sin x\right)=x^{\sin x}\left(\cos x\ln x+\frac{\sin x}{x}\right)。$$

另解 原式可以化为

$$y=e^{\sin x\ln x},$$

两边同时对 x 求导，得

$$y'=e^{\sin x\ln x}(\sin x\ln x)'=e^{\sin x\ln x}\left(\cos x\ln x+\frac{\sin x}{x}\right)=x^{\sin x}\left(\cos x\ln x+\frac{\sin x}{x}\right)。$$

因此，求幂指函数的导数可以用对数求导法，也可以将其表示成 $e^{v(x)\ln u(x)}$ 的形式来求导。

例 2-19 已知函数 $y=\sqrt{\dfrac{x(x-3)}{2x+1}}$，求 y'。

解 方程两边取对数，得

$$\ln y=\frac{1}{2}[\ln x+\ln(x-3)-\ln(2x+1)],$$

两边同时对 x 求导，得

$$\frac{1}{y}y'=\frac{1}{2}\left(\frac{1}{x}+\frac{1}{x-3}-\frac{2}{2x+1}\right),$$

于是

$$y' = \frac{y}{2}\left(\frac{1}{x} + \frac{1}{x-3} - \frac{2}{2x+1}\right) = \frac{1}{2}\sqrt{\frac{x(x-3)}{2x+1}}\left(\frac{1}{x} + \frac{1}{x-3} - \frac{2}{2x+1}\right)。$$

五、初等函数的导数

前面介绍了基本初等函数的导数公式，由于初等函数都是由常数和基本初等函数经过有限次的四则运算和有限次的函数复合运算所构成的，所以利用函数四则运算的求导法则和复合函数求导法则就可以计算所有初等函数的导数。为了便于查阅，将这些公式和法则汇总如下：

1. 基本初等函数导数公式

(1) $(C)' = 0$ （C 为常数）

(2) $(x^a)' = ax^{a-1}$

(3) $(a^x)' = a^x \ln a$

(4) $(e^x)' = e^x$

(5) $(\log_a x)' = \dfrac{1}{x \ln a}$

(6) $(\ln x)' = \dfrac{1}{x}$

(7) $(\sin x)' = \cos x$

(8) $(\cos x)' = -\sin x$

(9) $(\tan x)' = \sec^2 x$

(10) $(\cot x)' = -\csc^2 x$

(11) $(\sec x)' = \sec x \tan x$

(12) $(\csc x)' = -\csc x \cot x$

(13) $(\arcsin x)' = \dfrac{1}{\sqrt{1-x^2}}$

(14) $(\arccos x)' = -\dfrac{1}{\sqrt{1-x^2}}$

(15) $(\arctan x)' = \dfrac{1}{1+x^2}$

(16) $(\text{arccot} x)' = -\dfrac{1}{1+x^2}$

2. 函数四则运算的求导法则

设 $u = u(x)$ 及 $v = v(x)$ 都可导，则

(1) $(u \pm v)' = u' \pm v'$

(2) $(uv)' = u'v + uv'$

(3) $\left(\dfrac{u}{v}\right)' = \dfrac{u'v - uv'}{v^2} \ (v \neq 0)$

3. 复合函数求导法则

若函数 $y = f(u)$，$u = \varphi(x)$ 可导，则复合函数 $y = f[\varphi(x)]$ 的导数为

$$\frac{dy}{dx} = f'(u) \cdot \varphi'(x) \quad 或 \quad \frac{dy}{dx} = \frac{dy}{du} \cdot \frac{du}{dx}。$$

六、高阶导数

函数 $y = f(x)$ 的导数仍然是 x 的函数，如果 $f'(x)$ 仍可导，则称 $[f'(x)]'$ 为函数 $y = f(x)$ 的二阶导数，记作 y''、$f''(x)$、$\dfrac{d^2 y}{dx^2}$ 或 $\dfrac{d^2 f(x)}{dx^2}$。

相应地，把 $y = f(x)$ 的导数 $f'(x)$ 叫做函数 $f(x)$ 的一阶导数。

类似地，二阶导数的导数叫做三阶导数，三阶导数的导数叫做四阶导数，以此类推，$n-1$ 阶导数的导数叫做 n 阶导数，分别记作

$$y'''、y^{(4)}、\cdots、y^{(n)} \quad 或 \quad \frac{d^3 y}{dx^3}、\frac{d^4 y}{dx^4}、\cdots、\frac{d^n y}{dx^n}。$$

二阶及二阶以上的导数，统称为**高阶导数**(higher - order derivative)。

例 2 - 20　函数 $y = e^{ax}(a \neq 0)$，求 $y^{(n)}$。

解　$y' = (e^{ax})' = ae^{ax}$，$y'' = (ae^{ax})' = a^2 e^{ax}$，$y''' = (a^2 e^{ax})' = a^3 e^{ax}$，一般地，可得

$$y^{(n)} = a^n e^{ax}。$$

例2-21　某生物种群个体在出生 $1\sim9$ 个月中，其体重 W 与月龄 t 的关系式为 $W(t)=ab^{0.3t}$（其中 a,b 为常数），求该生物体重增长速率的变化率。

解　由题意，该生物体重增长速率为

$$W'(t)=(ab^{0.3t})'=0.3ab^{0.3t}\ln b 。$$

该生物体重增长速率的变化率是函数 $W(t)$ 的二阶导数，则

$$W''(t)=(0.3ab^{0.3t}\ln b)'=0.09ab^{0.3t}\ln^2 b 。$$

第三节　微　　分

一、微分的定义

边长为 x_0 的金属薄片受热膨胀，每边增长 Δx，如图 $2-2$ 所示，问其面积 y 增加多少？

面积的增量 $\Delta y=(x_0+\Delta x)^2-x_0^2=x_0^2+2x_0\Delta x+(\Delta x)^2-x_0^2=2x_0\Delta x+(\Delta x)^2$。

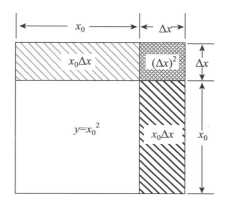

图 2-2

从上式可以看出，Δy 由两部分组成：第一部分 $2x_0\Delta x$ 是 Δx 的线性函数；第二部分 $(\Delta x)^2$ 当 $\Delta x\to0$ 时，是比 Δx 高阶的无穷小，即 $(\Delta x)^2=o(\Delta x)$。因此，当边长的增量很微小时，面积的增量 Δy 可以近似地用第一部分 $2x_0\Delta x$ 来代替。一般地，如果函数 $y=f(x)$ 满足一定条件，那么就可以用自变量增量 Δx 的线性函数来近似代替函数的增量 Δy，即可得微分定义。

定义2-2　设函数 $y=f(x)$ 在点 x_0 的某邻域内有定义（$x_0+\Delta x$ 也在该邻域内），如果增量 $\Delta y=f(x_0+\Delta x)-f(x_0)$ 可以表示为 $\Delta y=A\Delta x+o(\Delta x)$，其中 A 是不依赖于 Δx 的常数，则称函数 $y=f(x)$ 在点 x_0 处可微，$A\Delta x$ 称为函数 $f(x)$ 在点 x_0 处相应于自变量增量 Δx 的**微分**(differential)，记作 $\mathrm{d}y\mid_{x=x_0}$，即 $\mathrm{d}y\mid_{x=x_0}=A\Delta x$。

下面讨论函数可微的条件。

如果函数 $y=f(x)$ 在点 x_0 处可微，由定义知，

$$\Delta y=A\cdot\Delta x+o(\Delta x)。$$

方程两边同时除以 Δx，得

$$\frac{\Delta y}{\Delta x}=A+\frac{o(\Delta x)}{\Delta x}。$$

当 $\Delta x\to0$ 时，取极限得 $\lim\limits_{\Delta x\to0}\dfrac{\Delta y}{\Delta x}=A+\lim\limits_{\Delta x\to0}\dfrac{o(\Delta x)}{\Delta x}=A$。因此，如果函数 $f(x)$ 在点 x_0 处可微，则 $f(x)$ 在点 x_0 处也一定可导，且 $f'(x_0)=A$。

反之，如果函数 $y=f(x)$ 在点 x_0 处可导，即 $\lim\limits_{\Delta x\to0}\dfrac{\Delta y}{\Delta x}=f'(x_0)$，则由定理 $1-1$ 得

$$\frac{\Delta y}{\Delta x} = f'(x_0) + \alpha \text{（当 } \Delta x \to 0 \text{ 时，} \alpha \to 0\text{）}，$$

等式两边同时乘以 Δx，可得

$$\Delta y = f'(x_0)\Delta x + \alpha \Delta x。$$

因为 $\alpha \Delta x = o(\Delta x)$，且 $f'(x_0)$ 为不依赖于 Δx 的常数，故 $y = f(x)$ 在点 x_0 处可微。

由此可得，函数 $f(x)$ 在点 x_0 处可微的充分必要条件是函数 $f(x)$ 在点 x_0 处可导，且当 $f(x)$ 在点 x_0 处可微时，其微分是

$$\mathrm{d}y\big|_{x=x_0} = f'(x_0)\Delta x。$$

由微分定义知，$\Delta y - \mathrm{d}y = o(\Delta x)$，就是当 $|\Delta x|$ 很微小时，有 $\Delta y \approx \mathrm{d}y$，因此 $\mathrm{d}y$ 是 Δy 的主要部分；又由于 $f'(x_0)\Delta x$ 是 Δx 的线性函数，所以称 $\mathrm{d}y$ 是 Δy 的线性主部。

当函数 $y = f(x)$ 在某区间内每一点都可微，则称 $f(x)$ 在该区间内可微，函数 $f(x)$ 在任意点 x 的微分，称为函数的微分，记作 $\mathrm{d}y$，即 $\mathrm{d}y = f'(x)\Delta x$。通常把自变量 x 的增量 Δx 称为自变量的微分，记作 $\mathrm{d}x$，即 $\mathrm{d}x = \Delta x$。于是，函数 $f(x)$ 的微分可记作

$$\mathrm{d}y = f'(x)\mathrm{d}x。$$

从而有 $f'(x) = \dfrac{\mathrm{d}y}{\mathrm{d}x}$，也就是函数的导数等于函数的微分 $\mathrm{d}y$ 与自变量的微分 $\mathrm{d}x$ 之商。因此，导数也称为微商。

例 2 - 22　求函数 $y = \sqrt{x}$ 当 $x = 4$，$\Delta x = 0.02$ 时的微分。

解　因为 $\mathrm{d}y = (\sqrt{x})'\Delta x = \dfrac{1}{2\sqrt{x}}\Delta x$，所以

$$\mathrm{d}y\bigg|_{\substack{x=4\\ \Delta x=0.02}} = \frac{1}{2\sqrt{x}}\cdot \Delta x \bigg|_{\substack{x=4\\ \Delta x=0.02}} = \frac{1}{2\sqrt{4}}\times 0.02 = 0.005。$$

二、微分的几何意义

在直角坐标系中，函数 $y = f(x)$ 的图形是一条曲线，对于曲线上一个确定的点 $M(x_0, y_0)$，当自变量 x_0 有微小增量 Δx 时，就可得到曲线上另一点 $N(x_0 + \Delta x, y_0 + \Delta y)$，由图 2 - 3 知 $\Delta x = MQ$、$\Delta y = QN$。

过点 M 作曲线的切线 MT，其倾斜角为 α，则

$$QP = MQ \cdot \tan\alpha = \Delta x \cdot f'(x_0)\text{，即 } \mathrm{d}y = QP。$$

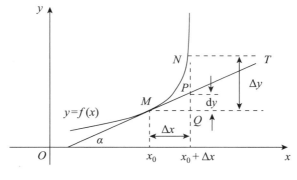

图 2 - 3

由此可见，对可导函数 $y = f(x)$ 来说，当 Δy 是曲线 $y = f(x)$ 上纵坐标增量时，$\mathrm{d}y$ 就是曲线在点 (x_0, y_0) 处的切线上纵坐标的相应增量。

三、基本初等函数的微分公式与微分运算法则

由微分的表达式 $\mathrm{d}y = f'(x)\mathrm{d}x$ 可以看出，基本初等函数的微分公式与微分运算法则可由导数相应公式、法则得到，总结如下：

1. 基本初等函数微分公式

(1) $\mathrm{d}(C) = 0 (C$ 为常数$)$　　　　　　(2) $\mathrm{d}(x^\alpha) = \alpha x^{\alpha-1}\mathrm{d}x$

(3) $\mathrm{d}(a^x) = a^x \ln a \mathrm{d}x$　　　　　　(4) $\mathrm{d}(e^x) = e^x \mathrm{d}x$

(5) $\mathrm{d}(\log_a x) = \dfrac{1}{x\ln a}\mathrm{d}x$　　　　(6) $\mathrm{d}(\ln x) = \dfrac{1}{x}\mathrm{d}x$

(7) $\mathrm{d}(\sin x) = \cos x\mathrm{d}x$　　　　　(8) $\mathrm{d}(\cos x) = -\sin x\mathrm{d}x$

(9) $\mathrm{d}(\tan x) = \sec^2 x\mathrm{d}x$　　　　(10) $\mathrm{d}(\cot x) = -\csc^2 x\mathrm{d}x$

(11) $\mathrm{d}(\sec x) = \sec x\tan x\mathrm{d}x$　　(12) $\mathrm{d}(\csc x) = -\csc x\cot x\mathrm{d}x$

(13) $\mathrm{d}(\arcsin x) = \dfrac{1}{\sqrt{1-x^2}}\mathrm{d}x$　　(14) $\mathrm{d}(\arccos x) = -\dfrac{1}{\sqrt{1-x^2}}\mathrm{d}x$

(15) $\mathrm{d}(\arctan x) = \dfrac{1}{1+x^2}\mathrm{d}x$　　(16) $\mathrm{d}(\text{arccot} x) = -\dfrac{1}{1+x^2}\mathrm{d}x$

2. 微分的四则运算法则

设函数 $u = u(x)$ 及 $v = v(x)$ 都可微，则

(1) $\mathrm{d}(u \pm v) = \mathrm{d}u \pm \mathrm{d}v$，　　　　(2) $\mathrm{d}(uv) = v\mathrm{d}u + u\mathrm{d}v$，

(3) $\mathrm{d}\left(\dfrac{u}{v}\right) = \dfrac{v\mathrm{d}u - u\mathrm{d}v}{v^2}(v \neq 0)$。

四、一阶微分形式不变性

设 $y = f(u)$ 及 $u = \varphi(x)$ 都可导，则复合函数 $y = f[\varphi(x)]$ 的微分为 $\mathrm{d}y = f'(u)\varphi'(x)\mathrm{d}x$。因为 $\mathrm{d}u = \varphi'(x)\mathrm{d}x$，所以可得 $\mathrm{d}y = f'(u)\mathrm{d}u$。

因此，无论 u 是自变量还是中间变量，微分形式 $\mathrm{d}y = f'(u)\mathrm{d}u$ 都保持不变，这一性质称为一阶微分形式不变性。

例 2-23　已知 $y = \ln^2(1-x)$，求 $\mathrm{d}y$。

解　$\mathrm{d}y = \mathrm{d}[\ln^2(1-x)] = 2\ln(1-x)\mathrm{d}[\ln(1-x)] = 2\ln(1-x) \cdot \dfrac{1}{1-x}\mathrm{d}(1-x)$

$\qquad = \dfrac{2\ln(1-x)}{1-x} \cdot (-1)\mathrm{d}x = \dfrac{2\ln(1-x)}{x-1}\mathrm{d}x$。

例 2-24　已知 $y = e^x\cos(3-x)$，求 $\mathrm{d}y$。

解　$\mathrm{d}y = \mathrm{d}[e^x\cos(3-x)] = \cos(3-x)\mathrm{d}e^x + e^x\mathrm{d}\cos(3-x)$

$\qquad = e^x\cos(3-x)\mathrm{d}x + e^x[-\sin(3-x)](-1)\mathrm{d}x$

$\qquad = e^x[\cos(3-x) + \sin(3-x)]\mathrm{d}x$。

五、微分在近似计算中的应用

如果函数 $y = f(x)$ 在点 x_0 处导数 $f'(x_0) \neq 0$，且 $|\Delta x|$ 很微小时，有

$$\Delta y \approx \mathrm{d}y = f'(x_0)\Delta x。$$

这个式子可以写为

$$\Delta y = f(x) - f(x_0) \approx f'(x_0)\Delta x，$$

也就是

$$f(x) \approx f(x_0) + f'(x_0)\Delta x \text{。} \tag{2-1}$$

可以利用这个公式进行近似计算。

例 2-25   计算 $\sqrt[3]{998}$ 的近似值。

解   设 $y = f(x) = \sqrt[3]{x}$ ，则 $f'(x) = \dfrac{1}{3}x^{-\frac{2}{3}}$ ，

令 $x = 998$，$x_0 = 1000$，则 $\Delta x = x - x_0 = -2$，由公式（2-1）得

$$\sqrt[3]{998} \approx f(1000) + f'(1000) \cdot (-2) = \sqrt[3]{1000} + \frac{1}{3} \times (1000)^{-\frac{2}{3}} \times (-2) = 10 + \frac{1}{300} \times (-2)$$

$$\approx 9.99333 \text{。}$$

例 2-26   某放射性元素可用于对某疾病的放射治疗，已知该放射性元素的存在量 M（单位：mg）与时间 t（单位：h）的函数关系为 $M(t) = M_0 e^{-2.0782t}$ ，其中 M_0 为放射性元素的初始量，若 $M_0 = 30$mg，问多长时间可放射出 5mg 剂量的放射性元素。

解   因为 $M'(t) = -2.0782 M_0 e^{-2.0782t}$ ，故

$$\Delta M \approx \mathrm{d}M = M'(t)\Delta t = -2.0782 M_0 e^{-2.0782t}\Delta t \text{，}$$

得

$$\Delta t = -\frac{e^{2.0782t}\Delta M}{2.0782 M_0} \text{。}$$

将初始量 $M_0 = 30$，$\Delta M = -5$，$t = 0$ 代入上式得

$$\Delta t = \frac{-5}{-2.0782 \times 30} \approx 0.08(\mathrm{h}) = 4.8(\min) \text{。}$$

即约 4.8min 可以放射出 5mg 剂量的放射性元素。

知识拓展

1. 由微分的近似计算公式可得以下常用近似计算公式

(1) $\sqrt[n]{1+x} \approx 1 + \dfrac{x}{n}$ (2) $e^x \approx 1 + x$

(3) $\ln(1+x) \approx x$ (4) $\sin x \approx x$（x 为弧度）

(5) $\tan x \approx x$（x 为弧度）

2. 绝对误差和相对误差

已知函数 $y = f(x)$ 的表达式，对量 x 进行一次测量得测量值 x_0，则由函数关系可得量 y 的间接测量值 $y_0 = f(x_0)$。若量 x 的精确值是 X，则量 x 的测量误差为 $\Delta x = X - x_0$，量 y 的精确值为 $Y = f(X) = f(x_0 + \Delta x)$，可得量 y 的误差为

$$\Delta y = Y - y_0 = f(x_0 + \Delta x) - f(x_0) \text{，}$$

称 $|\Delta y|$ 为量 y 的绝对误差，称 $\left|\dfrac{\Delta y}{y_0}\right|$ 为量 y 的相对误差，即

$$|\Delta y| \approx |f'(x_0)\Delta x| \quad \text{和} \quad \left|\frac{\Delta y}{y_0}\right| \approx \left|\frac{f'(x_0)\Delta x}{f(x_0)}\right| \text{。}$$

在实际工作中，某个量的精确值往往是无法知道的，于是绝对误差和相对误差也就无法求得，但是根据测量仪器的精度等因素，有时能够确定误差不超过 δ_A，即 $|\Delta y| \leqslant \delta_A$，那么 δ_A 叫做测量 A 的绝对误差限，而 $\dfrac{\delta_A}{|y_0|}$ 叫做测量 A 的相对误差限。

第四节　导数的应用

导数是研究函数特性的重要工具，因此，我们利用导数来进一步研究函数的性质和函数曲线的某些性态，并利用这些知识来解决一些医学应用问题。

导数只是反映函数在一点附近的局部特性，但要应用导数来了解函数在区间上的整体性态，还须借助微分的基本定理——中值定理，它是从局部性质推断整体性态的工具。

一、微分中值定理

1. 罗尔定理

定理 2-4 ［罗尔(Rolle)定理］　　如果函数 $f(x)$ 满足

(1) 在闭区间 $[a,b]$ 上连续；

(2) 在开区间 (a,b) 内可导；

(3) $f(a)=f(b)$，

那么在 (a,b) 内至少存在一点 $\xi(a<\xi<b)$，使得 $f'(\xi)=0$。

证　　由于 $f(x)$ 在 $[a,b]$ 上连续，因此必有最大值 M 和最小值 m，于是有两种可能的情形：

(1) $M=m$，此时 $f(x)$ 在 $[a,b]$ 上必然取相同的数值 M，即
$$f(x)=M。$$
由此得 $f'(x)=0$。因此，任取 $\xi\in(a,b)$，有
$$f'(\xi)=0。$$

(2) $M>m$，由于 $f(a)=f(b)$，所以 M 和 m 至少有一个不等于 $f(x)$ 在区间 $[a,b]$ 端点处的函数值。不妨设 $M\neq f(a)$(若 $m\neq f(a)$，可类似证明)，则在 (a,b) 内必有一点 ξ 使 $f(\xi)=M$。所以有 $f(\xi+\Delta x)-f(\xi)\leqslant 0$。

当 $\Delta x>0$ 时，$\dfrac{f(\xi+\Delta x)-f(\xi)}{\Delta x}\leqslant 0$，有 $\lim\limits_{\Delta x\to 0^+}\dfrac{f(\xi+\Delta x)-f(\xi)}{\Delta x}\leqslant 0$；

当 $\Delta x<0$ 时，$\dfrac{f(\xi+\Delta x)-f(\xi)}{\Delta x}\geqslant 0$，有 $\lim\limits_{\Delta x\to 0^-}\dfrac{f(\xi+\Delta x)-f(\xi)}{\Delta x}\geqslant 0$。

因为 $\xi\in(a,b)$，所以 $f'(\xi)$ 存在，即有
$$\lim_{\Delta x\to 0^+}\frac{f(\xi+\Delta x)-f(\xi)}{\Delta x}=\lim_{\Delta x\to 0^-}\frac{f(\xi+\Delta x)-f(\xi)}{\Delta x},$$
从而有 $f'(\xi)=0$。

罗尔定理的几何意义：在连续曲线 $f(x)$ 的弧上，若在两端点的纵坐标相等，除端点外处处具有不垂直于 x 轴的切线，则在曲线弧上至少存在一点 C，使得过点 C 的切线平行于 x 轴（如图 2-4）。

若罗尔定理的三个条件中有一个不满足，其结论可能不成立。例如 $y=\begin{cases}1-x, & x\in(0,1],\\ 0, & x=0,\end{cases}$ 除了在点 $x=0$ 处不连续外，在 $[0,1]$ 上满足罗尔定理的其他条件，但在区间 $(0,1)$ 上不存在使得 $f'(x)=0$ 的点。又例如 $y=x, x\in[0,1]$，除了 $f(0)\neq f(1)$ 外，在 $[0,1]$ 上满足罗尔定理的其他条件，但在区间 $(0,1)$ 上不存在使得 $f'(x)=0$ 的点。

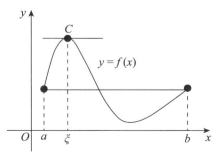

图 2-4

例 2 - 27　证明方程 $x^5 - 5x + 1 = 0$ 有且仅有一个小于 1 的正实根。

证　设 $f(x) = x^5 - 5x + 1$，则 $f(x)$ 在 $[0,1]$ 上连续，在 $(0,1)$ 上可导，且 $f(0) = 1$，$f(1) = -3$。

由零点定理知，存在 $x_0 \in (0,1)$，使 $f(x_0) = 0$，即 x_0 为方程的小于 1 的正实根。设另有 $x_1 \in (0,1)$，且 $x_1 \neq x_0$，使 $f(x_1) = 0$。因为 $f(x)$ 在 x_0、x_1 之间满足罗尔定理的条件，所以在 x_0、x_1 之间至少存在一点 ξ，使得 $f'(\xi) = 0$。但当 $x \in (0,1)$ 时，$f'(x) = 5(x^4 - 1) < 0$，二者矛盾，所以 x_1 不存在，x_0 为方程在 $(0,1)$ 内的唯一正实根。

故方程 $x^5 - 5x + 1 = 0$ 有且仅有一个小于 1 的正实根。

在罗尔定理中，如果 $f(a) \neq f(b)$，而其他条件都满足，那么就得到拉格朗日中值定理。

2. 拉格朗日中值定理

定理 2 - 5〔拉格朗日（Lagrange）中值定理〕　如果函数 $y = f(x)$ 满足

（1）在闭区间 $[a,b]$ 上连续；

（2）在开区间 (a,b) 内可导，

则在开区间 (a,b) 内至少存在一点 $\xi(a < \xi < b)$，使下面等式成立：

$$f(b) - f(a) = f'(\xi)(b - a)$$

或

$$f'(\xi) = \frac{f(b) - f(a)}{b - a}。$$

证　作辅助函数

$$F(x) = f(x) - \left[f(a) + \frac{f(b) - f(a)}{b - a}(x - a) \right]。$$

易验证函数 $F(x)$ 满足罗尔定理的条件：$F(x)$ 在 $[a,b]$ 上连续，在 (a,b) 上可导，且 $F(a) = F(b)$，则在 (a,b) 内至少存在一点 ξ，使得 $F'(\xi) = 0$。

又

$$F'(x) = f'(x) - \frac{f(b) - f(a)}{b - a},$$

所以

$$f'(\xi) = \frac{f(b) - f(a)}{b - a},$$

即

$$f(b) - f(a) = f'(\xi)(b - a)。$$

拉格朗日中值定理的几何意义：如果连续曲线弧 AB 的方程为 $y = f(x)$，且弧上除端点外，处处存在不垂直于 x 轴的切线，则在弧 AB 上至少有一点 C，使得曲线在点 C 的切线平行于弦 AB（图 2 - 5）。

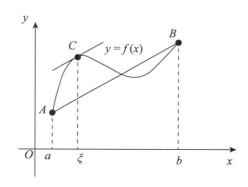

图 2 - 5

拉格朗日中值定理是微分学中的重要定理，它描述了函数在区间内的平均变化率与瞬时变化率间的关系，它是沟通函数与其导数之间的桥梁，是应用导数研究函数性质的重要工具。拉格朗日中值定理揭示了函数在一个区间上的增量与函数在这个区间内某点处的导数间的联系，从而开辟了用导数研究函数某些特性的途径。

由拉格朗日中值定理我们能够推出两个重要结论：

推论 1 如果函数 $f(x)$ 在开区间 (a,b) 内可导，且对于任意 $x \in (a,b)$，有 $f'(x) = 0$，则 $f(x) = C$（C 为常数）。

推论 2 如果函数 $f(x)$、$g(x)$ 在开区间 (a,b) 内可导，且对于任意 $x \in (a,b)$，有 $f'(x) = g'(x)$，则 $f(x) = g(x) + C$（C 为常数）。

例 2-28 证明：对任意实数 a 和 b，总有 $|\arctan b - \arctan a| \leqslant |b - a|$。

证 设 $f(x) = \arctan x$，则 $f(x)$ 在 $(-\infty, +\infty)$ 上是连续、可导的，根据拉格朗日中值定理，在 a 与 b 之间至少存在一点 ξ，使得

$$|f(b) - f(a)| = |f'(\xi)(b-a)| = \left| \frac{1}{1+\xi^2} \right| \cdot |b-a| \leqslant |b-a| ,$$

即

$$|\arctan b - \arctan a| \leqslant |b - a| 。$$

3. 柯西中值定理

定理 2-6〔柯西(Cauchy)中值定理〕 如果函数 $f(x)$ 及 $F(x)$ 满足

(1) 在闭区间 $[a,b]$ 上连续；

(2) 在开区间 (a,b) 内可导；

(3) 对任意 $x \in (a,b)$，$F'(x) \neq 0$，

那么在 (a,b) 内至少存在一点 ξ，使等式

$$\frac{f(b) - f(a)}{F(b) - F(a)} = \frac{f'(\xi)}{F'(\xi)}$$

成立。

拉格朗日中值定理可以看作是柯西中值定理的一个特例，而柯西中值定理是拉格朗日中值定理的推广。

4. 泰勒公式

对于一些比较复杂的函数，为了便于研究，往往希望用一些简单的函数来近似表达。由于用多项式表示的函数，只需要对自变量进行有限次加、减、乘三种运算，便能求出它的函数值，因此我们经常用多项式来近似表达函数。

在微分的应用中已经知道，当 $|x|$ 很小时，有如下的近似等式：

$$e^x \approx 1 + x, \quad \ln(1+x) \approx x 。$$

这些都是用一次多项式来近似表达函数的例子。但是这种近似表达式还存在着不足之处：首先是精确度不高，他所产生的误差仅是关于 x 的高阶无穷小；其次是用它来作近似计算时，不能具体估算出误差大小。因此，对于精确度要求较高且需要估计误差的时候，就必须用高次多项式来近似表达函数，同时给出误差公式。

设函数 $f(x)$ 在含有 x_0 的开区间内具有直到 $n+1$ 阶导数，$P_n(x)$ 关于 $x-x_0$ 的 n 次多项式为

$$P_n(x) = a_0 + a_1(x - x_0) + a_2(x - x_0)^2 + \cdots + a_n(x - x_0)^n \tag{2-2}$$

假设 $P_n(x)$ 与 $f(x)$ 在 x_0 处的函数值及它们的直到 n 阶导数在 x_0 处的值相等，即满足

$$f(x_0) = p_n(x_0) = a_0, \quad f'(x_0) = p'_n(x_0) = a_1, \quad f''(x_0) = p''_n(x_0) = 2a_2,$$

$$f'''(x_0) = p'''_n(x_0) = 3!a_3, \cdots, f^{(n)}(x_0) = p_n^{(n)}(x_0) = n!a_n 。$$

从而确定式 (2-2) 中的系数 $a_0, a_1, \cdots, a_n$，得

$$a_0 = f(x_0), a_1 = f'(x_0), a_2 = \frac{1}{2!}f''(x_0), a_3 = \frac{1}{3!}f'''(x_0), \cdots, a_n = \frac{1}{n!}f^{(n)}(x_0) 。$$

将所得系数 a_1，a_2，$\cdots$，a_n 代入到式（2-2）中，有

$$p_n(x) = f(x_0) + f'(x_0)(x-x_0) + \frac{f''(x_0)}{2!}(x-x_0)^2 + \cdots + \frac{f^{(n)}(x_0)}{n!}(x-x_0)^n 。 \qquad (2-3)$$

定理 2-7〔泰勒(Taylor)中值定理〕　　如果函数 $f(x)$ 在含有 x_0 的某个开区间 (a,b) 内具有直到 $n+1$ 阶的导数，则对任意的 $x \in (a,b)$，$f(x)$ 可以表示为 $x-x_0$ 的一个 n 次多项式与一个余项 $R_n(x)$ 之和，即

$$f(x) = f(x_0) + f'(x_0)(x-x_0) + \frac{1}{2!}f''(x_0)(x-x_0)^2 +$$

$$\cdots + \frac{1}{n!}f^{(n)}(x_0)(x-x_0)^n + R_n(x)， \qquad (2-4)$$

其中 $R_n(x) = \frac{f^{(n+1)}(\xi)}{(n+1)!}(x-x_0)^{n+1}$，这里 ξ 是介于 x_0 与 x 之间的某个值。式（2-3）称为函数 $f(x)$ 按 $(x-x_0)$ 的幂展开的 n 次近似多项式，式（2-4）称为 $f(x)$ 按 $(x-x_0)$ 的幂展开的 n 阶泰勒公式，而 $R_n(x)$ 称为拉格朗日型余项。

在不需要余项的精确表达式时，n 阶泰勒公式也可写为

$$f(x) = f(x_0) + f'(x_0)(x-x_0) + \cdots + \frac{1}{n!}f^{(n)}(x_0)(x-x_0)^n + o[(x-x_0)^n] 。$$

当 $n=0$ 时，泰勒公式变成

$$f(x) = f(x_0) + f'(\xi)(x-x_0) \qquad (\xi \text{介于} x_0 \text{与} x \text{之间}) 。$$

上式为拉格朗日中值公式，因此泰勒中值定理是拉格朗日中值定理的推广。

当 $x_0=0$ 时，泰勒公式就变成比较简单的形式，称为麦克劳林（Maclaurin）公式，即

$$f(x) = f(0) + f'(0)x + \frac{f''(0)}{2!}x^2 + \cdots + \frac{f^{(n)}(0)}{n!}x^n + R_n(x)， \qquad (2-5)$$

其中 $R_n(x) = \frac{f^{(n+1)}(\theta x)}{(n+1)!}x^{n+1} (0 < \theta < 1)$。

或写作

$$f(x) = f(0) + f'(0)x + \frac{f''(0)}{2!}x^2 + \cdots + \frac{f^{(n)}(0)}{n!}x^n + o(x^n) 。$$

由此得近似计算公式

$$f(x) \approx f(0) + f'(0)x + \frac{f''(0)}{2!}x^2 + \cdots + \frac{f^{(n)}(0)}{n!}x^n 。 \qquad (2-6)$$

例 2-29　求 $f(x) = e^x$ 的 n 阶麦克劳林公式。

解　因为

$$f'(x) = f''(x) = \cdots = f^{(n)}(x) = e^x，$$

所以

$$f(0) = f'(0) = f''(0) = \cdots = f^{(n)}(0) = 1，$$

将 $f^{(n+1)}(\theta x) = e^{\theta x}$ 代入公式（2-5），得

$$e^x = 1 + x + \frac{x^2}{2!} + \cdots + \frac{x^n}{n!} + \frac{e^{\theta x}}{(n+1)!}x^{n+1} \qquad (0 < \theta < 1)。$$

由公式（2-6）可知 $e^x \approx 1 + x + \frac{x^2}{2!} + \cdots + \frac{x^n}{n!}$。

类似地，还可得到另外一些常用函数的麦克劳林公式：

$$\sin x = x - \frac{x^3}{3!} + \frac{x^5}{5!} - \cdots + (-1)^{n-1}\frac{x^{2n-1}}{(2n-1)!} + \cdots；$$

$$\cos x = 1 - \frac{x^2}{2!} + \frac{x^4}{4!} - \frac{x^6}{6!} + \cdots + (-1)^n \frac{x^{2n}}{(2n)!} + \cdots ;$$

$$\ln(1+x) = x - \frac{x^2}{2} + \frac{x^3}{3} - \cdots + (-1)^n \frac{x^{n+1}}{n+1} + \cdots ;$$

$$\frac{1}{1-x} = 1 + x + x^2 + \cdots + x^n + \cdots ;$$

$$(1+x)^m = 1 + mx + \frac{m(m-1)}{2!} x^2 + \cdots + \frac{m(m-1)\cdots(m-n+1)}{n!} x^n + \cdots 。$$

知识链接

微分中值定理的意义　从几何的角度讲，中值定理可以用来描述几何直观，比如 Rolle 定理、Lagrange 中值定理和 Cauchy 中值定理的几何意义都是"存在与割线平行的切线"，Taylor 中值定理的几何意义则比较复杂，可以理解成用高次曲线而非直线去代替割线。在具体讨论函数曲线的性质时，会发现这些几何上很直观的性质严格证明并不容易，或者通俗地讲，就是很多看着很显然的东西在逻辑上讲不清楚，而中值定理恰好可以把那些困难的地方给克服了，很好地把几何直观讲清楚，这样才把导数和那些实用的性质联系起来。从数学本身来讲，存在性的定理基本上是最重要的，中值定理无一例外的都是存在性定理，并且其技术价值也远不止表述几何直观那样简单，基本上可以说微积分的大厦至少有一半是由各种中值定理（包括积分中值定理）来搭建的。

二、洛必达法则

如果当 $x \to x_0$（或 $x \to \infty$）时，极限 $\lim\limits_{\substack{x \to x_0 \\ (x \to \infty)}} f(x) = \lim\limits_{\substack{x \to x_0 \\ (x \to \infty)}} g(x) = 0$ 或 ∞，那么极限 $\lim\limits_{\substack{x \to x_0 \\ (x \to \infty)}} \frac{f(x)}{g(x)}$ 可能存在，也可能不存在，通常将这种极限称为未定式（或不定式），分别简记为 $\frac{0}{0}$ 或 $\frac{\infty}{\infty}$。在第一章中我们能够通过多种方法求极限，这里再介绍一种更为简便且重要的求极限的方法。

定理 2-8　如果函数 $f(x)$ 与 $g(x)$ 满足下列条件：

（1）当 $x \to x_0$（或 $x \to \infty$）时，函数 $f(x)$ 和 $g(x)$ 都趋于零（或都趋于无穷大）；

（2）当 $x \to x_0$（或 $x \to \infty$）时，$f'(x)$ 和 $g'(x)$ 都存在，且 $g'(x) \neq 0$；

（3）$\lim\limits_{\substack{x \to x_0 \\ (x \to \infty)}} \frac{f'(x)}{g'(x)}$ 存在或为无穷大，

则

$$\lim\limits_{\substack{x \to x_0 \\ (x \to \infty)}} \frac{f(x)}{g(x)} = \lim\limits_{\substack{x \to x_0 \\ (x \to \infty)}} \frac{f'(x)}{g'(x)}。$$

在一定条件下，通过分子分母分别求导再求极限，这种求未定式的值的方法称为洛必达（L'Hospital）法则。

当导数比值的极限仍是未定式，且满足定理 2-8 中的条件时，可继续使用洛必达法则，即

$$\lim\limits_{\substack{x \to x_0 \\ (x \to \infty)}} \frac{f(x)}{g(x)} = \lim\limits_{\substack{x \to x_0 \\ (x \to \infty)}} \frac{f'(x)}{g'(x)} = \lim\limits_{\substack{x \to x_0 \\ (x \to \infty)}} \frac{f''(x)}{g''(x)},$$

直到它不满足定理 2-8 的条件为止。

例 2-30　求 $\lim\limits_{x \to \frac{\pi}{2}} \dfrac{\sin x - 1}{x - \dfrac{\pi}{2}}$。

分析：由于 $\lim\limits_{x\to\frac{\pi}{2}}(\sin x-1)=0$，$\lim\limits_{x\to\frac{\pi}{2}}\left(x-\frac{\pi}{2}\right)=0$，所以 $\lim\limits_{x\to\frac{\pi}{2}}\dfrac{\sin x-1}{x-\frac{\pi}{2}}$ 为 $\dfrac{0}{0}$ 型未定式，可以采用洛必达法则求极限。

解 $\lim\limits_{x\to\frac{\pi}{2}}\dfrac{\sin x-1}{x-\frac{\pi}{2}}=\lim\limits_{x\to\frac{\pi}{2}}\dfrac{(\sin x-1)'}{\left(x-\frac{\pi}{2}\right)'}=\lim\limits_{x\to\frac{\pi}{2}}\dfrac{\cos x}{1}=0$。

例 2-31 求 $\lim\limits_{x\to0}\dfrac{x-\sin x}{x^3}$。

分析：由于 $\lim\limits_{x\to0}(x-\sin x)=0$，$\lim\limits_{x\to0}x^3=0$，所以 $\lim\limits_{x\to0}\dfrac{x-\sin x}{x^3}$ 为 $\dfrac{0}{0}$ 型未定式，可以采用洛必达法则求极限。

解 $\lim\limits_{x\to0}\dfrac{x-\sin x}{x^3}=\lim\limits_{x\to0}\dfrac{1-\cos x}{3x^2}=\lim\limits_{x\to0}\dfrac{\sin x}{6x}=\dfrac{1}{6}$。

例 2-32 求 $\lim\limits_{x\to0}\dfrac{\ln\sin ax}{\ln\sin bx}$。

分析：由于 $\lim\limits_{x\to0}\ln\sin ax=\infty$，$\lim\limits_{x\to0}\ln\sin bx=\infty$，所以 $\lim\limits_{x\to0}\dfrac{\ln\sin ax}{\ln\sin bx}$ 为 $\dfrac{\infty}{\infty}$ 型未定式，可以采用洛必达法则求极限。

解 $\lim\limits_{x\to0}\dfrac{\ln\sin ax}{\ln\sin bx}=\lim\limits_{x\to0}\dfrac{\dfrac{1}{\sin ax}\cdot\cos ax\cdot a}{\dfrac{1}{\sin bx}\cdot\cos bx\cdot b}=\lim\limits_{x\to0}\dfrac{\sin bx\cdot\cos ax\cdot a}{\sin ax\cdot\cos bx\cdot b}=\dfrac{a}{b}\lim\limits_{x\to0}\dfrac{\sin bx}{\sin ax}$

$=\lim\limits_{x\to0}\dfrac{\cos bx}{\cos ax}=1$。

洛必达法则是求未定式值的一种很有效的方法，有时与其他求极限的方法结合起来，可以使极限运算更加简便。

例 2-33 求 $\lim\limits_{x\to0}\dfrac{\sin x-x\cos x}{\sin^3 x}$。

分析：由于当 $x\to0$ 时，$\sin x\sim x$，所以先用无穷小替换定理进行替换，再用洛必达法则，使极限运算简便。

解 $\lim\limits_{x\to0}\dfrac{\sin x-x\cos x}{\sin^3 x}=\lim\limits_{x\to0}\dfrac{\sin x-x\cos x}{x^3}=\lim\limits_{x\to0}\dfrac{\cos x-(\cos x-x\sin x)}{3x^2}$

$=\lim\limits_{x\to0}\dfrac{\sin x}{3x}=\dfrac{1}{3}$。

除了上面的 $\dfrac{0}{0}$ 型和 $\dfrac{\infty}{\infty}$ 型两种未定式，还有另外五种未定式：$0\cdot\infty$、$\infty-\infty$、0^0、1^∞ 和 ∞^0 型，它们的求法是将其化为洛必达法则可解决的 $\dfrac{0}{0}$ 型和 $\dfrac{\infty}{\infty}$ 型。

例 2-34 求 $\lim\limits_{x\to0^+}x^a\ln x\,(a>0)$。

分析：这是一个 $0\cdot\infty$ 型未定式，将 x^a 除到分母中转化成 $\dfrac{\infty}{\infty}$ 型求解。

解 $\lim\limits_{x\to0^+}x^a\ln x=\lim\limits_{x\to0^+}\dfrac{\ln x}{x^{-a}}=\lim\limits_{x\to0^+}\dfrac{\dfrac{1}{x}}{-ax^{-a-1}}=-\lim\limits_{x\to0^+}\dfrac{x^a}{a}=0$。

此题若将 $\ln x$ 除到分母中可转化成 $\dfrac{0}{0}$ 型，但是不能够求出极限。所以，$0\cdot\infty$ 型未定式转化为 $\dfrac{0}{0}$ 型还是 $\dfrac{\infty}{\infty}$ 型，应该根据具体函数来确定，我们应选择分子分母容易求导，求导后极限容易计算的方法。

例 2 - 35 求 $\lim\limits_{x\to\frac{\pi}{2}}(\sec x-\tan x)$。

分析：这是一个 $\infty-\infty$ 型未定式，可将原式转化为 $\dfrac{0}{0}$ 型求解。

解 $\lim\limits_{x\to\frac{\pi}{2}}(\sec x-\tan x)=\lim\limits_{x\to\frac{\pi}{2}}\dfrac{1-\sin x}{\cos x}=\lim\limits_{x\to\frac{\pi}{2}}\dfrac{-\cos x}{-\sin x}=0$。

例 2 - 36 求 $\lim\limits_{x\to+\infty}x^{\frac{1}{x}}$。

分析：这是一个 ∞^0 型未定式，当 $x>0$ 时，利用等式 $x=e^{\ln x}$，将其转化为 $0\cdot\infty$ 型求解。

解 因为

$$\lim\limits_{x\to+\infty}x^{\frac{1}{x}}=\lim\limits_{x\to+\infty}e^{\frac{1}{x}\ln x}=e^{\lim\limits_{x\to+\infty}\frac{\ln x}{x}},$$

其中

$$\lim\limits_{x\to+\infty}\frac{\ln x}{x}=\lim\limits_{x\to+\infty}\frac{\frac{1}{x}}{1}=0,$$

所以

$$\lim\limits_{x\to+\infty}x^{\frac{1}{x}}=e^0=1。$$

例 2 - 37 求 $\lim\limits_{x\to0^+}(\sin x)^x$。

分析：这是一个 0^0 型未定式，可转化为 $0\cdot\infty$ 型求解。

解 因为

$$\lim\limits_{x\to0^+}(\sin x)^x=\lim\limits_{x\to0^+}e^{x\ln\sin x}=e^{\lim\limits_{x\to0^+}x\ln\sin x},$$

其中

$$\lim\limits_{x\to0^+}x\ln\sin x=\lim\limits_{x\to0^+}\frac{\ln\sin x}{\frac{1}{x}}=\lim\limits_{x\to0^+}\frac{\frac{\cos x}{\sin x}}{-\frac{1}{x^2}}=-\lim\limits_{x\to0^+}\frac{x^2\cos x}{\sin x}$$

$$=-\lim\limits_{x\to0^+}\left(\frac{x}{\sin x}\cdot x\cdot\cos x\right)=0,$$

所以

$$\lim\limits_{x\to0^+}(\sin x)^x=e^0=1。$$

例 2 - 38 求 $\lim\limits_{x\to1^+}x^{\frac{1}{x-1}}$。

分析：这是一个 1^∞ 型未定式，可转化为 $0\cdot\infty$ 型求解。

解 因为

$$\lim\limits_{x\to1^+}x^{\frac{1}{x-1}}=\lim\limits_{x\to1^+}e^{\frac{\ln x}{x-1}}=e^{\lim\limits_{x\to1^+}\frac{\ln x}{x-1}},$$

其中

$$\lim\limits_{x\to1^+}\frac{\ln x}{x-1}=\lim\limits_{x\to1^+}\frac{1}{x}=1,$$

所以

$$\lim\limits_{x\to1^+}x^{\frac{1}{x-1}}=e。$$

三、函数的单调性与极值

1. 函数的单调性

如果函数 $y=f(x)$ 可导，且在区间 (a,b) 上单调增加（单调减少），那么它是一条沿 x 轴正向上升（下降）的曲线，这时，曲线上各点处的切线的斜率为非负（非正），即 $f'(x) \geqslant 0$（$f'(x) \leqslant 0$），如图 2-6，由此可见，函数的单调性与导数的符号有着密切关系。

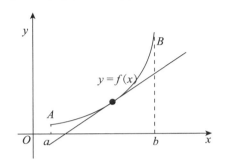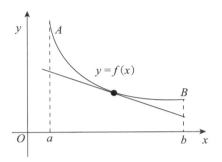

图 2-6

定理 2-9 设函数 $f(x)$ 在 $[a,b]$ 上连续，在 (a,b) 内可导，

(1) 若在 (a,b) 内 $f'(x) > 0$，则函数 $f(x)$ 在 $[a,b]$ 上单调增加；

(2) 若在 (a,b) 内 $f'(x) < 0$，则函数 $f(x)$ 在 $[a,b]$ 上单调减少。

例 2-39 讨论函数 $f(x) = x - \cos x$ 在 $[0,\pi]$ 上的单调性。

解 因为当 $x \in (0,\pi)$ 时，
$$f'(x) = 1 + \sin x > 0,$$
所以由定理 2-9 知，$f(x) = x - \cos x$ 在 $[0,\pi]$ 上单调增加。

例 2-40 求函数 $f(x) = x^3 - 6x^2 + 9x + 16$ 的单调区间。

解 函数 $f(x)$ 的定义域为一切实数，
$$f'(x) = 3x^2 - 12x + 9 = 3(x-1)(x-3),$$
令 $f'(x) = 0$，得 $x_1 = 1$，$x_2 = 3$。由定理 2-9 知，

当 $x \in (-\infty,1)$ 时，$f'(x) > 0$，所以 $f(x)$ 在 $(-\infty,1)$ 内单调增加。

当 $x \in (1,3)$ 时，$f'(x) < 0$，所以 $f(x)$ 在 $[1,3]$ 内单调减少。

当 $x \in (3,+\infty)$ 时，$f'(x) > 0$，所以 $f(x)$ 在 $(3,+\infty)$ 内单调增加。

例 2-41 讨论函数 $y = x^{\frac{2}{3}}$ 的单调性。

解 函数的定义域为一切实数，
$$f'(x) = \frac{2}{3} x^{-\frac{1}{3}}$$
没有导数为零的点，只有导数不存在的点，为 $x=0$。由定理 2-9 知，

当 $x \in (-\infty,0)$ 时，$f'(x) < 0$，所以 $f(x)$ 在 $(-\infty,0)$ 内单调减少。

当 $x \in (0,+\infty)$ 时，$f'(x) > 0$，所以 $f(x)$ 在 $[0,+\infty)$ 内单调增加。

一般对于定义区间上的连续函数 $f(x)$，除有限个导数不存在的点外，导数存在且连续，则用导数为零的点及导数不存在的点划分定义区间，就可以保证 $f'(x)$ 在各个区间上的符号恒定，从而由其符号判别出每个区间上的函数的单调性。

2. 函数的极值

定义 2-3 函数 $y = f(x)$ 在点 x_0 的某邻域内有定义，如果 $f(x)$ 在该邻域内有
$$f(x) < f(x_0) \text{（或 } f(x) > f(x_0)\text{）} \qquad (x \neq x_0),$$

则称 $f(x_0)$ 为函数 $f(x)$ 的一个**极大值**（maximum）［或**极小值**（minimum）］，点 x_0 称为**极大值点**（maximum point）［或**极小值点**（minimum point）］。

函数的极大值和极小值统称为**极值**（extreme value），极大值点和极小值点统称为**极值点**（extreme point）。在图 2-7 中，函数 $f(x)$ 在点 x_2、x_5 处取得极大值，在点 x_1、x_4、x_6 处取得极小值，其中极大值 $f(x_2)$ 比极小值 $f(x_6)$ 还小。整个区间上的最大（小）值，不一定是极大（小）值，但极大（小）值有可能为最大（小）值。

从图中还可以看到，函数取得极值处，曲线的切线水平。但是在曲线上有水平切线的地方，函数不一定能够取得极值。图中在点 x_3 处，曲线上有水平切线，但是，在这一点上不取极值。

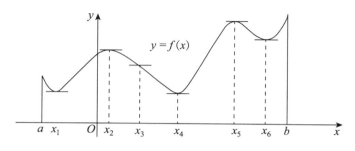

图 2-7

定理 2-10（必要条件） 若函数 $y=f(x)$ 在点 x_0 处可导，且 $f(x)$ 在点 x_0 处取得极值，则 $f'(x_0)=0$。

使 $f'(x)=0$ 的点，称为**驻点**（stable point）。可导函数的极值点必是驻点，但函数的驻点并不一定是极值点。例如，$f(x)=x^3$ 在 $x=0$ 处导数为 0，但它不是函数的极值点。另一方面，导数不存在的点也可能是函数的极值点。例如，$f(x)=x^{\frac{2}{3}}$ 在 $x=0$ 点处导数不存在，但是 $f(x)$ 在 $x=0$ 点处取得极值。所以我们把驻点、不可导点统称为函数的可能极值点。

定理 2-11（第一充分条件） 设函数 $y=f(x)$ 在点 x_0 处连续，且在 x_0 的某一去心邻域内可导，在该邻域内，

（1）若 $x<x_0$ 时，$f'(x)>0$；而 $x>x_0$ 时，$f'(x)<0$，则 $f(x)$ 在点 x_0 处取得极大值；

（2）若 $x<x_0$ 时，$f'(x)<0$；而 $x>x_0$ 时，$f'(x)>0$，则 $f(x)$ 在点 x_0 处取得极小值；

（3）若 x 在 x_0 两侧时，$f'(x)$ 符号不变，则 $f(x)$ 在点 x_0 处不取得极值。

根据上面两个定理，求函数 $y=f(x)$ 的极值与极值点的一般步骤如下：

（1）求函数 $f(x)$ 的定义域及导数 $f'(x)$；

（2）求出 $f(x)$ 在定义域内的全部驻点及不可导点；

（3）由定理 2-11 分别判别这些点是否为极值点。若是极值点，则判断其取极大值还是极小值，并求出对应的极值。

例 2-42 求函数 $f(x)=\sqrt[3]{x^2-1}+1$ 的极值。

解 函数 $f(x)$ 的定义域为 $(-\infty,+\infty)$，$f'(x)=\dfrac{2x}{3(x^2-1)^{\frac{2}{3}}}$。

令 $f'(x)=0$，得驻点 $x=0$。且 $x=1$ 和 $x=-1$ 为 $f'(x)$ 不存在的点。

当 $x<-1$ 时，$f'(x)<0$；当 $-1<x<0$ 时，$f'(x)<0$；故 $f(x)$ 在 $x=-1$ 处不取极值。

当 $0<x<1$ 时，$f'(x)>0$，故 $f(x)$ 在 $x=0$ 处取得极小值，极小值为 $f(0)=0$。

当 $x>1$ 时，$f'(x)>0$，故 $f(x)$ 在 $x=1$ 处不取极值。

也可利用函数的二阶导数判断函数的极值。

定理 2-12（第二充分条件） 设函数 $f(x)$ 在点 x_0 处具有二阶导数，且 $f'(x_0)=0$，那么

（1）当 $f''(x_0)<0$ 时，$f(x)$ 在点 x_0 处取得极大值；

(2) 当 $f''(x_0) > 0$ 时，$f(x)$ 在点 x_0 处取得极小值；

(3) 当 $f''(x_0) = 0$ 时，无法判定 $f(x)$ 在点 x_0 处是否取得极值。

例 2 - 43　求函数 $f(x) = (x^2 - 1)^3 + 1$ 的极值。

解　函数 $f(x)$ 的定义域为 $(-\infty, +\infty)$，$f'(x) = 6x(x^2 - 1)^2$。

令 $f'(x) = 0$，得驻点 $x_1 = -1$，$x_2 = 0$，$x_3 = 1$。

$$f''(x) = 6(x^2 - 1)(5x^2 - 1)，$$

因为 $f''(0) = 6 > 0$，所以 $f(x)$ 在 $x = 0$ 处取极小值，极小值为 $f(0) = 0$。又因为 $f''(1) = 0$，$f''(-1) = 0$，所以利用第二充分条件不能判定是否取得极值，需用第一充分条件来判定。

当 $x < -1$ 和 $-1 < x < 0$ 时，都有 $f'(x) < 0$，故 $x = -1$ 时，$f(x)$ 不取极值。

当 $0 < x < 1$ 和 $x > 1$ 时，都有 $f'(x) > 0$，故 $x = 1$ 时，$f(x)$ 不取极值。

注意　当 $f''(x_0) = 0$ 时，$f(x)$ 在 x_0 点处是否取得极值的判定应返回到第一充分条件来判定。

3. 最大值、最小值

由第一章可知，闭区间上的连续函数必有最大值、最小值。函数的最值可能是极值或端点的函数值。因此，求闭区间上连续函数的最大值（最小值）时，只需将可能极值点和端点的函数值求出，比较即可得到。若在一个区间上，连续函数 $f(x)$ 只有一个极值 $f(x_0)$，则 $f(x_0)$ 在该区间上必是最值。

例 2 - 44　求函数 $f(x) = x\sqrt{x + 1}$ 在 $[-1, 2]$ 上的最大值与最小值。

解　$f'(x) = \sqrt{x + 1} + \dfrac{x}{2\sqrt{x + 1}} = \dfrac{3x + 2}{2\sqrt{x + 1}}$。

令 $f'(x) = 0$，得驻点 $x = -\dfrac{2}{3}$；当 $x = -1$ 时，$f'(x)$ 不存在。

计算得 $f(-1) = 0$，$f\left(-\dfrac{2}{3}\right) = -\dfrac{2\sqrt{3}}{9}$，$f(2) = 2\sqrt{3}$。

比较函数值得，$f(x)$ 的最大值为 $f(2) = 2\sqrt{3}$，最小值为 $f\left(-\dfrac{2}{3}\right) = -\dfrac{2\sqrt{3}}{9}$。

四、函数曲线的凹凸性与拐点

函数的单调性和极值在函数图形的描绘中有着重要的作用，但是同是单调增加（单调减少），还有不同的情况。例如，$y = x^2$ 与 $y = \sqrt{x}$ 在 $(0, +\infty)$ 内都是单调增加的（图 2 - 8），但它们曲线的弯曲方向不同，这就是曲线的凹凸性以及拐点问题。

函数曲线的凹凸性，可以用曲线与其切线的相对位置来描述。

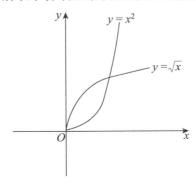

图 2 - 8

定义 2-4 如果一段曲线位于它上面任一点的切线上方，我们就称这段曲线是**凹的**(concave)；如果一段曲线位于它上面任一点的切线下方，我们就称这段曲线是**凸的**(convex)。

在图 2-9 中，曲线弧 AB 在区间 (x_1, x_2) 内是凹的，曲线弧 CD 在区间 (x_3, x_4) 内是凸的。

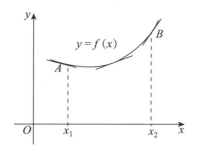 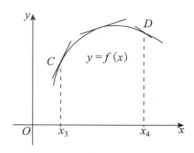

图 2-9

知识拓展

曲线凹凸性的等价定义 从几何上看到，在有的曲线弧上，如果任取两点，则连接这两点间的弦总位于这两点间的弧段的上方，而有的曲线弧正好相反。因此，曲线的凹凸性可以用连接曲线弧上任意两点的弦的中点与曲线弧上相应点的位置关系来描述，给出曲线凹凸性的另一个定义：

设函数 $y = f(x)$ 在 $[a, b]$ 上连续，如果对于 $[a, b]$ 上的任意两点 x_1、x_2，都有

$$f\left(\frac{x_1 + x_2}{2}\right) < \frac{f(x_1) + f(x_2)}{2}$$

则称曲线 $y = f(x)$ 在 $[a, b]$ 上是凹的。

设函数 $y = f(x)$ 在 $[a, b]$ 上连续，如果对于 $[a, b]$ 上的任意两点 x_1、x_2，都有

$$f\left(\frac{x_1 + x_2}{2}\right) > \frac{f(x_1) + f(x_2)}{2}$$

则称曲线 $y = f(x)$ 在 $[a, b]$ 上是凸的。

由图 2-9 还可以看出，对于凹的曲线弧，切线的斜率随 x 的增大而增大；对于凸的曲线弧，切线的斜率随 x 的增大而减小。由于切线的斜率就是函数 $y = f(x)$ 的导数，因此在凹的曲线弧上，$f(x)$ 的导数是单调增加的，而在凸的曲线弧上，$f(x)$ 的导数是单调减少的。由此可见，曲线 $y = f(x)$ 的凹凸性可以用 $f'(x)$ 的单调性来判定。而 $f'(x)$ 的单调性又可以用它的导数，即 $y = f(x)$ 的二阶导数 $f''(x)$ 的符号来判定，故曲线 $y = f(x)$ 的凹凸性与 $f''(x)$ 的符号有关。

定理 2-13 设函数 $y = f(x)$ 在 (a, b) 内具有二阶导数 $f''(x)$，

(1) 若对任意 $x \in (a, b)$，有 $f''(x) > 0$，则曲线 $f(x)$ 在 (a, b) 内是凹的；

(2) 若对任意 $x \in (a, b)$，有 $f''(x) < 0$，则曲线 $f(x)$ 在 (a, b) 内是凸的。

例 2-45 判别曲线 $f(x) = 2x^3 - x$ 的凹凸性。

解 $f'(x) = 6x^2 - 1$，$f''(x) = 12x$。

显然，$x \in (-\infty, 0)$ 时，有 $f''(x) < 0$，曲线 $f(x)$ 在 $(-\infty, 0)$ 上是凸的；$x \in (0, +\infty)$ 时，有 $f''(x) > 0$，曲线 $f(x)$ 在 $(0, +\infty)$ 上是凹的。

由此可见，$(0, 0)$ 点是曲线由凸变凹的分界点，这种曲线凹凸性的分界点，称为**拐点**(inflection point)。拐点两侧曲线的凹凸性不同，$f''(x)$ 的符号就不同。因此，在曲线的拐点处 $f''(x)$ 只能等于零或不存在。

所以，判别曲线的凹凸性及拐点的步骤如下：

（1）求 $f''(x)$；

（2）求 $f''(x)$ 等于零的点和不存在的点，并用这些点将其定义域分成若干个区间；

（3）判别 $f''(x)$ 在各开区间内的符号，从而得出曲线 $f(x)$ 在各区间内的凹凸性，并确定拐点。

例 2-46　讨论曲线 $f(x)=\dfrac{5}{9}x^2+(x-1)^{\frac{5}{3}}$ 的凹凸性及拐点。

解　$f'(x)=\dfrac{10}{9}x+\dfrac{5}{3}(x-1)^{\frac{2}{3}}$，$f''(x)=\dfrac{10}{9}+\dfrac{10}{9}(x-1)^{-\frac{1}{3}}=\dfrac{10}{9}\cdot\dfrac{\sqrt[3]{x-1}+1}{\sqrt[3]{x-1}}$。

令 $f''(x)=0$，得 $x=0$。当 $x=1$ 时，$f''(x)$ 不存在。0 和 1 将定义域 $(-\infty,+\infty)$ 分成三个区间，列表讨论如下：

表 2-1　$f(x)=\dfrac{5}{9}x^2+(x-1)^{\frac{5}{3}}$ 的凹凸性与拐点

x	$(-\infty,0)$	0	$(0,1)$	1	$(1,+\infty)$
$f''(x)$	+	0	−	不存在	+
$f(x)$	凹	拐点	凸	拐点	凹

故曲线 $f(x)$ 在区间 $(-\infty,0)$ 和 $(1,+\infty)$ 上是凹的，在区间 $(0,1)$ 上是凸的，且 $f(0)=-1$，$f(1)=\dfrac{5}{9}$，所以，曲线的拐点是 $(0,-1)$ 和 $\left(1,\dfrac{5}{9}\right)$。

五、函数图形的描绘

中学所学的作图以描点法为主，首先求出几个点的坐标，然后将他们连接起来，以得到函数的图像，这样得到的图像不能够确切地反映出函数曲线的性态。如果我们利用导数这个工具，就可以在描点作图法的基础之上，进一步研究函数性态，这样就能够比较准确地作出函数图像。

1. 函数曲线的渐近线

定义 2-5　当曲线 C 上的动点沿着曲线 C 无限远离原点时，若动点与某一直线 L 的距离趋近于零，则称此直线 L 为曲线 C 的**渐近线**（asymptote）。

（1）垂直渐近线：设曲线 $y=f(x)$，若 $\lim\limits_{x\to x_0^+}f(x)=\infty$ 或 $\lim\limits_{x\to x_0^-}f(x)=\infty$，则直线 $x=x_0$ 是曲线 $y=f(x)$ 的垂直渐近线。

（2）水平渐近线：设曲线 $y=f(x)$，若 $\lim\limits_{x\to+\infty}f(x)=A$ 或 $\lim\limits_{x\to-\infty}f(x)=A$，则直线 $y=A$ 是曲线 $y=f(x)$ 的水平渐近线。

（3）斜渐近线：设曲线 $y=f(x)$，若 $\lim\limits_{x\to\infty}\dfrac{f(x)}{x}=a$，且 $\lim\limits_{x\to\infty}[f(x)-ax]=b(a\neq0)$，则直线 $y=ax+b$ 为曲线 $y=f(x)$ 的斜渐近线。

例 2-47　求曲线 $f(x)=\dfrac{x^2}{x^2-1}$ 的渐近线。

解　由于 $\lim\limits_{x\to1}\dfrac{x^2}{x^2-1}=\lim\limits_{x\to1}\left(1+\dfrac{1}{x^2-1}\right)=\infty$，所以 $x=1$ 为曲线 $f(x)$ 的垂直渐近线。

又由于 $\lim\limits_{x\to-1}\dfrac{x^2}{x^2-1}=\lim\limits_{x\to-1}\left(1+\dfrac{1}{x^2-1}\right)=\infty$，所以 $x=-1$ 为曲线 $f(x)$ 的垂直渐近线。

再由于 $\lim\limits_{x\to\infty}\dfrac{x^2}{x^2-1}=\lim\limits_{x\to\infty}\left(1+\dfrac{1}{x^2-1}\right)=1$，所以 $y=1$ 为曲线 $f(x)$ 的水平渐近线。

综上，曲线 $f(x)$ 的渐近线为 $x=1$，$x=-1$ 和 $y=1$。

2. 函数图像的描绘

函数的性质可利用函数的图形直观明了地表现出来。

函数图像描绘的一般步骤如下：

（1）确定函数的定义域，并求出函数的一阶导数和二阶导数；

（2）求出一阶、二阶导数为零和不存在的点；

（3）确定函数曲线的奇偶性、周期性、有界性、单调性和凹凸性；

（4）确定函数曲线的渐近线；

（5）确定并描出曲线上的极值点、拐点、与坐标轴的交点、并补充一些其他特殊点；

（6）在直角坐标系中连接这些点并画出函数的图形。

例 2-48　作函数 $y=1+\dfrac{36x}{(x+3)^2}$ 的图形。

解　按照图形描绘的步骤有，函数的定义域为 $(-\infty,-3)\bigcup(-3,+\infty)$，

$$f'(x)=\frac{36(3-x)}{(x+3)^3},\qquad f''(x)=\frac{72(x-6)}{(x+3)^4}。$$

令 $f'(x)=0$，得驻点 $x=3$；再令 $f''(x)=0$，得 $x=6$。

列表如下：

表 2-2　$y=1+\dfrac{36x}{(x+3)^2}$ 的曲线的特性

x	$(-\infty,-3)$	$(-3,3)$	3	$(3,6)$	6	$(6,+\infty)$
$f'(x)$	$-$	$+$	0	$-$	$-$	$-$
$f''(x)$	$-$	$-$	$-$	$-$	0	$+$
$f(x)$	↘	↗	极大	↘	拐点	↘

极大值为 $f(3)=4$。因为 $f(6)=\dfrac{11}{3}$，所以拐点为 $\left(6,\dfrac{11}{3}\right)$。

由于 $\lim\limits_{x\to-3}f(x)=\infty$，所以 $x=-3$ 是曲线的垂直渐近线，

又由于 $\lim\limits_{x\to\infty}f(x)=1$，所以 $y=1$ 是曲线的水平渐近线。

补充点：$f(0)=1,f(-1)=-8$。

绘制函数的图像，见图 2-10。

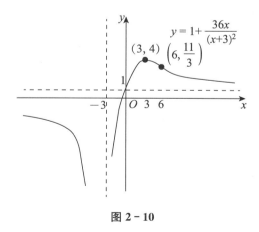

图 2-10

例 2-49　见章前案例 2。

解　函数 W 的定义域是 $[0,+\infty)$。

由于 $\lim\limits_{t\to+\infty}W=\lim\limits_{t\to+\infty}36\left(1+30e^{-\frac{2}{3}t}\right)^{-1}=36$，所以 $W=36$ 为生长函数曲线的水平渐近线。

$$W' = 720e^{-\frac{2}{3}t}(1+30e^{-\frac{2}{3}t})^{-2},$$

$$W'' = 480(30e^{-\frac{2}{3}t} - 1)e^{-\frac{2}{3}t}(1+30e^{-\frac{2}{3}t})^{-3},$$

$W' > 0$，令 $W'' = 0$，有 $t = \dfrac{3\ln 30}{2}$，没有 W'、W'' 不存在的点。

列表如下：

表 2 - 3　$W = 36(1+30e^{-\frac{2}{3}t})^{-1}$ 曲线的特性

t	$\left[0, \dfrac{3\ln 30}{2}\right)$	$\dfrac{3\ln 30}{2}$	$\left(\dfrac{3\ln 30}{2}, +\infty\right)$
W'	+	+	+
W''	+	0	−
W	↗	拐点	↗

计算得 $W(0) = \dfrac{36}{31}$，$W\left(\dfrac{3\ln 30}{2}\right) = 18$。绘图如下：

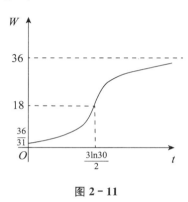

图 2 - 11

从图 2 - 11 可以看出，小鼠开始时生长缓慢，然后较快，最后又增长变慢；在拐点附近小鼠生长最快。

知识链接

　　医学曲线性态分析的基本思想　医学曲线反映的是医学过程的变化规律，医学曲线变化的各个特性相应地也就反映了此过程的各种医学性质，这些性质对研究、掌握和控制该医学过程有非常重要的意义。医学曲线的性态分析从确定医学曲线的性态特征入手，揭示其各性态特征所反映的医学性质，从而更完整地掌握其医学规律，并以此指导医学实践。

　　医学曲线的性态分析，主要是进行曲线性态变化的判别及其医学性质和意义的讨论。判别曲线的变化性态后，讨论各性态所反映的医学性质及其意义是医学数量分析不可缺少的内容。一般曲线的单调性反映医学过程的增减变化，增减变化的转折为极值，常反映变化的极端情形；曲线的凹凸性反映医学过程变化是在加速还是在减速进行，其转折点为拐点，常反映医学过程发生某种质的改变。通过分析不仅能掌握医学过程的变化规律，还有利于应用这些规律进行医学预测和控制。

　　医学曲线的性态分析步骤如下：

　　(1) 按曲线表达式确定医学曲线的各种性态特征；

　　(2) 绘制医学曲线草图；

　　(3) 讨论该过程的医学性质及其意义。

习 题 二

1. 设质点做直线运动，路程与时间的函数关系为 $s(t)=t^3+10$ ，求质点在 $t=3$ 秒时的瞬时速度。

2. 设 $f'(x_0)$ 存在，且 $f'(x_0)=a$ ，求下列极限：

(1) $\lim\limits_{\Delta x\to 0}\dfrac{f(x_0+2\Delta x)-f(x_0)}{\Delta x}$ ；

(2) $\lim\limits_{h\to 0}\dfrac{f(x_0+h)-f(x_0-h)}{h}$ ；

(3) $\lim\limits_{\Delta x\to 0}\dfrac{f(x_0-\Delta x)-f(x_0)}{2\Delta x}$ ；

(4) $\lim\limits_{n\to\infty}n\left[f\left(x_0+\dfrac{1}{n}\right)-f(x_0)\right]$ 。

3. 已知曲线 $y=x^2-5$ ，求：

(1) 在 $(2,-1)$ 点处的切线方程；

(2) 通过点 $(3,0)$ 的切线方程及切点。

4. 讨论下列函数在点 $x=0$ 处的连续性和可导性：

(1) $y=|\sin x|$ ；

(2) $y=\begin{cases} x^2\sin\dfrac{1}{x}, & x\neq 0, \\ 0, & x=0。 \end{cases}$

5. 求下列函数的导数：

(1) $y=2x^3+x+\dfrac{1}{x}+\ln 2$ ；

(2) $y=2^x+\log_2 x+\arctan x$ ；

(3) $y=3\cot x+\csc x$ ；

(4) $y=3e^x\sin x$ ；

(5) $y=\dfrac{\ln x}{x}$ ；

(6) $y=\dfrac{1+\sin x}{1-\sin x}$ ；

(7) $y=\sqrt{1-x^2}\arcsin x$ ；

(8) $y=x^2\ln x\cos x$ ；

(9) $y=(2x+1)^3$ ；

(10) $y=\arcsin(1-2x)$ ；

(11) $y=e^{-\frac{x}{2}}\cos 3x$ ；

(12) $y=\ln(\sec x+\tan x)$ ；

(13) $y=\sqrt{1+\ln^2 x}$ ；

(14) $y=\ln[\ln(\ln x)]$ ；

(15) $y=\arctan\dfrac{x+1}{x-1}$ ；

(16) $y=\dfrac{e^x-e^{-x}}{e^x+e^{-x}}$ 。

6. 每隔时间 τ 注射一次药物，剂量 D_0 ，第 n 注射后到第 $n+1$ 注射前的时间里，体内药量 D_n 与时间 t 的关系为 $D_n(t)=\dfrac{1-e^{nk\tau}}{1-e^{k\tau}}D_0 e^{-kt}$（ $k>0$ 为常数），求该药物在体内的变化率。

7. 求下列方程所确定的隐函数的导数 y' ：

(1) $x^3+2y^2-3xy=0$ ；

(2) $\sin(xy)=x+y$ ；

(3) $\ln(x^2+y^2)=e^x$ ；

(4) $\text{atctan}\dfrac{y}{x}+x=y$ 。

8. 求下列函数的导数：

(1) $y=x^x$ ；

(2) $y=\left(\dfrac{x}{1+x}\right)^x$ ；

(3) $y=\dfrac{(3-x)^4\sqrt{x+2}}{(x+1)^3}$ ；

(4) $y=\sqrt{\dfrac{(x+1)(x+3)}{\sin x\cos x}}$ 。

9. 求下列函数所指定阶的导数：

(1) $y=x\sin x$ ，求 y'' ；

(2) $y=(1+x^2)\arctan x$ ，求 y'' ；

(3) $y=x\ln x$ ，求 $y^{(4)}$ ；

(4) $y=e^{3x+1}$ ，求 $y^{(n)}$ 。

10. 求下列函数的微分：

(1) $y=\dfrac{2}{x}+\sqrt{x}$；   (2) $y=x^2\sin x$；

(3) $y=e^{ax}\cos bx$；   (4) $y=\tan^2(1+x^2)$；

(5) $y=\arcsin\sqrt{x}$；   (6) $y=\ln\dfrac{1+x}{1-x}$。

11. 利用函数的微分，计算下列各数的近似值：

(1) $\ln1.002$；   (2) $\sin30°30'$；   (3) $\arcsin0.5001$。

12. 证明：$|\sin a-\sin b|\leqslant|a-b|$。

13. 证明：函数 $f(x)$ 在 $[a,b]$ 上连续，在 (a,b) 内可导，且 $f(a)<f(b)$，则在 (a,b) 内至少存在一点 ξ，使 $f'(\xi)>0$。

14. 将 $f(x)=\sqrt{x}$ 展开成 $(x-1)$ 的 3 阶泰勒公式。

15. 求函数 $f(x)=\dfrac{x}{e^x}$ 的 4 阶麦克劳林公式。

16. 用洛必达法则求下列极限：

(1) $\lim\limits_{x\to0^+}\dfrac{\ln\cos4x}{\ln\cos x}$；   (2) $\lim\limits_{x\to0}\dfrac{e^x-e^{-x}}{\sin x}$；

(3) $\lim\limits_{x\to a}\dfrac{x^n-a^n}{x^m-a^m}(a\neq0)$；   (4) $\lim\limits_{x\to0}\dfrac{\ln(1+x^2)}{\sec x-\cos x}$；

(5) $\lim\limits_{x\to0}\dfrac{e^x+\sin x-2x-1}{x\ln(x+1)}$；   (6) $\lim\limits_{x\to\frac{\pi}{2}}\dfrac{\tan x}{\tan5x}$；

(7) $\lim\limits_{x\to+\infty}\dfrac{e^x-e^{-x}}{e^x+e^{-x}}$；   (8) $\lim\limits_{x\to\infty}\dfrac{e^x}{x^3}$；

(9) $\lim\limits_{x\to0}x^2\ln x$；   (10) $\lim\limits_{x\to0^+}\sin x\ln x$；

(11) $\lim\limits_{x\to0}\left(\dfrac{1}{x}-\dfrac{1}{e^x-1}\right)$；   (12) $\lim\limits_{x\to0}\left(\dfrac{1}{x^2}-\dfrac{1}{\sin^2x}\right)$；

(13) $\lim\limits_{x\to0^+}\left(\dfrac{\sin x}{x}\right)^{\frac{1}{x}}$；   (14) $\lim\limits_{x\to0}(x+e^x)^{\frac{1}{x}}$；

(15) $\lim\limits_{x\to0^+}x^x$；   (16) $\lim\limits_{x\to\frac{\pi}{2}}(\tan x)^{2\cos x}$。

17. 设函数 $f(x)$ 存在二阶导数，且 $f(0)=0,f'(0)=1,f''(0)=2$，试求极限 $\lim\limits_{x\to0}\dfrac{f(x)-x}{x^2}$。

18. 讨论下列函数的单调性：

(1) $y=x(x-3)^3$；   (2) $y=\dfrac{x}{\ln x}$；

(3) $y=x-e^x$；   (4) $y=x+\sqrt{1-x}$。

19. 应用函数单调性证明：当 $x>0$ 时，$x>\ln(1+x)$。

20. 求下列函数极值：

(1) $f(x)=2+x-\dfrac{4}{(x+2)^2}$；   (2) $f(x)=x^3\ln x$；   (3) $f(x)=\dfrac{2x}{1+x^2}$。

21. (1) 求 $y=x-2\sqrt{x}$ 在 $\left[\dfrac{1}{4},4\right]$ 上的最值；

　　(2) 求 $y=\sqrt{5+4x}$ 在 $[0,2]$ 上的最值。

22. 某患者入院后 t 小时的白细胞记数为（每立方米的白细胞数）$f(t)=5t^2-80t+500$，问此患者入院后几小时其白细胞记数达到最小值，最小值是多少？

23. 在某化学反应中，反应速度 $v(x)$ 与反应物的浓度 x 的关系式有
$$v(x)=kx(x_0-x),$$

其中 x_0 是反应开始时反应物的浓度，k 是反应速率常数。问反应物的浓度 x 为何值时，反应速度 $v(x)$ 达到最大值？

24. 判断下列曲线的凹凸性以及拐点：

(1) $y = 2x^3 - 3x^2 - 36x + 25$；   (2) $y = e^{-2x} - e^{-3x}$；   (3) $y = 2x - x^2$。

25. 求下列曲线的渐近线：

(1) $y = \dfrac{x^2 + 2x - 1}{x}$；   (2) $y = xe^{\frac{1}{x^2}}$；

(3) $y = \dfrac{(x+1)^3}{(x-1)^2}$；   (4) $y = \dfrac{\ln(1+x)}{x}$。

26. 描绘函数 $y = \dfrac{x}{1-x^2}$ 的图形。

27. 描绘口服、肌注血药浓度模型

$$C(t) = \frac{A(e^{-\sigma_1 t} - e^{-\sigma_2 t})}{\sigma_2 - \sigma_1}$$

的图像，其中 A、σ_1、σ_2 为正常数，且 $\sigma_2 > \sigma_1$。

（宋运娜　滕　辉）

第三章 不定积分

案例　　如果将细菌总数看作是时间 t 的函数，记为 $N(t)$，已知开始时细菌数量为 N_0，且其繁殖的速率正比于当前细菌数量，比例系数为 r，那么细菌总数 $N(t)$ 与时间的关系是什么？如果进一步考虑到细菌密度对其繁殖的抑制作用，常假定其繁殖速率正比于当前细菌数量乘以一个与环境总容纳量（M_0）有关的数与当前细菌数量之差，即 $kN(M_0-N)$，那么细菌总数 $N(t)$ 如何确定？

一元函数的微分学讨论如何求出给定函数的导数（或微分），但是，在科学、医学和经济学的许多问题中，常需要解决相反的问题。如在物理学中，已知一质点运动规律为 $S=S(t)$，利用微分学可求得它在任何时刻的瞬时速度为 $v(t)=S'(t)$；但相反地，已知质点运动的速度为 $v=v(t)$，要求其运动规律的问题，从数学的角度来讲，就是已知一个函数的导数或微分，求原来的函数，这就是微分运算的逆问题——不定积分。

第一节　不定积分的概念和性质

一、不定积分的概念和几何意义

定义 3-1　设 $f(x)$ 是定义在区间 I 上的已知函数，若存在函数 $f(x)$，在 I 上连续，且可导，且有 $F'(x)=f(x)$ 或 $\mathrm{d}F(x)=f(x)\mathrm{d}x$，则称 $F(x)$ 为 $f(x)$ 在 I 上的一个**原函数**（primitive function）。

显然，一个函数的原函数不是唯一的，而是有无穷多个。例如，$(\sin x)'=\cos x$，故 $\sin x$ 是 $\cos x$ 的一个原函数，而 $\sin x+C$（C 是任意常数）是 $\cos x$ 的一簇原函数；又如 $(x^2)'=2x$，所以 x^2 是 $2x$ 的一个原函数，而 $(x^2+1)'=(x^2+c)'=2x$，所以 $2x$ 的原函数有无穷多个。

一般的，如果 $F(x)$ 是 $f(x)$ 的一个原函数，则 $F(x)+C$（其中 C 为任意常数）都是 $f(x)$ 的原函数。另一方面，由拉格朗日中值定理可以直接证明，若 $F(x)$ 和 $G(x)$ 都是 $f(x)$ 的原函数，则它们之间相差一个常数，即 $G(x)=F(x)+C$。因此 $f(x)$ 的全部原函数可以表示为

$$F(x)+C \qquad （其中 C 为任意常数）。$$

定义 3-2　函数 $f(x)$ 在区间 I 上的全体原函数 $F(x)+C$ 称为 $f(x)$ 的**不定积分**（indefinite integral），记为 $\displaystyle\int f(x)\mathrm{d}x$，即

$$\int f(x)\mathrm{d}x=F(x)+C \tag{3-1}$$

其中 $f(x)$ 称为**被积函数**（integrand），$f(x)\mathrm{d}x$ 称为**被积表达式**（integrand expression），C 称为**积分常数**（integrand constant），"$\displaystyle\int$"称为**积分符号**（integrand sign），x 称为**积分变量**（integration variable）。

因此，求已知函数不定积分问题，就归结为求它的一簇原函数的问题。

例 3 - 1 $\int e^x \mathrm{d}x = e^x + C$；

$$\int \cos x \mathrm{d}x = \sin x + C$$；

$$\int \frac{1}{1+x^2} \mathrm{d}x = \arctan x + C$$。

不定积分的几何意义 $f(x)$ 的每一个原函数 $F(x)$ 所对应的曲线称为 $f(x)$ 的一条积分曲线。因为 $f(x)$ 所有的原函数间相差一个常数 C，在几何图形中就是把曲线 $y = F(x)$ 沿着 y 轴方向平移 C 个单位，就得到了 $F(x) + C$ 的一簇平行积分曲线，所以，不定积分的几何意义表示 $f(x)$ 的一簇积分曲线，而 $f(x)$ 正是积分曲线的斜率。由于积分曲线簇中的每条曲线，对应于同一个横坐标 $x = x_0$ 处，都有相同的切线斜率 $f(x_0)$，所以对应于这些点处，它们的切线相互平行，而相应的纵坐标之间也只相差常数。因此，积分曲线族 $y = F(x) + C$ 中的每一条曲线都可由曲线 $y = F(x)$ 沿 y 轴上下平移得到，见图 3 - 1。

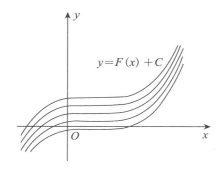

图 3 - 1

例 3 - 2 设曲线通过点 $(2,5)$，且其上任一点处的切线斜率为 $y' = 3x^2$，求此曲线的方程。

解 设所求曲线方程为 $y = f(x)$，由题设曲线上任一点 (x,y) 处的切线斜率为 $\dfrac{\mathrm{d}y}{\mathrm{d}x} = 3x^2$。所以 $f(x) = \int 3x^2 \mathrm{d}x = x^3 + C$。

又因为曲线通过点 $(2，5)$，故 $5 = 2^3 + C$ 得 $C = -3$。

于是所求曲线方程为 $y = x^3 - 3$。

例 3 - 3 已知示踪药物浓度 y 是时间 t 的函数，其导数与 t 的关系为 $y'(t) = 3^{-t}$，求示踪药物浓度 y 和时间 t 的函数关系。

解 设所求的示踪药物浓度 y 和时间 t 的函数关系为 $y = y(t)$，已知 $y'(t) = 3^{-t}$，因为有 $\left(-\dfrac{3^{-t}}{\ln 3}\right)' = 3^{-t}$，所以 $y(t) = \int 3^{-t} \mathrm{d}t = -\dfrac{3^{-t}}{\ln 3} + C$。

二、不定积分基本公式

由于求不定积分是求导数或微分的逆运算，所以由基本导数公式或基本微分公式可得下列基本积分公式：

(1) $\int k \mathrm{d}x = kx + C$ 　　（k 为常数）。

(2) $\int x^a \mathrm{d}x = \dfrac{1}{\mu+1} x^{\alpha+1} + C$ 　　（$\alpha \neq -1$）。

(3) $\int \dfrac{1}{x} \mathrm{d}x = \ln|x| + C$。

(4) $\int e^x \mathrm{d}x = e^x + C$。

(5) $\int a^x \mathrm{d}x = \dfrac{a^x}{\ln a} + C \quad (a > 0, a \neq 1)$。

(6) $\int \cos x \mathrm{d}x = \sin x + C$。

(7) $\int \sin x \mathrm{d}x = -\cos x + C$。

(8) $\int \sec^2 x \mathrm{d}x = \int \dfrac{\mathrm{d}x}{\cos^2 x} = \tan x + C$。

(9) $\int \csc^2 x \mathrm{d}x = \int \dfrac{\mathrm{d}x}{\sin^2 x} = -\cot x + C$。

(10) $\int \sec x \tan x \mathrm{d}x = \sec x + C$。

(11) $\int \csc x \cot x \mathrm{d}x = -\csc x + C$。

(12) $\int \dfrac{1}{1 + x^2} \mathrm{d}x = \arctan x + C$。

(13) $\int \dfrac{1}{\sqrt{1 - x^2}} \mathrm{d}x = \arcsin x + C$。

上述公式是计算不定积分的基础，为了熟练地进行积分运算，必须熟记。

三、不定积分的性质

由不定积分的定义和导数的运算法则，可直接推得不定积分的下列基本性质：

1. $\left(\int f(x) \mathrm{d}x\right)' = f(x)$　　或　　$\mathrm{d}\int f(x) \mathrm{d}x = f(x) \mathrm{d}x$；

2. $\int F'(x) \mathrm{d}x = F(x) + C$　　或　　$\int \mathrm{d}F(x) = F(x) + C$；

3. $\int k f(x) \mathrm{d}x = k \int f(x) \mathrm{d}x \quad (k \neq 0)$；

4. $\int [f(x) \pm g(x)] \mathrm{d}x = \int f(x) \mathrm{d}x \pm \int g(x) \mathrm{d}x$。

这个公式可以推广到任意有限多个函数的不定积分情况。

例 3-4　求 $\int \left(\cos x + \dfrac{2}{x} - \mathrm{e}^x + \dfrac{3}{1 + x^2}\right) \mathrm{d}x$。

解　$\int \left(\cos x + \dfrac{2}{x} - \mathrm{e}^x + \dfrac{3}{1 + x^2}\right) \mathrm{d}x = \int \cos x \mathrm{d}x + \int \dfrac{2}{x} \mathrm{d}x - \int \mathrm{e}^x \mathrm{d}x + 3 \int \dfrac{\mathrm{d}x}{x^2 + 1}$

$= \sin x + 2 \ln |x| - \mathrm{e}^x + 3 \arctan x + C$。

例 3-5　已知 $\int f(x) \mathrm{d}x = \mathrm{e}^{x^2} + C$，求 $f(x)$。

解　由已知，e^{x^2} 是 $f(x)$ 的一个原函数，所以有

$$f(x) = (\mathrm{e}^{x^2})' = 2x \mathrm{e}^{x^2}。$$

知识拓展

原函数的存在性与求原函数的方法　　一个函数原函数的全体称之为该函数的不定积分，那么是否每一个函数都有原函数的问题，就是原函数的存在性问题。

存在性问题是数学中的基本问题，例如初等数学中方程有没有解，高等数学中关于极限的存在性，函数导数的存在性等，以及连续函数的零点的存在性等都属于此类问题。

不是每一函数都存在原函数，可以证明（见第四章）连续函数一定存在原函数。由于初等函数在其定义区间上连续，因此初等函数在定义区间上有原函数。

求原函数的方法，称之为积分法。从不定积分定义可知

(1) $\dfrac{\mathrm{d}}{\mathrm{d}x}\displaystyle\int f(x)\mathrm{d}x = f(x)$　　或　　$\mathrm{d}\displaystyle\int f(x)\mathrm{d}x = f(x)\mathrm{d}x$ ，

(2) $\displaystyle\int F'(x)\mathrm{d}x = F(x)+C$　　或　　$\displaystyle\int \mathrm{d}F(x) = F(x)$ 。

上式说明，求函数导数运算与积分运算是互逆，微分与积分是互逆的运算。同时上式也给出了积分法的基本思路，即通过微分的逆运算进行，如

$$\int f(x)\mathrm{d}x = \int F'(x)\mathrm{d}x = \int \mathrm{d}F(x) = F(x)+C \text{。}$$

例 3-6　求 $\displaystyle\int \sqrt{x\sqrt{x\sqrt{x}}}\,\mathrm{d}x$ 。

解　$\displaystyle\int \sqrt{x\sqrt{x\sqrt{x}}}\,\mathrm{d}x = \int x^{\frac{7}{8}}\mathrm{d}x = \frac{8}{15}x^{\frac{15}{8}}+C$ 。

根据积分的性质和上述基本积分公式可以求一些简单函数的不定积分。

例 3-7　求 $\displaystyle\int \frac{1+2x+x^2}{x(1+x^2)}\mathrm{d}x$ 。

解　$\displaystyle\int \frac{1+2x+x^2}{x(1+x^2)}\mathrm{d}x = \int \frac{2x+(1+x^2)}{x(1+x^2)}\mathrm{d}x = 2\int \frac{1}{1+x^2}\mathrm{d}x + \int \frac{1}{x}\mathrm{d}x$

　　　　　$= 2\arctan x + \ln|x| + C$ 。

例 3-8　求 $\displaystyle\int \frac{x^4}{1+x^2}\mathrm{d}x$ 。

解　$\displaystyle\int \frac{x^4}{1+x^2}\mathrm{d}x = \int \frac{x^4-1+1}{1+x^2}\mathrm{d}x = \int \frac{x^4-1}{1+x^2}\mathrm{d}x + \int \frac{1}{1+x^2}\mathrm{d}x$

　　　　　$= \displaystyle\int (x^2-1)\mathrm{d}x + \int \frac{1}{1+x^2}\mathrm{d}x = \frac{1}{3}x^3 - x + \arctan x + C$ 。

例 3-9　求 $\displaystyle\int \sin^2 \frac{x}{2}\mathrm{d}x$ 。

解　$\displaystyle\int \sin^2 \frac{x}{2}\mathrm{d}x = \int \frac{1-\cos x}{2}\mathrm{d}x = \frac{1}{2}x - \frac{\sin x}{2} + C$ 。

例 3-10　求 $\displaystyle\int \cot^2 x\,\mathrm{d}x$ 。

解　$\displaystyle\int \cot^2 x\,\mathrm{d}x = \int (\csc^2 x - 1)\mathrm{d}x = -\cot x - x + C$ 。

例 3-11　求 $\displaystyle\int \frac{1+\cos^2 x}{1+\cos 2x}\mathrm{d}x$ 。

解　由三角函数的倍角公式 $\cos 2x = 2\cos^2 x - 1$ ，得 $1+\cos 2x = 2\cos^2 x$ ，所以

$$\int \frac{1+\cos^2 x}{1+\cos 2x}\mathrm{d}x = \int \frac{1+\cos^2 x}{2\cos^2 x}\mathrm{d}x = \frac{1}{2}\int (\sec^2 x + 1)\mathrm{d}x = \frac{1}{2}(\tan x + x) + C$$

从这几个例子可以看出，基本积分表有时不能直接用于不定积分求解，这时需要利用一些代数恒等式或三角恒等式把它们作适当变形，就可以化成能直接套用基本积分公式的情况。

第二节   换元积分法

利用积分基本公式和不定积分基本性质直接计算不定积分，有时很困难，例如，形如

$$\int \frac{\mathrm{d}x}{\sqrt{a^2-x^2}} , \int \cos^2 x \mathrm{d}x , \int x e^{x^2} \mathrm{d}x$$

等不定积分不能直接求出，需要引进更多的方法和技巧，本节和下节介绍不定积分的两种主要方法，即**换元积分法**(integration by substitution) 和**分部积分法**(integration by parts)。

一、第一换元积分法

例 3 - 12   求 $\int \sin^3 x \mathrm{d}x$ 。

解 $\int \sin^3 x \mathrm{d}x = \int \sin^2 x \sin x \mathrm{d}x = -\int \sin^2 x \mathrm{d}\cos x = -\int (1-\cos^2 x) \mathrm{d}\cos x$ ，

令 $u = \cos x$ ，则

$$\int \sin^3 x \mathrm{d}x = -\int (1-u^2) \mathrm{d}u = \frac{1}{3} u^3 - u + C = \frac{1}{3} \cos^3 x - \cos x + C 。$$

本例中，计算 $\int \sin^3 x \mathrm{d}x$ 的关键步骤是将它利用三角恒等式变成 $-\int (1-\cos^2 x) \mathrm{d}\cos x$ ，然后再做变量替换 $u = \cos x$ ，就可将其转化成易计算的积分 $-\int (1-u^2) \mathrm{d}u$ 。

定理 3 - 1   设 $\varphi(x)$ 在区间 I 可微，又设 $\int f(u) \mathrm{d}u = F(u) + C$，则有

$$\int f[\varphi(x)]\varphi'(x)\mathrm{d}x \xrightarrow{\text{凑微分}} \int f[\varphi(x)]\mathrm{d}\varphi(x) \xrightarrow{\text{令} u = \varphi(x)} \int f(u) \mathrm{d}u$$

$$= F(u) + C \xrightarrow{\text{代回} u = \varphi(x)} F(\varphi(x)) + C$$

证   因为 $\int f(u) \mathrm{d}u = F(u) + C$ ，所以 $F'(u) = f(u)$ ，又因为函数 $u = \varphi(x)$ 可微，由复合函数的微分法，得

$$\frac{\mathrm{d}F[\varphi(x)]}{\mathrm{d}x} = \frac{\mathrm{d}F(u)}{\mathrm{d}u} \cdot \frac{\mathrm{d}u}{\mathrm{d}x} = f(u)\varphi'(x) = f[\varphi(x)] \cdot \varphi'(x),$$

所以 $F[\varphi(x)]$ 是 $f[\varphi(x)] \cdot \varphi'(x)$ 的一个原函数，故

$$\int f[\varphi(x)]\varphi'(x)\mathrm{d}x = \int f[\varphi(x)]\mathrm{d}\varphi(x) = F[\varphi(x)] + C 。$$

上式说明：若被积函数可表示成两个因子的乘积，其中一个因子可用来凑成新的微分因子，另一个因子恰好就是新的微分因子的函数，这样就可以利用基本积分公式求得不定积分，我们把这种方法也称为凑微分法。

例 3 - 13   求 $\int \frac{1}{1+2x^2} \mathrm{d}x$ 。

解 $\int \frac{1}{1+2x^2} \mathrm{d}x = \frac{1}{\sqrt{2}} \int \frac{\mathrm{d}(\sqrt{2}x)}{1+(\sqrt{2}x)^2} \xrightarrow{\text{令} u = \sqrt{2}x} \frac{1}{\sqrt{2}} \arctan u + C$

$$= \frac{1}{\sqrt{2}} \arctan \sqrt{2}x + C 。$$

例 3 - 14　求 $\int \dfrac{1}{x^2 + a^2} \mathrm{d}x \ (a > 0)$ 。

解　$\int \dfrac{1}{x^2 + a^2} \mathrm{d}x = \dfrac{1}{a} \int \dfrac{\mathrm{d}\left(\dfrac{x}{a}\right)}{1 + \left(\dfrac{x}{a}\right)^2} \xlongequal{\ 令\, u = \left(\frac{x}{a}\right)\ } \dfrac{1}{a} \int \dfrac{\mathrm{d}u}{1 + u^2} = \dfrac{1}{a} \arctan u + C$

$$= \dfrac{1}{a} \arctan \dfrac{x}{a} + C \text{。}$$

例 3 - 15　求 $\int x \sqrt{1 + x^2} \mathrm{d}x$ 。

解　令 $u = 1 + x^2$ ，则 $\mathrm{d}u = 2x \mathrm{d}x$ ，得

$$\int x \sqrt{1 + x^2} \mathrm{d}x = \dfrac{1}{2} \int (1 + x^2)^{\frac{1}{2}} \mathrm{d}(1 + x^2) = \dfrac{1}{2} \int u^{\frac{1}{2}} \mathrm{d}u = \dfrac{1}{3} u^{\frac{3}{2}} + C = \dfrac{1}{3} (1 + x^2)^{\frac{3}{2}} + C \text{。}$$

在对第一换元积分法熟练后，为了提高效率，中间变量可以省略，直接写出积分结果。

例 3 - 16　求 $\int \dfrac{1}{\sqrt{a^2 - x^2}} \mathrm{d}x \quad (a > 0)$ 。

解　$\int \dfrac{1}{\sqrt{a^2 - x^2}} \mathrm{d}x = \int \dfrac{\mathrm{d}\left(\dfrac{x}{a}\right)}{\sqrt{1 - \left(\dfrac{x}{a}\right)^2}} = \arcsin \dfrac{x}{a} + C \text{。}$

例 3 - 17　求 $\int \tan x \mathrm{d}x$ 。

解　$\int \tan x \mathrm{d}x = \int \dfrac{\sin x}{\cos x} \mathrm{d}x = -\int \dfrac{1}{\cos x} \mathrm{d}\cos x = -\ln |\cos x| + C \text{。}$

类似可推出：$\int \cot x \mathrm{d}x = \ln |\sin x| + C$ 。

例 3 - 18　求 $\int \dfrac{1}{x^2 - a^2} \mathrm{d}x$ 。

解　$\int \dfrac{1}{x^2 - a^2} \mathrm{d}x = \int \dfrac{1}{(x - a)(x + a)} \mathrm{d}x$

$$= \dfrac{1}{2a} \int \left(\dfrac{1}{x - a} - \dfrac{1}{x + a}\right) \mathrm{d}x$$

$$= \dfrac{1}{2a} \left[\int \dfrac{1}{x - a} \mathrm{d}(x - a) - \int \dfrac{1}{x + a} \mathrm{d}(x + a)\right]$$

$$= \dfrac{1}{2a} \left[\ln |x - a| - \ln |x + a|\right] + C = \dfrac{1}{2a} \ln \left|\dfrac{x - a}{x + a}\right| + C \text{。}$$

例 3 - 19　求 $\int \dfrac{(x + 1) \mathrm{d}x}{x^2 + 2x + 7}$ 。

解　由于

$$\mathrm{d}(x^2 + 2x + 7) = 2x \mathrm{d}x + 2 \mathrm{d}x = 2(x + 1) \mathrm{d}x \text{，}$$

所以

$$\int \dfrac{(x + 1) \mathrm{d}x}{x^2 + 2x + 7} = \dfrac{1}{2} \int \dfrac{\mathrm{d}(x^2 + 2x + 7)}{x^2 + 2x + 7} = \dfrac{1}{2} \ln(x^2 + 2x + 7) + C \text{。}$$

二、第二换元积分法

第一类积分换元法，是利用凑微分的思想，把一个较为复杂的积分化成易于利用基本积分公式的形式，即是利用等式

$$\int f[\varphi(x)]\varphi'(x)\mathrm{d}x \xrightarrow{\text{令}u=\varphi(x)} \int f(u)\mathrm{d}u$$

将左边的不定积分化为易于求出的右边的不定积分。但是，有时不易找出凑微分式子，却可以设法作一个变量代换，利用公式

$$\int f(u)\mathrm{d}u \xrightarrow{\text{令}u=\varphi(x)} \int f[\varphi(x)]\varphi'(x)\mathrm{d}x$$

来求解，这就是第二类换元法。

定理 3-2 设 $x=\varphi(t)$ 是可微函数且 $\varphi'(t)\neq 0$，若 $f(\varphi(t))\varphi'(t)$ 具有原函数 $F(t)$，则

$$\int f(x)\mathrm{d}x \xrightarrow[\text{换元}]{x=\varphi(t)} \int f[\varphi(t)]\varphi'(t)\mathrm{d}t \xrightarrow{\text{积分}} F(t)+C \xrightarrow[\text{回代}]{t=\varphi^{-1}(x)} F[\varphi^{-1}(x)]+C。$$

证 由复合函数及反函数微分法，

$$\frac{\mathrm{d}F[\varphi^{-1}(x)]}{\mathrm{d}x}\xrightarrow{\varphi^{-1}(x)=t}\frac{\mathrm{d}F(t)}{\mathrm{d}t}\cdot\frac{\mathrm{d}t}{\mathrm{d}x}=f[\varphi(t)]\varphi'(t)\cdot\frac{1}{\varphi'(t)}=f[\varphi(t)]\xrightarrow{t=\varphi^{-1}(x)}f(x)。$$

所以 $F[\varphi^{-1}(x)]$ 是 $f(x)$ 的一个原函数。故

$$\int f(x)\mathrm{d}x=F[(\varphi^{-1}(x)]+C。$$

第二类换元法的基本思想是引入新的积分变量 t，将 x 表示成 t 的一个连续函数 $x=\varphi(t)$，以达到简化积分计算的目的。在实际应用中，常利用第二类换元法来消去被积表达式中的根号。

例 3-20 求 $\displaystyle\int\frac{1}{\sqrt{a^2-x^2}}\mathrm{d}x\,(a>0)$。

解 令 $x=a\sin t\left(-\dfrac{\pi}{2}<t<\dfrac{\pi}{2}\right)$，则 $\mathrm{d}x=a\cos t\mathrm{d}t$，

$$\int\frac{1}{\sqrt{a^2-x^2}}\mathrm{d}x=\int\frac{1}{\sqrt{a^2-a^2\sin^2 t}}a\cos t\mathrm{d}t=\int\mathrm{d}t=t+C。$$

再由 $x=a\sin t$ 得，$\sin t=\dfrac{x}{a}$，即 $t=\arcsin\dfrac{x}{a}$ 回代上式，得

$$\int\frac{1}{\sqrt{a^2-x^2}}\mathrm{d}x=\arcsin\frac{x}{a}+C。$$

类似可推出 $\displaystyle\int\sqrt{a^2-x^2}\mathrm{d}x=\frac{a^2}{2}\arcsin\frac{x}{a}+\frac{x}{2}\sqrt{a^2-x^2}+C。$

例 3-21 求 $\displaystyle\int\frac{1}{\sqrt{x^2+a^2}}\mathrm{d}x\,(a>0)$。

解 设 $x=a\tan t\left(-\dfrac{\pi}{2}<t<\dfrac{\pi}{2}\right)$，则 $\mathrm{d}x=a\sec^2 t\mathrm{d}t$，于是

$$\int\frac{1}{\sqrt{x^2+a^2}}\mathrm{d}x=\int\frac{a\sec^2 t}{\sqrt{(a\tan t)^2+a^2}}\mathrm{d}t=\int\sec t\mathrm{d}t=\ln|\sec t+\tan t|+C_0$$

$$=\ln(x+\sqrt{x^2+a^2})+C(\text{其中 }C=C_0-\ln a)。$$

类似可推出 $\displaystyle\int\frac{1}{\sqrt{x^2-a^2}}\mathrm{d}x=\ln(x+\sqrt{x^2-a^2})+C$

例 3-22 求 $\displaystyle\int\frac{1}{\sqrt{7-4x+x^2}}\mathrm{d}x$。

解 $\displaystyle\int\frac{1}{\sqrt{7-4x+x^2}}\mathrm{d}x=-\int\frac{1}{\sqrt{3+(2-x)^2}}\mathrm{d}(2-x)$

$$=\ln(2-x+\sqrt{7-4x+x^2})+C。$$

一般地，当被积函数含有 $\sqrt{a^2-x^2}$，$\sqrt{a^2+x^2}$ 或 $\sqrt{x^2-a^2}$ 时可分别作三角代换 $x=a\sin t$，

$x = a\tan t$ 或 $x = a\sec t$ 代换进行计算。

第三节 分部积分法

上节的换元积分法是一种常用的积分法，但是对形如 $\int x\cos x\mathrm{d}x$，$\int e^x\sin x\mathrm{d}x$ 等类型积分，利用换元法是无法求出积分的，因此，需要介绍另一个重要的积分方法——**分部积分法**（integration by parts）。

设函数 $u = u(x)$，$v = v(x)$ 具有连续导数，则由函数乘积的微分公式
$$\mathrm{d}(uv) = u\mathrm{d}v + v\mathrm{d}u$$
得

$$\int uv'\mathrm{d}x = uv - \int u'v\mathrm{d}x \ \text{或} \int u\mathrm{d}v = uv - \int v\mathrm{d}u,$$

该公式称为分部积分公式。其基本思想是把原积分看作 $\int uv'\mathrm{d}x$ 化为求积分 $\int u'v\mathrm{d}x$，若 $\int u'v\mathrm{d}x$ 比 $\int uv'\mathrm{d}x$ 简单，且 v 不难求出，就可以利用分部积分公式计算。

例 3 - 23 求 $\int x\ln x\mathrm{d}x$。

解 设 $u = \ln x, \mathrm{d}v = x\mathrm{d}x$，则 $\mathrm{d}u = \dfrac{1}{x}\mathrm{d}x, v = \dfrac{1}{2}x^2$，

于是由分部积分公式得

$$\int x\ln x\mathrm{d}x = \frac{1}{2}x^2\ln x - \frac{1}{2}\int x^2\frac{1}{x}\mathrm{d}x = \frac{1}{2}x^2\ln x - \frac{1}{4}x^2 + C。$$

例 3 - 24 求 $\int x\cos x\mathrm{d}x$。

解 设 $u = x, \mathrm{d}v = \cos x\mathrm{d}x$，则 $\mathrm{d}u = \mathrm{d}x, v = \sin x$，

$$\int x\cos x\mathrm{d}x = \int x\mathrm{d}(\sin x) = x\sin x - \int \sin x\mathrm{d}x$$
$$= x\sin x + \cos x + C。$$

在计算方法熟练后，其中的替换过程可以省略。

例 3 - 25 求 $\int \arctan x\mathrm{d}x$。

解
$$\int \arctan x\mathrm{d}x = x\arctan x - \int x\mathrm{d}(\arctan x)$$
$$= x\arctan x - \int \frac{x}{1 + x^2}\mathrm{d}x$$
$$= x\arctan x - \frac{1}{2}\int \frac{1}{1 + x^2}\mathrm{d}(1 + x^2)$$
$$= x\arctan x - \frac{1}{2}\ln(1 + x^2) + C。$$

例 3 - 26 求 $\int e^x\sin x\mathrm{d}x$。

解
$$\int e^x\sin x\mathrm{d}x = \int e^x\mathrm{d}(-\cos x) = -e^x\cos x + \int e^x\cos x\mathrm{d}x$$
$$= -e^x\cos x + \int e^x\mathrm{d}(\sin x)$$
$$= -e^x\cos x + e^x\sin x - \int e^x\sin x\mathrm{d}x。$$

移项得到

$$2\int e^x \sin x \mathrm{d}x = e^x(\sin x - \cos x) + C',$$

所以

$$\int e^x \sin x \mathrm{d}x = \frac{1}{2}e^x(\sin x - \cos x) + C.$$

例 3 - 27　求 $\int \sin\sqrt{x}\mathrm{d}x$ 。

解　设 $\sqrt{x} = t$，则 $x = t^2$，$\mathrm{d}x = 2t\mathrm{d}t$，原积分就化为

$$\int \sin\sqrt{x}\mathrm{d}x = 2\int \sin t \cdot t\mathrm{d}t.$$

再利用分部积分公式，令 $u = t$，$\mathrm{d}v = \sin t\mathrm{d}t$，$\mathrm{d}u = \mathrm{d}t$，$v = -\cos t$，得

$$\int \sin\sqrt{x}\mathrm{d}x = 2\int \sin t \cdot t\mathrm{d}t = 2t \cdot (-\cos t) + 2\int \cos t\mathrm{d}t = 2(-t\cos t + \sin t) + C$$

$$= 2(-\sqrt{x}\cos\sqrt{x} + \sin\sqrt{x}) + C.$$

在以上例子中，适当选择 u 和 v，就可以简化积分求解过程。一般地，如果被积函数是两类基本初等函数的乘积，且在多数情况下，可按反三角函数、对数函数、幂函数、指数函数、三角函数来安排函数顺序，把按上述次序先出现的函数选作 u，后出现的函数选作 v'，这样用分部积分公式计算积分往往会很成功。常用的类型如下：

类型 Ⅰ：$\int P(x)e^{ax}\mathrm{d}x$　　　$u = P(x)$，$\mathrm{d}v = e^{ax}\mathrm{d}x$　　　（ $P(x)$ 为 x 的多项式）

　　　　　$\int P(x)\sin x\mathrm{d}x$　　　$u = P(x)$，$\mathrm{d}v = \sin x\mathrm{d}x$

类型 Ⅱ：$\int P(x)\ln x\mathrm{d}x$　　　$u = \ln x$，$\mathrm{d}v = P(x)\mathrm{d}x$

　　　　　$\int P(x)\arcsin x\mathrm{d}x$　　　$u = \arcsin x$，$\mathrm{d}v = P(x)\mathrm{d}x$

类型 Ⅲ：$\int e^{ax}\sin bx\mathrm{d}x$　　　u，$\mathrm{d}v$ 任意选取。

例 3 - 28　求 $I_n = \int \dfrac{\mathrm{d}x}{(x^2 + a^2)^n}\mathrm{d}x$（其中 n 是正整数）。

解　$I_n = \displaystyle\int \frac{\mathrm{d}x}{(x^2 + a^2)^n} = \frac{1}{a^2}\int \frac{x^2 + a^2 - x^2}{(x^2 + a^2)^n}\mathrm{d}x$

$$= \frac{1}{a^2}\int \frac{\mathrm{d}x}{(x^2 + a^2)^{n-1}} - \frac{1}{a^2}\int \frac{x^2}{(x^2 + a^2)^n}\mathrm{d}x$$

$$= \frac{1}{a^2}I_{n-1} - \frac{1}{2a^2}\int \frac{x\mathrm{d}(x^2 + a^2)}{(x^2 + a^2)^n}$$

$$= \frac{1}{a^2}I_{n-1} + \frac{1}{2(n-1)a^2}\int x\mathrm{d}\frac{1}{(x^2 + a^2)^{n-1}}$$

$$= \frac{1}{a^2}I_{n-1} + \frac{1}{2(n-1)a^2}\left[\frac{x}{(x^2 + a^2)^{n-1}} - \int \frac{1}{(x^2 + a^2)^{n-1}}\mathrm{d}x\right]$$

$$= \frac{1}{a^2}I_{n-1} + \frac{1}{2(n-1)a^2} \cdot \frac{x}{(x^2 + a^2)^{n-1}} - \frac{1}{2(n-1)a^2}I_{n-1}.$$

整理右端项得递推公式

$$I_n = \frac{1}{2(n-1)a^2}\left[\frac{x}{(x^2 + a^2)^{n-1}} + (2n - 3)I_{n-1}\right]$$

其中　　　　　$I_{n-1} = \displaystyle\int \frac{1}{(x^2 + a^2)^{n-1}}\mathrm{d}x.$

$$I_1 = \int \frac{1}{x^2 + a^2} dx = \frac{1}{a} \arctan \frac{x}{a} + C。$$

第四节　几种典型类型函数的不定积分

一、有理函数积分

有理函数(rational function) 是指两个多项式的商：

$$\frac{P(x)}{Q(x)} = \frac{a_0 x^n + a_1 x^{n-1} + \cdots a_{n-1} x + a_n}{b_0 x^m + b_1 x^{m-1} + \cdots b_{m-1} x + b_m},$$

假定分子分母没有公因子，若 $n < m$，则称为真分式；若 $n \geq m$，则称为假分式。利用多项式相除，将假分式转化为一个多项式与一个真分式之和。

通常一个真分式的积分总可以化为以下几种类型的积分代数和：

$$\int \frac{dx}{x+a}, \int \frac{dx}{(x+a)^n}, \int \frac{Mx+N}{x^2+a^2} dx, \qquad \int \frac{Mx+N}{(x^2+a^2)^n} dx$$

下面举例说明有理函数不定积分的求解：

例 3 - 29　求 $\displaystyle\int \frac{x+1}{x^2 - 2x + 5} dx$。

解
$$\int \frac{x+1}{x^2 - 2x + 5} dx = \frac{1}{2} \int \frac{2x - 2 + 4}{x^2 - 2x + 5} dx = \frac{1}{2} \int \frac{2x - 2}{x^2 - 2x + 5} dx + 2 \int \frac{dx}{x^2 - 2x + 5}$$

$$= \frac{1}{2} \int \frac{d(x^2 - 2x + 5)}{x^2 - 2x + 5} + 2 \int \frac{d(x-1)}{(x-1)^2 + 2^2}$$

$$= \frac{1}{2} \ln(x^2 - 2x + 5) + \arctan \frac{x-1}{2} + C。$$

例 3 - 30　求 $\displaystyle\int \frac{x^3 + x^2 + 2}{(x^2 + 2)^2} dx$。

解　设 $\dfrac{x^3 + x^2 + 2}{(x^2 + 2)^2} = \dfrac{Ax + B}{x^2 + 2} + \dfrac{Cx + D}{(x^2 + 2)^2}$，利用待定系数法得

$$A = 1, \ B = 1, \ C = -2, \ D = 0。$$

于是 $\dfrac{x^3 + x^2 + 2}{(x^2 + 2)^2} = \dfrac{x+1}{x^2 + 2} - \dfrac{2x}{(x^2 + 2)^2}$。

所以有

$$\int \frac{x^3 + x^2 + 2}{(x^2 + 2)^2} dx = \int \frac{x+1}{x^2 + 2} dx - \int \frac{2x}{(x^2 + 2)^2} dx$$

$$= \frac{1}{2} \int \frac{d(x^2 + 2)}{x^2 + 2} + \int \frac{dx}{x^2 + 2} - \int \frac{d(x^2 + 2)}{(x^2 + 2)^2}$$

$$= \frac{1}{2} \ln(x^2 + 2) + \frac{1}{\sqrt{2}} \arctan \frac{x}{\sqrt{2}} + \frac{1}{x^2 + 2} + C。$$

例 3 - 31　求 $\displaystyle\int \frac{x^5 + x^4 - 8}{x^3 - x} dx$。

解　由多项式除法得

$$\int \frac{x^5 + x^4 - 8}{x^3 - x} dx = \int \left(x^2 + x + 1 + \frac{x^2 + x - 8}{x^3 - x} \right) dx。$$

令 $\dfrac{x^2 + x - 8}{x^3 - x} = \dfrac{x^2 + x - 8}{x(x-1)(x+1)} = \dfrac{A}{x} + \dfrac{B}{x-1} + \dfrac{C}{x+1}$，两边同乘以 $x^3 - x$，

由待定系数法得　　$A=8$，$B=-3$，$C=-4$。

所以　　$\displaystyle\int \frac{x^5+x^4-8}{x^3-x}\mathrm{d}x = \int\Big(x^2+x+1+\frac{8}{x}-\frac{3}{x-1}-\frac{4}{x+1}\Big)\mathrm{d}x$

$$= \frac{x^3}{3}+\frac{x^2}{2}+x+8\ln|x|-3\ln|x-1|-4\ln|x+1|+C。$$

例 3-32　求 $\displaystyle\int \frac{x(1-x^2)}{1+x^4}\mathrm{d}x$。

解　$\displaystyle\int \frac{x(1-x^2)}{1+x^4}\mathrm{d}x = -\frac{1}{4}\int \frac{4x^3}{1+x^4}\mathrm{d}x + \frac{1}{2}\int \frac{\mathrm{d}x^2}{1+x^4}$

$$= -\frac{1}{4}\ln(1+x^4)+\frac{1}{2}\arctan x^2 + C。$$

例 3-33　讨论章首案例。

解　将细菌细胞总数看作是时间的函数，记为 $N(t)$，根据题设有

$$\frac{\mathrm{d}N(t)}{\mathrm{d}t} = rN(t)，$$

或者写成微分的形式

$$\frac{\mathrm{d}N(t)}{N(t)} = r\mathrm{d}t，\quad 因此$$

$$\int \frac{\mathrm{d}N(t)}{N(t)} = \ln|N(t)| = \int r\mathrm{d}t = rt + C。$$

进一步写成为

$$N(t) = e^{rt+C} = C_0 e^{rt}，\quad（其中，$C_0 = e^c$）$$

这就是细菌繁殖的指数律。进一步如果考虑到细菌密度对其繁殖的抑制作用，根据题设有

$$\frac{\mathrm{d}N(t)}{\mathrm{d}t} = kN(t)(M_0 - N(t))$$

通常将上式写成

$$\frac{\mathrm{d}N(t)}{\mathrm{d}t} = rN(t)\Big(1-\frac{N(t)}{M_0}\Big)，\quad（其中，$r = kM_0$）$$

其中 M_0 为总容纳量。为求出 $N(t)$ 将上式写成微分的形式

$$\frac{\mathrm{d}N(t)}{N(t)(1-N(t)/M_0)} = r\mathrm{d}t$$

因此

$$\int \frac{\mathrm{d}N(t)}{N(t)(1-N(t)/M_0)} = \int\Big(\frac{1}{N(t)}+\frac{1/M_0}{1-N(t)/M_0}\Big)\mathrm{d}N(t) = \int r\mathrm{d}t = rt + C。$$

进一步计算得到

$$\ln|N(t)| - \ln\Big|1-\frac{N(t)}{M_0}\Big| = rt + C。$$

求出 $N(t)$ 得到

$$N(t) = \frac{C_0 M_0}{M_0 e^{-rt} + C_0}。$$

根据上述关系可以作出 $\dfrac{\mathrm{d}N(t)}{\mathrm{d}t}\sim N(t)$ 和 $N(t)\sim t$ 曲线，如图 3-2 和图 3-3。$\dfrac{\mathrm{d}N(t)}{\mathrm{d}t}\sim N(t)$ 是一条抛物线，它表明细菌繁殖速率 $\dfrac{\mathrm{d}N(t)}{\mathrm{d}t}$ 随着细菌人口数量 $N(t)$ 的增加而先增后减，在 $N = \dfrac{M_0}{2}$ 处达到最大值。$N(t)\sim t$ 是一条 S 形曲线，拐点在 $x = \dfrac{M_0}{2}$ 处，当 $t\to\infty$ 时 $x\to M_0$。

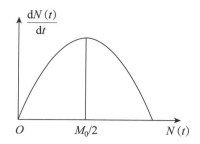

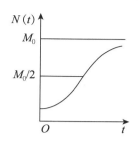

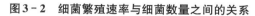

图 3-2　细菌繁殖速率与细菌数量之间的关系　　　　图 3-3　细菌数量的 S 形曲线

二、三角函数有理式的积分

三角函数的有理积分主要是利用三角函数的万能公式将其化为有理函数的不定积分来求。

例 3-34　求 $\displaystyle\int \frac{1-\cos x}{1+\cos x}\mathrm{d}x$。

解法一

$$\int \frac{1-\cos x}{1+\cos x}\mathrm{d}x = \int \frac{2\sin^2\frac{x}{2}}{2\cos^2\frac{x}{2}}\mathrm{d}x = \int \tan^2\frac{x}{2}\mathrm{d}x = \int\left(\sec^2\frac{x}{2}-1\right)\mathrm{d}x = 2\tan\frac{x}{2}-x+C。$$

解法二　令 $\tan\dfrac{x}{2}=t, \mathrm{d}x=\dfrac{2\mathrm{d}t}{1+t^2}$。

$$\sin x = \frac{2\tan\frac{x}{2}}{1+\tan^2\frac{x}{2}} = \frac{2t}{1+t^2}, \cos x = \frac{1-\tan^2\frac{x}{2}}{1+\tan^2\frac{x}{2}} = \frac{1-t^2}{1+t^2}$$

则

$$\int \frac{1-\cos x}{1+\cos x}\mathrm{d}x = \int \frac{1-\frac{1-t^2}{1+t^2}}{1+\frac{1-t^2}{1+t^2}}\frac{2\mathrm{d}t}{1+t^2} = \int \frac{2t^2\mathrm{d}t}{1+t^2} = 2\int\left(1-\frac{1}{1+t^2}\right)\mathrm{d}t$$

$$= 2t - 2\arctan t + C = 2\tan\frac{x}{2} - 2\arctan\left(\tan\frac{x}{2}\right) + C$$

$$= 2\tan\frac{x}{2} - x + C。$$

例 3-35　求 $\displaystyle\int \frac{1+\sin x}{\sin x(1+\cos x)}\mathrm{d}x$。

解　令 $\tan\dfrac{x}{2}=t, \sin x=\dfrac{2t}{1+t^2}, \cos x=\dfrac{1-t^2}{1+t^2}, \mathrm{d}x=\dfrac{2\mathrm{d}t}{1+t^2}$。
则有

$$\int \frac{1+\sin x}{\sin x(1+\cos x)}\mathrm{d}x = \int \frac{\left(1+\frac{2t}{1+t^2}\right)\frac{2}{1+t^2}}{\frac{2t}{1+t^2}\left(1+\frac{1-t^2}{1+t^2}\right)}\mathrm{d}t = \frac{1}{2}\int\left(t+\frac{1}{t}+2\right)\mathrm{d}t$$

$$= \frac{1}{2}\left(\frac{t^2}{2}+2t+\ln|t|\right)+C$$

$$= \frac{1}{4}\left(\tan\frac{x}{2}\right)^2 + \tan\frac{x}{2} + \frac{1}{2}\ln\left|\tan\frac{x}{2}\right| + C。$$

三、简单的代数无理式积分

例 3 - 36   求不定积分 $\int \dfrac{\mathrm{d}x}{1+\sqrt{x-4}}$ 。

解   令 $\sqrt{x-4}=t$ ，即 $x=t^2+4$ ，$\mathrm{d}x=2t\mathrm{d}t$ ，于是

$$\int \frac{\mathrm{d}x}{1+\sqrt{x-4}}=\int \frac{2t\mathrm{d}t}{1+t}=2\int \frac{t+1-1}{1+t}\mathrm{d}t=2t-2\int \frac{1}{1+t}\mathrm{d}t=2(t-\ln|1+t|)+C$$

$$=2\sqrt{x-4}-\ln(1+\sqrt{x-4})+C 。$$

当被积函数含有 n 次根式 $\sqrt[n]{ax+b}$ 时，只需作变量代换 $t=\sqrt[n]{ax+b}$ ，就可以将根号去掉，化成易求解的不定积分类型。

例 3 - 37   求 $\int \dfrac{1}{\sqrt{x}\,(1+\sqrt[4]{x})^3}\mathrm{d}x$ 。

解   令 $\sqrt[4]{x}=t, x=t^4, \mathrm{d}x=4t^3\mathrm{d}t$ ，得

$$\int \frac{1}{\sqrt{x}\,(1+\sqrt[4]{x})^3}\mathrm{d}x=\int \frac{4t^3}{t^2(1+t)^3}\mathrm{d}t=4\int \frac{t}{(1+t)^3}\mathrm{d}t=4\int \frac{t+1-1}{(1+t)^3}\mathrm{d}t$$

$$=4\left(\int \frac{1}{(1+t)^2}\mathrm{d}(t+1)-\int \frac{1}{(1+t)^3}\mathrm{d}(t+1)\right)$$

$$=4\left[-\frac{1}{1+t}+\frac{1}{2}\frac{1}{(1+t)^2}\right]+C$$

$$=4\left[-\frac{1}{1+\sqrt[4]{x}}+\frac{1}{2}\frac{1}{(1+\sqrt[4]{x})^2}\right]+C 。$$

例 3 - 38   求 $\int \dfrac{1}{x}\sqrt{\dfrac{1+x}{x}}\mathrm{d}x$ 。

解   令 $\sqrt{\dfrac{1+x}{x}}=t$ ，则 $x=\dfrac{1}{t^2-1}$ ，$\mathrm{d}x=-\dfrac{2t}{(t^2-1)^2}\mathrm{d}t$ 。

$$\int \frac{1}{x}\sqrt{\frac{1+x}{x}}\mathrm{d}x=\int (t^2-1)t\frac{-2t}{(t^2-1)^2}\mathrm{d}t=\int -\frac{2t^2}{t^2-1}\mathrm{d}t=-2\int \left(1+\frac{1}{t^2-1}\right)\mathrm{d}t$$

$$=-2t-\ln\left|\frac{t-1}{t+1}\right|+C=-2\sqrt{\frac{1+x}{x}}-\ln\left|x\left(\sqrt{\frac{1+x}{x}}-1\right)^2\right|+C 。$$

知识链接

　　初等函数的不定积分　　本章给出求函数不定积分的几种方法，所遇到不定积分中被积函数和不定积分基本上大都是初等函数。根据连续函数一定存在原函数的结论，初等函数在其定义区间上是连续的，因此初等函数在定义区间上有原函数。但是不一定初等函数的原函数一定是初等函数。事实上许多初等函数的原函数不是初等函数，因此对应的不定积分，如 $\int e^{-x^2}\mathrm{d}x$ ，$\int \dfrac{\mathrm{d}x}{\ln x}$ ，$\int \sin x^2\mathrm{d}x$ ，$\int \dfrac{\sin x}{x}\mathrm{d}x$ 和 $\int \sqrt{1-k^2\sin^2 x}\mathrm{d}x$ 一般不是初等函数，因而也就无法计算给出其解析表达式，这类不定积分有时也成为不可求积的。

　　事实上，这种现象在数学是常见的，例如正数的和是正数，但差不一定是正数；有理数的平方是有理数，其逆运算不一定保证结果仍是有理数，即有理数的平方根不一定是有理数。因此，类似地，初等函数的导数是初等函数，其逆运算不一定保证结果仍是初等函数，即初等函数的不定积分不一定是初等函数。进一步，减法作为加法的逆运算导致了负数的引入，开方作为乘方运算的逆运算导致了无理数的产生。因此，积分作为微分的逆运算，也将引入非初等函数，他们由积分来定义，这在下一章可以看到。

习　题　三

1. 试证三个函数 $y=2\ln x$，$y=2\ln ax$，$y=\ln x^2$ 是同一函数的原函数。

2. 设 $f(x)$ 的一个原函数为 $e^{\sin x}$，则 $f(x)=?$ $\int f(x)\mathrm{d}x=?$

3. 求下列不定积分。

(1) $\displaystyle\int(\sqrt{x}+1)(x-\sqrt{x}+1)\mathrm{d}x$；

(2) $\displaystyle\int(2^x+3x^5)\mathrm{d}x$；

(3) $\displaystyle\int\frac{x^2}{1+x^2}\mathrm{d}x$；

(4) $\displaystyle\int\frac{1+2x^2}{x^2(1+x^2)}\mathrm{d}x$；

(5) $\displaystyle\int\left(\cos^2\frac{x}{2}-\frac{2}{x}+\frac{1}{\sin^2 x}\right)\mathrm{d}x$；

(6) $\displaystyle\int\frac{1}{\cos^2 x\sin^2 x}\mathrm{d}x$；

(7) $\displaystyle\int\frac{\sqrt{1+x^2}}{\sqrt{1-x^4}}\mathrm{d}x$；

(8) $\displaystyle\int\sin^2\frac{x}{2}\mathrm{d}x$；

(9) $\displaystyle\int\frac{e^{2x}-1}{e^x-1}\mathrm{d}x$；

(10) $\displaystyle\int\frac{\cos 2x}{\cos x+\sin x}\mathrm{d}x$。

4. 求下列不定积分。

(1) $\displaystyle\int\frac{3}{(1-2x)^2}\mathrm{d}x$；

(2) $\displaystyle\int\frac{1}{1-x^2}\ln\frac{1+x}{1-x}\mathrm{d}x$；

(3) $\displaystyle\int\frac{x\mathrm{d}x}{\sqrt{4-x^2}}$；

(4) $\displaystyle\int\frac{(2x-3)}{x^2-3x+8}\mathrm{d}x$；

(5) $\displaystyle\int\sqrt{\frac{1-2x}{1+2x}}\mathrm{d}x$；

(6) $\displaystyle\int\frac{1}{\cos^2 x(1+\tan x)}\mathrm{d}x$；

(7) $\displaystyle\int x^2\cot 2x^3\mathrm{d}x$；

(8) $\displaystyle\int\sin 3x\sin 5x\mathrm{d}x$；

(9) $\displaystyle\int\frac{\sqrt{x^2-a^2}}{x}\mathrm{d}x$；

(10) $\displaystyle\int\frac{1}{\sqrt{e^x+1}}\mathrm{d}x$；

(11) $\displaystyle\int x\sqrt{2-5x}\mathrm{d}x$；

(12) $\displaystyle\int\frac{1}{\sqrt{x}+\sqrt[3]{x^2}}\mathrm{d}x$。

5. 求下列不定积分。

(1) $\displaystyle\int x\ln(x^2-1)\mathrm{d}x$；

(2) $\displaystyle\int x\arctan\sqrt{x^2-1}\mathrm{d}x$；

(3) $\displaystyle\int xe^{-x}\mathrm{d}x$；

(4) $\displaystyle\int\frac{1}{x}\ln(\ln x)\mathrm{d}x$；

(5) $\displaystyle\int e^{\sqrt{x}}\mathrm{d}x$；

(6) $\displaystyle\int\sec^3 x\mathrm{d}x$；

(7) $\displaystyle\int(\arcsin x)^2\mathrm{d}x$；

(8) $\displaystyle\int\ln(x+\sqrt{1+x^2})\mathrm{d}x$。

6. 求下列不定积分。

(1) $\displaystyle\int\frac{1}{1+2x+x^2+2x^3}\mathrm{d}x$；

(2) $\displaystyle\int\frac{1}{x^3+1}\mathrm{d}x$；

(3) $\displaystyle\int\frac{1}{2+\sin x}\mathrm{d}x$；

(4) $\displaystyle\int\frac{1}{1+\sqrt{x}}\mathrm{d}x$；

(5) $\displaystyle\int\sqrt{\frac{x}{1-x\sqrt{x}}}\mathrm{d}x$。

（李冬果　李林）

第四章 定 积 分

案例　　在药物效力的检测过程中，口服药物经过吸收进入血液循环后在机体的各个部位发挥作用，如已知某口服药物的吸收率为时间变量 t 的函数 $f(t) = t(t-6)^2 (0 \leqslant t \leqslant 6)$，求该口服药物的吸收总量？

定积分是积分学中的重要和基本内容之一。微积分学的基本定理（牛顿-莱布尼兹公式）建立了定积分与不定积分的联系，并由此解决了定积分的计算问题。本章除了介绍定积分的概念、性质和计算，还包括定积分的应用。

第一节　定积分的概念和性质

在学习定积分的概念之前，首先分析如下实际问题。

一、定积分的引例

（一）曲边梯形的面积

1. 曲边梯形的概念

设 $y = f(x)$ 在 $[a,b]$ 上非负、连续。由直线 $x = a$、$x = b$、$y = 0$ 及曲线 $y = f(x)$ 所围成的图形（图 $4-1$）称为曲边梯形，其中曲线弧称为曲边。

2. 曲边梯形的面积 A

应用已知矩形的面积公式来近似计算曲边梯形面积值，在近似计算的过程中为减少误差，采用分割求和的方法如下：

将 $[a, b]$ 任意分成 n 个区间：$[x_0, x_1]$，$[x_1, x_2]$，$\cdots$ $[x_{n-1}, x_n]$，分点为：$a = x_0 < x_1 < x_2 \cdots < x_{n-1} < x_n = b$，区间长度依次为：$\Delta x_i = x_i - x_{i-1} (i = 1, 2, \cdots, n)$。过每一个分点作平行于 y 轴的直线段，将曲边梯形分成 n 个小曲边梯形（图 $4-1$）。

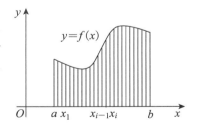

图 4-1

在每个小区间 $[x_{i-1}, x_i]$ 上任取一点 ξ_i，以 $[x_{i-1}, x_i]$ 为底，$f(\xi_i)$ 为高的小矩形近似替代第 i 个小曲边梯形（$i = 1, 2, \cdots, n$），则所求曲边梯形面积 A 的近似值为：

$$A \approx f(\xi_i)\Delta x_1 + f(\xi_2)\Delta x_2 + \cdots + f(\xi_n)\Delta x_n = \sum_{i=1}^{n} f(\xi_i)\Delta x_i, \tag{4-1}$$

取 $\lambda = \max\{\Delta x_1, \Delta x_2, \cdots \Delta x_n\}$，当 $\lambda \to 0$ 时，和式（$4-1$）的极限值为曲边梯形的面积 A。有：

$$A = \lim_{\lambda \to 0} \sum_{i=1}^{n} f(\xi_i)\Delta x_i. \tag{4-2}$$

（二）变速直线运动的路程

与上述求曲边梯形面积的方法相类似，同样采用近似求和的方法解决变速直线运动的路程问题。

设某物体作变速直线运动，其速度 $v=v(t)$ 是时间 t 在 $[T_1,T_2]$ 上的连续函数，且 $v(t)\geqslant 0$，求该物体在 $[T_1,T_2]$ 内所经过的路程 s。

将 $[T_1,T_2]$ 任意分成 n 个小区间：$[t_0,t_1]$，$[t_1,t_2]$，…，$[t_{n-1},t_n]$，分点为：$T_1=t_0<t_1<t_2<\cdots t_{n-1}<t_n=T_2$，其区间长度依次为：$\Delta t_i=t_i-t_{i-1}(i=1,2,\cdots,n)$，在每个小区间的时间内该物体经过的路程为：$\Delta s_i(i=1,2,\cdots,n)$。在 $[t_{i-1},t_i]$ 上任取时刻 $\tau_i(t_{i-1}\leqslant\tau_i\leqslant t_i)$，以 τ_i 时的速度 $v(\tau_i)$ 近似代替 $[t_{i-1},t_i]$ 上每一时刻速度，则可得到该区间上路程的近似值：$\Delta s_i\approx v(\tau_i)\Delta t_i(i=1,2,\cdots,n)$，在 $[T_1,T_2]$ 内所经过的路程 s 的近似值为：

$$s\approx v(\tau_1)\Delta t_1+v(\tau_2)\Delta t_2+\cdots+v(\tau_n)\Delta t_n=\sum_{i=1}^n v(\tau_i)\Delta t_i，\qquad(4-3)$$

取 $\lambda=\max\{\Delta t_1,\Delta t_2,\cdots,\Delta t_n\}$，当 $\lambda\to 0$ 时，和式（4-3）的极限值为物体在 $[T_1,T_2]$ 内所经过的路程 s：

$$S=\lim_{\lambda\to 0}\sum_{i=1}^n v(\tau_i)\Delta t_i。\qquad(4-4)$$

二、定积分的定义

由以上两个例子的分析可以看出，在确定区间内求函数和式［见式（4-1）、式（4-3）］的极限［见式（4-2）、（4-4）］是问题的解，概括和抽象此类问题给出定积分的概念。

定义 4-1 设函数 $f(x)$ 在 $[a,b]$ 上有界，在 $[a,b]$ 中任意插入 $n-1$ 个分点：

$$a=x_0<x_1<x_2<\cdots<x_{n-1}<x_n=b，$$

把区间 $[a,b]$ 分成 n 个小区间：$[x_{i-1},x_i]$（$i=1,2,\cdots,n$），小区间的长度分别为：$\Delta x_i=x_i-x_{i-1}(i=1,2,\cdots,n)$。在每个小区间 $[x_{i-1},x_i](i=1,2,\cdots,n)$ 上任取一点 $\xi_i(x_{i-1}\leqslant\xi_i\leqslant x_i)$，对 $f(\xi_i)$ 与 Δx_i 乘积 $[f(\xi_i)\Delta x_i(i=1,2,\cdots,n)]$ 求和：

$$S=\sum_{i=1}^n f(\xi_i)\Delta x_i。\qquad(4-5)$$

记 $\lambda=\max\{\Delta x_1,\Delta x_2,\cdots,\Delta x_n\}$，如果对 $[a,b]$ 任意划分，在区间 $[x_{i-1},x_i]$ 上任意取点 ξ_i，当 $\lambda\to 0$ 时，和 S［式（4-5）］有极限 I，则称这个极限 I 为函数 $f(x)$ 在区间 $[a,b]$ 上的**定积分**（definite integral），简称积分，记作 $\int_a^b f(x)\mathrm{d}x$，即：

$$\int_a^b f(x)\mathrm{d}x=I=\lim_{\lambda\to 0}\sum_{i=1}^n f(\xi_i)\Delta x_i。\qquad(4-6)$$

其中 $f(x)$ 叫做被积函数，$f(x)\mathrm{d}x$ 叫做被积表达式，x 叫做积分变量，a 叫做积分下限，b 叫做积分上限，$[a,b]$ 叫做积分区间。

如果式（4-5）极限存在，也称函数 $f(x)$ 在区间 $[a,b]$ 上是可积分的，否则称其是不可积分的，式（4-6）也称为函数 $f(x)$ 在区间 $[a,b]$ 上的积分和。

由定积分的定义可知：

1. 对引例中的面积［式（4-2）］、路程［式（4-4）］可用定积分的形式表示：面积 $A=\lim_{\lambda\to 0}\sum_{i=1}^n f(\xi_i)\Delta x_i=\int_a^b f(x)\mathrm{d}x$、路程 $s=\lim_{\lambda\to 0}\sum_{i=1}^n v(\tau_i)\Delta t_i=\int_{T_1}^{T_2}v(t)\mathrm{d}t$。

2. 若函数 $f(x)$ 在 $[a,b]$ 上是可积分的，则积分值仅与被积函数及积分区间有关，而与积分变量的记法无关，即：$\int_a^b f(x)\mathrm{d}x = \int_a^b f(t)\mathrm{d}t = \int_a^b f(u)\mathrm{d}u$。

3. 函数可积的两个充分条件：

（1）设 $f(x)$ 在 $[a,b]$ 上连续，则 $f(x)$ 在 $[a,b]$ 上是可积的。（证明略）

（2）设 $f(x)$ 在 $[a,b]$ 上有界，且只有有限个间断点，则 $f(x)$ 在 $[a,b]$ 上可积分的。（证明略）

4. 定积分的几何意义   当 $f(x) \geqslant 0$ 时，$\int_a^b f(x)\mathrm{d}x$ 表示由直线 $x = a$，$x = b$，$y = 0$ 及曲线 $y = f(x)$ 所围成曲边梯形的面积值 A；当 $f(x) \leqslant 0$ 时，则 $\int_a^b f(x)\mathrm{d}x = -$A；若 $f(x)$ 在 $[a,b]$ 上既有正值又有负值时，则 $\int_a^b f(x)\mathrm{d}x$ 在几何上表示曲边梯形面积的代数和（图 4 - 2）。即：

$$\int_a^b f(x)\mathrm{d}x = A_1 - A_2 + A_3。$$

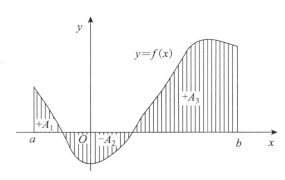

图 4 - 2

例 4 - 1   利用定积分的定义计算：$\int_0^1 x^2 \mathrm{d}x$。

解   因为函数 $f(x) = x^2$ 在 $[0,1]$ 上连续，所以可积分。为方便计算，对 $[0,1]$ 进行 n 等分，分点为 $x_i = \dfrac{i}{n}$，$i = 1, 2, \cdots, n-1$，取 $\xi_i = \dfrac{i}{n}$，$i = 1, 2, \cdots, n$，则积分和为：

$$\sum_{i=1}^n f(\xi_i)\,\Delta x_i = \sum_{i=1}^n \xi_i^2 \Delta x_i = \sum_{i=1}^n \left(\frac{i}{n}\right)^2 \frac{1}{n} = \frac{1}{n^3}\sum_{i=1}^n i^2 = \frac{1}{n^3} \cdot \frac{1}{6} n\,(n+1)\,(2n+1)$$

当 $\lambda \rightarrow 0$ 时（即 $n \rightarrow \infty$ 时），由定积分的定义得：$\int_0^1 x^2 \mathrm{d}x = \dfrac{1}{3}$。

三、定积分的性质

设下列所讨论的定积分存在，则由定积分的概念和极限的运算法则，可得下列性质（证明略）。

性质 1   当 $a = b$ 时，$\int_a^b f(x)\mathrm{d}x = 0$；当 $a > b$ 时，$\int_a^b f(x)\mathrm{d}x = -\int_a^b f(x)\mathrm{d}x$；

当在区间 $[a,b]$ 上 $f(x) \equiv 1$，$\int_a^b f(x)\mathrm{d}x = \int_a^b \mathrm{d}x = b - a$。

性质 2 $\int_a^b [f(x) \pm g(x)]\mathrm{d}x = \int_a^b f(x)\mathrm{d}x \pm \int_a^b g(x)\mathrm{d}x$。

性质 3 $\int_a^b k f(x)\mathrm{d}x = k \int_a^b f(x)\mathrm{d}x$ （k 是常数）。

性质 4 $\int_a^b f(x)\mathrm{d}x = \int_a^c f(x)\mathrm{d}x + \int_c^b f(x)\mathrm{d}x$。

注意： 无论 a，b，c 的相对位置如何，总有上述等式成立。

性质 5　若在区间 $[a,b]$ 上 $f(x) \geqslant 0$，则：$\int_a^b f(x)\mathrm{d}x \geqslant 0$。

推论 1　若在 $[a,b]$ 上 $f(x) \leqslant g(x)$，则：$\int_a^b f(x)\mathrm{d}x \leqslant \int_a^b g(x)\mathrm{d}x$。

推论 2　$\left| \int_a^b f(x)\mathrm{d}x \right| \leqslant \int_a^b |f(x)|\mathrm{d}x$。

性质 6　设 M 与 m 分别是函数 $f(x)$ 在 $[a,b]$ 上的最大值及最小值，则：

$$m(b-a) \leqslant \int_a^b f(x)\mathrm{d}x \leqslant M(b-a) \quad (a < b)$$

性质 7　若函数 $f(x)$ 在闭区间 $[a,b]$ 上连续，则在积分区间 $[a,b]$ 上至少存在一点 ξ，使下式成立：

$$\int_a^b f(x)\mathrm{d}x = f(\xi)(b-a) \quad (a \leqslant \xi \leqslant b)。$$

该性质也称为**定积分中值定理**（mean value theorem for integrals）。

知识拓展

积分中值定理的几何释意：若函数 $f(x)$ 在闭区间 $[a,b]$ 上连续，则在区间 $[a,b]$ 上至少存在一个 ξ，使得以区间 $[a,b]$ 为底边，以曲线 $y=f(x)$ 为曲边的曲边梯形的面积等于同一底边而高为 $f(\xi)$ 的一个矩形的面积见图 4-3。

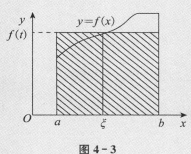

图 4-3

按积分中值公式所得：

$f(\xi) = \dfrac{1}{a-b}\int_a^b f(x)\mathrm{d}x$，称其为函数 $f(x)$ 在区间上 $[a,b]$ 的平均值。

第二节　微积分学基本定理

本节介绍的微积分的基本定理是以 Newton-Leibniz 公式的形式给出的。该定理建立了一元函数微分学与积分学的关系，并由此为解决定积分的计算问题提供了新的方法。为此，首先讨论变上限积分的问题。

一、积分上限的函数及其导数

设函数 $f(x)$ 在 $[a,b]$ 上连续，x 为 $[a,b]$ 上任一点，则 $\Phi(x) = \int_a^x f(t)\mathrm{d}t$ 是定义在 $[a,b]$ 上关于 x 的函数，称该函数为积分上限的函数。

定理 4-1   设 $f(x)$ 是 $[a,b]$ 上的连续函数，则积分上限函数 $\Phi(x) = \int_a^x f(t)\mathrm{d}t$ 在 $[a,b]$ 上可导，

且其导数是：$\Phi'(x) = \dfrac{\mathrm{d}}{\mathrm{d}x}\int_a^x f(t)\mathrm{d}t = f(x)$ $(a \leqslant x \leqslant b)$。

证   （1）当 $x \in (a,b)$ 时，

$\Delta\Phi(x) = \Phi(x + \Delta x) - \Phi(x)$

$= \int_a^{x+\Delta x} f(t)\mathrm{d}t - \int_a^x f(t)\mathrm{d}t = \int_a^x f(t)\mathrm{d}t + \int_x^{x+\Delta x} f(t)\mathrm{d}t - \int_a^x f(t)\mathrm{d}t = \int_x^{x+\Delta x} f(t)\mathrm{d}t$，

应用积分中值定理，有 $\Phi(x) = f(\xi)\Delta x$，ξ 在 x 与 $x + \Delta x$ 之间。即：

$$\frac{\Delta\Phi(x)}{\Delta x} = f(\xi) \qquad\qquad 式（4-7）$$

当 $\Delta x \to 0$ 时，有 $\xi \to x$ 且 $\lim\limits_{\Delta x \to 0} f(\xi) = f(x)$。对式（4-7）两边取极限（$\Delta x \to 0$）有：

$\Phi'(x) = f(x)$。

（2）当 $x = a$ 或 $x = b$ 时，

可由单侧导数定义得出：$\Phi'_+(a) = f(a)$，$\Phi'_-(b) = f(b)$。

结论：若 $f(x)$ 是 $[a,b]$ 上的连续函数，则 $\Phi(x) = \int_a^x f(t)\mathrm{d}t$ 是 $f(x)$ 的一个原函数。即：

$\Phi'(x) = \dfrac{\mathrm{d}}{\mathrm{d}x}\int_a^x f(t)\mathrm{d}t = f(x)$。

例 4-2   求：$\lim\limits_{x \to 0} \dfrac{\int_{\sin x}^0 e^{-t^2}\mathrm{d}t}{x}$。

解 $\dfrac{\mathrm{d}}{\mathrm{d}x}\int_{\sin x}^0 e^{-t^2}\mathrm{d}t = -\dfrac{\mathrm{d}}{\mathrm{d}x}\int_0^{\sin x} e^{-t^2}\mathrm{d}t = -\dfrac{\mathrm{d}}{\mathrm{d}u}\left(\int_0^u e^{-t^2}\mathrm{d}t\right) \cdot (\sin x)' = -\cos x\, e^{-\sin^2 x}$。

利用洛必达法则得：$\lim\limits_{x \to 0} \dfrac{\int_0^{\sin x} e^{-t^2}\mathrm{d}t}{x} = \lim\limits_{x \to 0} \dfrac{-\cos x\, e^{-\sin^2 x}}{1} = -1$。

二、牛顿-莱布尼兹公式

定理 4-2   若 $F(x)$ 是连续函数 $f(x)$ 在 $[a,b]$ 上的一个原函数，则

$$\int_a^b f(x)\mathrm{d}x = F(b) - F(a)。 \qquad\qquad (4-8)$$

证   因 $F(x)$ 与 $\Phi(x) = \int_a^x f(t)\mathrm{d}t$ 均是 $f(x)$ 的原函数，则：$F(x) - \Phi(x) = C$，C 为常数。

又因 $F(a) - \Phi(a) = C$ 且 $\Phi(a) = 0$，则 $C = F(a)$，$\Phi(x) = F(x) - F(a)$。当 $x = b$ 时，

$\int_a^b f(t)\mathrm{d}t = \int_a^b f(x)\mathrm{d}x = \Phi(b) = F(b) - F(a)$，记：$F(b) - F(a) = F(x)\big|_a^b$。

称式（4-8）为**牛顿-莱布尼兹公式**（Newton-Leibniz formula），简记：N-L 公式。该结论为**微积分基本定理**（fundamental theorem of calculus），它揭示了定积分与不定积分之间的关系：一个连续函数 $f(x)$ 在区间 $[a,b]$ 上的定积分等于它的任一个原函数在区间 $[a,b]$ 上的增量，同时 N-L 公式提供了定积分的计算方法。

例 4-3   求 $\int_0^1 x^2\mathrm{d}x$。

解   应用 N-L 公式有：$\int_0^1 x^2\mathrm{d}x = \left[\dfrac{x^3}{3}\right]_0^1 = \dfrac{1^3}{3} - \dfrac{0^3}{3} = \dfrac{1}{3}$。

例 4-4   计算 $\int_{-1}^{\sqrt{3}} \dfrac{1}{1+x^2}\mathrm{d}x$。

解 $\int_{-1}^{\sqrt{3}} \frac{1}{1+x^2}\mathrm{d}x = [\arctan x]_{-1}^{\sqrt{3}} = \frac{7}{12}\pi$。

例 4-5 计算 $\int_{-2}^{-1} \frac{\mathrm{d}x}{2x}$。

解 $\int_{-2}^{-1} \frac{1}{2x}\mathrm{d}x = \frac{1}{2}[\ln|x|]_{-2}^{-1} = \frac{1}{2}(\ln 1 - \ln 2) = -\frac{1}{2}\ln 2$。

例 4-6 见章首案例。

解 该口服药物的吸收总量：

$$Q = \int_0^6 f(t)\mathrm{d}t = \int_0^6 t(t-6)^2\mathrm{d}t = \int_0^6 (t^3 - 12t^2 + 36t)\mathrm{d}t$$

$$= \left(\frac{1}{4}t^4 - \frac{12}{3}t^3 + \frac{36}{2}t^2\right)\Big|_0^6 = \frac{1}{12} \times 6^4 = 108。$$

第三节 定积分的计算

本节讨论定积分的计算问题，分别给出定积分的换元积分法和分部积分法。

一、定积分的换元积分法

定理 4-3 设函数 $f(x)$ 在 $[a,b]$ 上连续，函数 $x = \varphi(t)$ 满足条件：

(1) $\varphi(\alpha) = a$，$\varphi(\beta) = b$；

(2) $\varphi(t)$ 在 $[\alpha,\beta]$（或 $[\beta,\alpha]$）上具有连续导数，且其值域 $R_\varphi = [a,b]$，

则有：

$$\int_a^b f(x)\mathrm{d}x = \int_\alpha^\beta f[\varphi(t)]\varphi'(t)\mathrm{d}t，\tag{4-9}$$

式（4-9）称为**定积分的换元法**（substitution rule for definite integrals）。

证 由假设知式（4-9）两端的被积函数都是连续的，故定积分都存在，且被积函数的原函数也存在。故式（4-9）两边用 N-L 公式计算。

设 $F(x)$ 是 $f(x)$ 的一个原函数，则由 N-L 公式有：

$$\int_a^b f(x)\mathrm{d}x = F(b) - F(a)。\tag{4-10}$$

令：$\Phi(t) = F[\varphi(t)]$ 则由复合函数的求导法则得：

$\Phi'(t) = \frac{\mathrm{d}F}{\mathrm{d}x}\frac{\mathrm{d}x}{\mathrm{d}t} = f(x)\varphi'(t) = f(\varphi(t))\varphi'(t)$，故 $\Phi(t)$ 是 $f(\varphi(t))\varphi'(t)$ 的一个原函数。由假设知：$\Phi(\beta) - \Phi(\alpha) = F[\varphi(\beta)] - F[\varphi(\alpha)] = F(b) - F(a)$。则由 N-L 公式得：

$$\int_\alpha^\beta f(\varphi(t))\varphi'(t)\mathrm{d}t = \Phi(\beta) - \Phi(\alpha) = F(b) - F(a)\tag{4-11}$$

比较式（4-10）与式（4-11）可得：

$$\int_a^b f(x)\mathrm{d}x = \int_\alpha^\beta f(\varphi(t))\varphi'(t)\mathrm{d}t\tag{4-12}$$

定理得证。应用该定理的结论解决定积分的计算称为定积分的换元积分法。

例 4-7 计算 $\int_0^1 \sqrt{1-x^2}\mathrm{d}x$。

解 设 $x = \sin t$，则 $\mathrm{d}x = \cos t\mathrm{d}t$，且：$x = 0$ 时 $t = 0$；$x = 1$，$t = \frac{\pi}{2}$。

故 $\int_0^1 \sqrt{1^2 - x^2}\mathrm{d}x = \int_0^{\frac{\pi}{2}} \cos^2 t\mathrm{d}t = \frac{1}{2}\int_0^{\frac{\pi}{2}}(1 + \cos 2t)\mathrm{d}t = \frac{1}{2}\left[t + \frac{1}{2}\sin 2t\right]_0^{\frac{\pi}{2}} = \frac{\pi}{4}$。

换元公式也可以反过来使用，即 $\int_a^b f[\varphi(x)]\varphi'(x)\mathrm{d}x = \int_\alpha^\beta f(t)\mathrm{d}t$ 。

例 4 - 8　计算 $\int_0^{\frac{\pi}{2}} \cos^3 x \sin x \mathrm{d}x$ 。

解　设 $t = \cos x$ ，则 $-\int_0^{\frac{\pi}{2}} \cos^3 x \mathrm{d}\cos x = -\int_1^0 t^3 \mathrm{d}t = \int_0^1 t^3 \mathrm{d}t = \left[\dfrac{t^4}{4}\right]_0^1 = \dfrac{1}{4}$ 。

例 4 - 9　计算 $\int_1^e \dfrac{\ln x}{x}\mathrm{d}x$ 。

解　$\int_1^e \dfrac{\ln x}{x}\mathrm{d}x = \int_0^1 u \mathrm{d}u = \dfrac{1}{2}$ 。

例 4 - 10　证明

(1) 若 $f(x)$ 在 $[a,b]$ 上连续且为偶函数，则 $\int_{-a}^a f(x)\mathrm{d}x = 2\int_0^a f(x)\mathrm{d}x$ 。

(2) 若 $f(x)$ 在 $[a,b]$ 上连续且为奇函数，则 $\int_{-a}^a f(x)\mathrm{d}x = 0$ 。

证　因 $\int_{-a}^a f(x)\mathrm{d}x = \int_{-a}^0 f(x)\mathrm{d}x + \int_0^a f(x)\mathrm{d}x = \int_0^a f(-x)\mathrm{d}x + \int_0^a f(x)\mathrm{d}x$ ，故：

$$\int_{-a}^a f(x)\mathrm{d}x = \int_0^a [f(x) + f(-x)]\mathrm{d}x \tag{4-13}$$

(1) 当 $f(x)$ 为偶函数时，$f(x) + f(-x) = 2f(x)$ ，由式（4 - 13）知：

$$\int_{-a}^a f(x)\mathrm{d}x = 2\int_0^a f(x)\mathrm{d}x \tag{4-14}$$

(2) 当 $f(x)$ 为奇函数时，$f(x) + f(-x) = 0$ ，由式（4 - 13）知：

$$\int_{-a}^a f(x)\mathrm{d}x = 0 \tag{4-15}$$

证毕。应用此结论可以化简某些定积分的计算。

例 4 - 11　计算 $\int_{-2}^2 (x^6 + 1)\mathrm{d}x$ 。

解　因为积分区间对称，被积分函数是偶函数，则由式（4 - 14）知：

$$\int_{-2}^2 (x^6 + 1)\mathrm{d}x = 2\int_0^2 (x^6 + 1)\mathrm{d}x = 2\left(\frac{128}{7} + 2\right) = \frac{284}{7} 。$$

例 4 - 12　计算 $\int_{-1}^1 \dfrac{\tan x}{1 + x^2 + x^4}\mathrm{d}x$ 。

解　因为积分区间对称，被积分函数是奇函数，则由式（4 - 15）知：

$$\int_{-1}^1 \frac{\tan x}{1 + x^2 + x^4}\mathrm{d}x = 0 。$$

二、定积分的分部积分法

由不定积分的分部积分法可得相类似的定积分的分部积分法。

设：$u(x)$ ，$v(x)$ 在 $[a,b]$ 上具有连续导数 $u'(x), v'(x)$ ，由 $(uv)' = u'v + uv'$ 知：$\int_a^b (uv)'\mathrm{d}x = \int_a^b u'v\mathrm{d}x + \int_a^b uv'\mathrm{d}x$ ，即：

$$\int_a^b u\mathrm{d}v = [uv]\big|_a^b - \int_a^b v\mathrm{d}u \tag{4-16}$$

式（4 - 15）就是定积分的**分部积分公式**（ formula for definite integrals by parts）。

例 4 - 13　求定积分 $\int_0^{\frac{1}{2}} \arcsin x \mathrm{d}x$ 的值。

解　$\int_0^{\frac{1}{2}} \arcsin x\,dx = [x\arcsin x]_0^{\frac{1}{2}} - \int_0^{\frac{1}{2}} x \frac{1}{\sqrt{1-x^2}}\,dx$

$\qquad = \frac{1}{2}\arcsin\frac{1}{2} + \left[\sqrt{1-x^2}\right]_0^{\frac{1}{2}} = \frac{\pi}{12} + \frac{\sqrt{3}}{2} - 1$。

例 4 - 14　求定积分 $\int_0^1 \arctan x\,dx$ 的值。

解　$\int_0^1 \arctan x\,dx = [x\arctan x]_0^1 - \int_0^1 \frac{x}{1+x^2}\,dx$

$\qquad = \frac{\pi}{4} - \int_0^1 \frac{x}{1+x^2}\,dx = \frac{\pi}{4} - \frac{1}{2}\int_1^2 \frac{1}{t}\,dt = \frac{\pi}{4} - \frac{1}{2}(\ln 2 - \ln 1) = \frac{\pi}{4} - \frac{1}{2}\ln 2$。

例 4 - 15　证明定积分公式：

$$I_n = \int_0^{\frac{\pi}{2}} \sin^n x\,dx = \begin{cases} \dfrac{n-1}{n} \cdot \dfrac{n-3}{n-2} \cdots \dfrac{3}{4} \cdot \dfrac{1}{2} \cdot \dfrac{\pi}{2}, & n \text{ 为正偶数} \\[2mm] \dfrac{n-1}{n} \cdot \dfrac{n-3}{n-2} \cdots \dfrac{4}{5} \cdot \dfrac{2}{3}, & n \text{ 为大于 1 的正奇数} \end{cases}$$

证　设 $u = \sin^{n-1} x, dv = \sin x\,dx$，由分部积分公式可得：

$I_n = (n-1)\int_0^{\frac{\pi}{2}} \sin^{n-2} x\,dx - (n-1)\int_0^{\frac{\pi}{2}} \sin^n x\,dx = (n-1)I_{n-2} - (n-1)I_n$ 故：

$$I_n = \frac{n-1}{n} I_{n-2} \qquad\qquad (4-17)$$

令 $n = 2m$，则：$I_{2m} = \dfrac{2m-1}{2m} \cdot \dfrac{2m-3}{2m-2} \cdots \dfrac{5}{6} \cdot \dfrac{3}{4} \cdot \dfrac{1}{2} \cdot I_0$，其中：$I_0 = \int_0^{\frac{\pi}{2}} dx = \dfrac{\pi}{2}$。

令 $n = 2m+1$，则：$I_{2m+1} = \dfrac{2m}{2m+1} \cdot \dfrac{2m-2}{2m-1} \cdots \dfrac{6}{7} \cdot \dfrac{4}{5} \cdot \dfrac{2}{3} I_1$，其中：$I_1 = \int_0^{\frac{\pi}{2}} \sin x\,dx = 1$。

证毕。

第四节　广义积分

由定积分的概念和存在定理可知，函数 $f(x)$ 在区间 $[a,b]$ 上可积分 $\int_a^b f(x)\,dx$，要求 $[a,b]$ 有界，$f(x)$ 连续，当条件不满足时的积分称为广义积分。

一、无穷区间上的广义积分

定义 4 - 2　设函数 $f(x)$ 在区间 $[a, +\infty)$ 上连续，取 $t > a$。如果极限：

$\lim\limits_{t \to +\infty} \int_a^t f(x)\,dx$ 存在，则称此极限为函数 $f(x)$ 在无穷区间 $[a, +\infty)$ 上的**广义积分**（improper integral），也称反常积分，记作 $\int_a^{+\infty} f(x)\,dx$，即

$$\int_a^{+\infty} f(x)\,dx = \lim\limits_{t \to +\infty} \int_a^t f(x)\,dx。 \qquad\qquad (4-18)$$

这时称广义积分 $\int_a^{+\infty} f(x)\,dx$ **收敛**（convergent）；如果上述极限不存在，则函数 $f(x)$ 在无穷区间 $[a, +\infty)$ 上的广义积分 $\int_a^{+\infty} f(x)\,dx$ 不存在，并称为广义积分 $\int_a^{+\infty} f(x)\,dx$ **发散**（divergent）。

类似地，设函数 $f(x)$ 在区间 $(-\infty, b]$ 上连续，取 $t < b$。如果极限：$\lim\limits_{t \to -\infty} \int_t^b f(x)\,dx$ 存

在，则称此极限为函数 $f(x)$ 在无穷区间 $(-\infty, b]$ 上的广义积分，记作 $\int_{-\infty}^{b} f(x)\mathrm{d}x$，即：

$$\int_{-\infty}^{b} f(x)\mathrm{d}x = \lim_{t \to -\infty} \int_{t}^{b} f(x)\mathrm{d}x。 \tag{4-19}$$

这时称广义积分 $\int_{-\infty}^{b} f(x)\mathrm{d}x$ 收敛；反之称广义积分 $\int_{-\infty}^{b} f(x)\mathrm{d}x$ 发散。

设 $f(x)$ 在区间 $(-\infty, +\infty)$ 连续，若广义积分 $\int_{-\infty}^{0} f(x)\mathrm{d}x$ 和 $\int_{0}^{+\infty} f(x)\mathrm{d}x$ 都收敛，则称上述两广义积分之和为函数 $f(x)$ 在无穷区间 $(-\infty, +\infty)$ 的广义积分，记作 $\int_{-\infty}^{+\infty} f(x)\mathrm{d}x$，即：

$$\int_{-\infty}^{+\infty} f(x)\mathrm{d}x = \lim_{a \to -\infty} \int_{a}^{0} f(x)\mathrm{d}x + \lim_{b \to +\infty} \int_{0}^{b} f(x)\mathrm{d}x。 \tag{4-20}$$

这时称广义积分 $\int_{-\infty}^{+\infty} f(x)\mathrm{d}x$ 收敛；否则就称广义积分 $\int_{-\infty}^{+\infty} f(x)\mathrm{d}x$ 发散。

上述广义积分式（4-18）、式（4-19）和式（4-20）也称为无穷限的广义积分。

设 $F(x)$ 是 $f(x)$ 在 $[a, +\infty)$ 上的一个原函数，记 $\lim\limits_{x \to +\infty} F(x) = F(+\infty)$，由定义及牛顿-莱布尼兹公式，有下面结果：

（1）$\lim\limits_{x \to +\infty} F(x)$ 存在时，广义积分 $\int_{a}^{+\infty} f(x)\mathrm{d}x = \lim\limits_{x \to +\infty} F(x) - F(a) = F(+\infty) - F(a)$；

（2）$\lim\limits_{x \to +\infty} F(x)$ 不存在时，广义积分 $\int_{a}^{+\infty} f(x)\mathrm{d}x$ 发散。

类似地，在 $(-\infty, b]$ 上，若 $F'(x) = f(x)$，

（1）则当 $F(-\infty)$ 存在时，广义积分 $\int_{-\infty}^{b} f(x)\mathrm{d}x = \left[F(x)\right]_{-\infty}^{b}$；

（2）当 $F(-\infty)$ 不存在时，$\int_{-\infty}^{b} f(x)\mathrm{d}x$ 发散。

当 $F(+\infty)$ 和 $F(-\infty)$ 都存在时，广义积分 $\int_{-\infty}^{+\infty} f(x)\mathrm{d}x = \left[F(x)\right]_{-\infty}^{+\infty}$ 收敛，否则，广义积分 $\int_{-\infty}^{+\infty} f(x)\mathrm{d}x$ 发散。

例 4-16   计算广义积分 $\int_{0}^{+\infty} te^{-pt}\mathrm{d}t$（$p$ 是常数，且 $p > 0$）。

解 $\int_{0}^{+\infty} te^{-pt}\mathrm{d}t = \left[\int te^{-pt}\mathrm{d}t\right]_{0}^{+\infty} = \left[-\dfrac{t}{p}e^{-pt} + \dfrac{1}{p}\int e^{-pt}\mathrm{d}t\right]_{0}^{+\infty}$

$\qquad\qquad = \left[-\dfrac{t}{p}e^{-pt}\right]_{0}^{+\infty} - \dfrac{1}{p^2}\left[e^{-pt}\right]_{0}^{+\infty} = -\dfrac{1}{p}\lim\limits_{t \to +\infty} te^{-pt} - 0 - \dfrac{1}{p^2}(0-1) = \dfrac{1}{p^2}。$

二、被积函数有无穷间断点的广义积分

若函数 $f(x)$ 在 $x = a$ 点的任一邻域内都无界，则称 a 点为 $f(x)$ 的瑕点，也称为无界的间断点。

定义 4-3   设函数 $f(x)$ 在 $[a, b]$ 上连续，而在点 a 的右邻域内无界，取 $\varepsilon > 0$，若 $\lim\limits_{\varepsilon \to 0} \int_{a+\varepsilon}^{b} f(x)\mathrm{d}x$ 存在，则称此极限为函数 $f(x)$ 在 $[a, b]$ 上的广义积分，仍然记作 $\int_{a}^{b} f(x)\mathrm{d}x$，即：$\int_{a}^{b} f(x)\mathrm{d}x = \lim\limits_{\varepsilon \to 0} \int_{a+\varepsilon}^{b} f(x)\mathrm{d}x$。此时称广义积分收敛，否则称广义积分 $\int_{a}^{b} f(x)\mathrm{d}x$ 发散。

类似地，设函数 $f(x)$ 在 $[a, b]$ 上连续，在点 b 的左邻域内无界，取 $\varepsilon > 0$，若 $\lim\limits_{\varepsilon \to 0} \int_{a}^{b-\varepsilon} f(x)\mathrm{d}x$ 存在，则：$\int_{a}^{b} f(x)\mathrm{d}x = \lim\limits_{\varepsilon \to 0} \int_{a}^{b-\varepsilon} f(x)\mathrm{d}x$。此时称广义积分收敛，否则称广义积分

$\int_a^b f(x)\mathrm{d}x$ 发散。

设函数 $f(x)$ 在 $[a,b]$ 上除点 $c(a<c<b)$ 外连续，而在点 c 的邻域内无界，若两个广义积分 $\int_a^c f(x)\mathrm{d}x$ 与 $\int_c^b f(x)\mathrm{d}x$ 都收敛，则定义：

$$\int_a^b f(x)\mathrm{d}x = \int_a^c f(x)\mathrm{d}x + \int_c^b f(x)\mathrm{d}x = \lim_{\varepsilon \to 0}\int_a^{c-\varepsilon} f(x)\mathrm{d}x + \lim_{\varepsilon \to 0}\int_{c+\varepsilon}^b f(x)\mathrm{d}x,$$

此时称广义积分收敛，否则，就称广义积分 $\int_a^b f(x)\mathrm{d}x$ 发散。

例 4 – 17　讨论广义积分 $\int_{-1}^1 \dfrac{1}{x^2}\mathrm{d}x$ 的收敛性。

解　$\int_{-1}^1 \dfrac{1}{x^2}\mathrm{d}x = \int_{-1}^0 \dfrac{1}{x^2}\mathrm{d}x + \int_0^1 \dfrac{1}{x^2}\mathrm{d}x$

因为：$\lim\limits_{\varepsilon \to 0^+}\int_{-1}^{-\varepsilon} \dfrac{1}{x^2}\mathrm{d}x = -\lim\limits_{\varepsilon \to 0^+}\left[\dfrac{1}{x}\right]_{-1}^{-\varepsilon} = \lim\limits_{\varepsilon \to 0^+}\left(\dfrac{1}{\varepsilon}-1\right) = +\infty$ ，所以 $\int_{-1}^1 \dfrac{1}{x^2}\mathrm{d}x$ 发散。

例 4 – 18　证明广义积分 $\int_a^b \dfrac{\mathrm{d}x}{(x-a)^q}$ 当 $q<1$ 时收敛；当 $q \geqslant 1$ 时发散。

证　当 $q=1$ 时：$\int_a^b \dfrac{\mathrm{d}x}{x-a} = [\ln(x-a)]_a^b = +\infty$ ，发散；

当 $q \neq 1$ 时：$\int_a^b \dfrac{\mathrm{d}x}{(x-a)^q} = \left[\dfrac{(x-a)^{1-q}}{1-q}\right]_a^b = \begin{cases} \dfrac{(b-a)^{1-q}}{1-q} & q<1 \\ +\infty & q>1 \end{cases}$ ；

故命题得证。

三、Γ 函数

Γ 函数是与广义积分相关的一个重要函数，以下简介其概念和性质。

1. Γ 函数的概念

定义 4 – 4　称 $\Gamma(s) = \int_0^{+\infty} e^{-x} x^{s-1}\mathrm{d}x$ ，$(s>0)$ 为参数是 s 的 Γ 函数。

结论：广义积分 $I_1 = \int_0^1 e^{-x} x^{s-1}\mathrm{d}x$ 和 $I_2 = \int_1^{+\infty} e^{-x} x^{s-1}\mathrm{d}x$ 收敛（证明略）。

由 $\Gamma(s) = \int_0^{+\infty} e^{-x} x^{s-1}\mathrm{d}x = I_1 + I_2 = \int_0^1 e^{-x} x^{s-1}\mathrm{d}x + \int_1^{+\infty} e^{-x} x^{s-1}\mathrm{d}x\ (s>0)$ ，及结论知 Γ 函数是收敛。

2. Γ 函数的性质

（1）递推公式 $\Gamma(s+1) = s\Gamma(s)(s>0)$ 。

证　$\Gamma(s+1) = \int_0^{+\infty} e^{-x} x^s\mathrm{d}x = -\int_0^{+\infty} x^s\mathrm{d}\,e^{-x} = [-x^s e^{-x}]_0^{+\infty} + s\int_0^{+\infty} e^{-x} x^{s-1}\mathrm{d}x = s\Gamma(s)$ 。

推论：$\Gamma(1) = \int_0^{+\infty} e^{-x}\mathrm{d}x = 1$ ；应用递推公式有：$\Gamma(n+1) = n!$ 。

（2）当 $s \to 0^+$ 时，$\Gamma(s) \to +\infty$ 。

证　由（1）的结论知：$\Gamma(s) = \dfrac{\Gamma(s+1)}{s}$ ，$\Gamma(1) = 1$ ，则 $s \to 0^+$ 时，$\Gamma(s) \to +\infty$ 。

（3）$\Gamma(s)\Gamma(1-s) = \dfrac{\pi}{\sin\pi s}$（$0<s<1$）（余元公式），且 $\Gamma\left(\dfrac{1}{2}\right) = \sqrt{\pi}$ 。

（4）对 $\Gamma(s) = \int_0^{+\infty} e^{-x} x^{s-1}\mathrm{d}x$ 作变量代换 $x = u^2$ ，有：$\Gamma(s) = \int_0^{+\infty} e^{-u^2} u^{2s-1}\mathrm{d}u$ ，

再令 $2s-1=t$，有：$\int_0^{+\infty} e^{-u^2} u^t \mathrm{d}u = \frac{1}{2} \cdot \Gamma\left(\frac{1+t}{2}\right)$，$(t > -1)$。

(5) 令 $s = \frac{1}{2}$，则：$2\int_0^{+\infty} e^{-u^2} \mathrm{d}u = \Gamma\left(\frac{1}{2}\right) = \sqrt{\pi}$，从而：$\int_0^{+\infty} e^{-u^2} \mathrm{d}u = \frac{\sqrt{\pi}}{2}$。

由性质（4）、（5）可以看出，某些广义积分可以通过 Γ 函数的计算得到。

第五节   定积分的应用

一、微元法

本章第一节两个引例的求解过程中，其共同的特点是，为求待确定的量 U，采用已知量近似替代的方法。为使近似值无限接近该量 U，将取值范围任意划分，确定微小的近似值 $\Delta U_i \cong f(x_i)\Delta x_i$，求和 $U = \sum_{i=1}^{n} \Delta U_i \cong \sum_{i=1}^{n} f(x_i)\Delta x_i$，令微元 $\mathrm{d}U = f(x)\mathrm{d}x$，则 $U = \lim_{\lambda \to 0} \sum_{i=1}^{n} f(x_i)\Delta x_i = \int_a^b f(x)\mathrm{d}x$，即对微元 $\mathrm{d}U = f(x)\mathrm{d}x$ 在其取值范围 $[a,b]$ 内的积分。这样划分取值范围 $[a,b]$，近似取值得微元 $\mathrm{d}U = f(x)\mathrm{d}x$，用定积分 $\int_a^b f(x)\mathrm{d}x$ 求未知量 U 的方法称为微元法（或元素法）。

二、平面图形的面积

设平面图形由连续曲线 $y = f(x)$，$y = g(x)$ 及 $x = a, x = b$ 围成，求该图形的面积。如图 4-4 所示。

由第一节中曲边梯形面积的确定知，对区间 $[a,b]$ 划分在每个小区间内取面积微元 $\mathrm{d}A = |f(x) - g(x)| \mathrm{d}x$，则所求面积为：

$$A = \int_a^b |f(x) - g(x)| \mathrm{d}x \tag{4-21}$$

式（4-21）为由连续曲线 $y = f(x)$，$y = g(x)$ 及 $x = a, x = b$（$a < b$）围成图形的面积公式。

例 4-19   求由曲线 $y = x^2$ 及 $x + y = 2$ 围成图形的面积。

解   （1）画所求面积的草图（图 4-5）；
　　　　（2）求曲线交点 $(-2, 4)$、$(1, 1)$；
　　　　（3）确定积分区间：$[-2, 1]$；

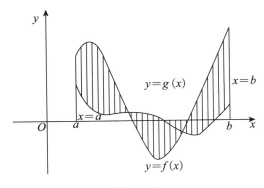

图 4-4

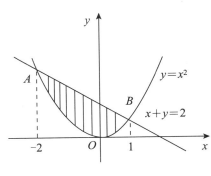

图 4-5

（4）选取积分微元：

$$dA = \left[(2-x)-x^2\right]dx$$

（5）由公式（4-21）得面积：

$$S = \int_{-2}^{1}(2-x-x^2)dx = 4\frac{1}{2}。$$

例 4-20 求由椭圆 $\dfrac{x^2}{a^2}+\dfrac{y^2}{b^2}=1$ 所围成的图形的面积。

解 （1）画所求面积的草图（图 4-6）；

（2）由于对称性知所求椭圆的面积是第一象限面积的四倍，交点 $(0,b),(a,0)$；

（3）确定积分区间：$[0,a]$；

（4）选取积分微元：

$$dA = \sqrt{b^2-\frac{b^2}{a^2}x^2}\,dx$$

（5）由公式（4-21）得面积：

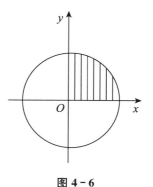

图 4-6

$$S = 4\int_{0}^{a}\sqrt{b^2-\frac{b^2}{a^2}x^2}\,dx = 4\int_{\frac{\pi}{2}}^{0}\sqrt{b^2-\frac{b^2}{a^2}(a\cos t)^2}\,d(a\cos t)$$

$$= 2ab\int_{0}^{\frac{\pi}{2}}(1-\cos 2t)dt = \pi ab$$

三、旋转体的体积

旋转体就是由一个平面图形绕该平面内一条直线旋转一周而成的立体，该直线叫做旋转轴。

求连续曲线 $y=f(x)$ 在区间 $[a,b]$ 上一段弧及 $x=a,x=b$ 和 x 轴所围成平面图形绕 x 轴旋转一周而成的旋转体体积。

采用微元法，对区间 $[a,b]$ 划分，在每个小区间内取体积微元用小圆柱体的体积近似：$\Delta V \approx$ 底面积×高 $= \pi f(x)^2\Delta x$，得体积微元 $dv = \pi f(x)^2 dx$，如图 4-7 所示。

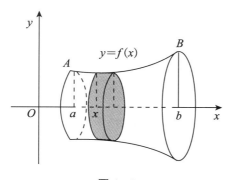

图 4-7

则所求旋转体体积为：

$$V = \int_{a}^{b}\pi f(x)^2 dx \tag{4-22}$$

式（4-22）为由连续曲线 $y=f(x)$ 及 $x=a,x=b(a<b)$ 和 x 轴所围成平面图形绕 x 轴旋转一周而成的旋转体体积公式。

例 4-21 求由椭圆 $\dfrac{x^2}{a^2}+\dfrac{y^2}{b^2}=1$ 所围成的图形 x 轴旋转一周而成的旋转体体积。

解

(1) 画待旋转面积的草图（图 4 - 6）；

(2) 由于对称性知所求椭圆的面积是第一象限面积的 4 倍，交点 $(0,b),(a,0)$；

(3) 确定积分区间：$[0,a]$；

(4) 选取体积微元：$\mathrm{d}V = \pi f^2(x)\mathrm{d}x = \pi\left(b^2 - \dfrac{b^2}{a^2}x^2\right)\mathrm{d}x$

(5) 由公式（4 - 20）得体积：$V = 2\displaystyle\int_0^a \pi f^2(x)\mathrm{d}x = 2\displaystyle\int_0^a \pi\left(b^2 - \dfrac{b^2}{a^2}x^2\right)\mathrm{d}x = \dfrac{4}{3}\pi ab^2$。

同理可得：连续曲线 $x = \varphi(y)$ 在区间 $[c,d]$ 上一段弧及 $y=c,y=d$ 和 y 轴所围成平面图形绕 y 轴旋转一周而成的旋转体体积：

$$V = \int_c^d \pi\varphi(y)^2\mathrm{d}y \text{。} \tag{4-23}$$

读者可以由此公式验证例 4 - 21 中的椭圆图形绕 y 轴旋转一周而成的旋转体体积 $V = \dfrac{4}{3}\pi ba^2$。

四、平面曲线的弧长

设 A、B 是曲线弧上的两个端点。应用微元法，在弧 $\overparen{AB}$ 上任取分点 $A = M_0,M_1,\cdots,M_{n-1}$，$M_n = B$，在每个小区间内应用折线 $|M_{i-1}M_i|$ 的长近似替代该区间内弧线的长。求和 $\displaystyle\sum_{i=1}^n |M_{i-1}M_i|$ 的极限存在，则此极限为曲线弧 $\overparen{AB}$ 的弧长，此时称此曲线弧是可求长的。

结论：光滑曲线弧是可求长的。

设 $y = f(x)$ 在区间 $[a,b]$（$a < b$）上具有一阶连续导数，其由函数 $y = f(x)$ 在区间 $[a,b]$ 上所确定的一段弧是光滑曲线弧，以下采用微元法求该光滑曲线弧的弧长。

分割区间 $[a,b]$ 如图 4 - 8，应用每个小区间内折线 $|M_{i-1}M_i|$ 的长近似该区间的小弧段的长：

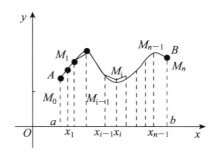

图 4 - 8

$$\overrightarrow{M_{i-1}M_i} \approx |M_{i-1}M_i| = \sqrt{(\Delta x_i)^2 + (\Delta y_i)^2} = \sqrt{(\Delta x_i)^2 + (f'(\xi_i)\Delta x_i)^2}$$

取极限可得弧长的微元：$\mathrm{d}s = \sqrt{1 + y'^2}\mathrm{d}x = \sqrt{1 + f'(x)^2}\mathrm{d}x$，求和的极限值可得该光滑曲线弧的弧长：

$$S = \int_a^b \sqrt{1 + y'^2}\mathrm{d}x = \int_a^b \sqrt{1 + f'(x)^2}\mathrm{d}x \text{。} \tag{4-24}$$

当光滑曲线弧的方程为参数方程时，设参数方程：$\begin{cases} x = \varphi(t) \\ y = \phi(t) \end{cases}$ $\alpha \leqslant t \leqslant \beta$，因为 $\dfrac{\mathrm{d}y}{\mathrm{d}x} = \dfrac{\phi'(t)}{\varphi'(t)}$，

则带入式（4 - 24）可得，$\mathrm{d}s = \sqrt{1 + \dfrac{\phi'^2(t)}{\varphi'^2(t)}}\varphi'(t)\mathrm{d}t = \sqrt{\phi'^2(t) + \varphi'^2(t)}\mathrm{d}t$ 可得弧长：

$$S = \int_\alpha^\beta \sqrt{x'^2 + y'^2}\, dt = \int_\alpha^\beta \sqrt{\varphi'(t)^2 + \phi'(t)^2}\, dt \text{。} \qquad (4-25)$$

例 4 - 22 求由 $y = f(x) = x^2 - \dfrac{1}{8}\ln x$，在区间 $[1,3]$ 上的一段弧长。

解 函数 $y = f(x) = x^2 - \dfrac{1}{8}\ln x$ 在区间 $[1,3]$ 上有一阶连续的导数，故应用公式 4 - 24 可得其弧长为：

$$S = \int_a^b \sqrt{1 + f'(x)^2}\, dx = \int_1^3 \sqrt{1 + \left(2x - \frac{1}{8x}\right)^2}\, dx = \int_1^3 \left(2x + \frac{1}{8x}\right)dx = 8 + \frac{\ln 3}{8} \text{。}$$

例 4 - 23 计算摆线：$\begin{cases} x = a(\theta - \sin\theta) \\ y = a(1 - \cos\theta) \end{cases}$ 在 $0 \leqslant \theta \leqslant 2\pi$ 内的弧长。

解 弧长元素为：

$$ds = \sqrt{a^2(1 - \cos\theta)^2 + a^2\sin^2\theta}\, d\theta = a\sqrt{2(1 - \cos\theta)}\, d\theta = 2a\sin\frac{\theta}{2}\, d\theta$$

则带入公式 4 - 25 可求的弧长为：

$$S = \int_0^{2\pi} 2a\sin\frac{\theta}{2}\, d\theta = 2a\left[-2\cos\frac{\theta}{2}\right]_0^{2\pi} = 8a \text{。}$$

知识链接

牛顿（1642—1727）：英国伟大的科学，他在数学、物理学等多个领域作出了杰出的贡献。他在 1665 年提出正流数（微分）术，1666 年又提出反流数（积分）术，为微积分学的创立奠定了基础。

莱布尼兹（1646—1716）：德国伟大的科学家，他与牛顿同时创建了微积分，他所创立的微积分符号沿用至今。

莱布尼兹与牛顿明确地找到了积分和微分的联系，它是微积分建立的基础。只有确立了这一基本关系，微积分学的理论才得以完善。

习 题 四

一、判断题

1. 在定积分的定义中 $\int_a^b f(x)\, dx = \lim\limits_{\lambda \to 0} \sum\limits_{i=1}^n f(\xi_i)\Delta x_i$ 的 $\lambda \to 0$ 与 $n \to +\infty$ 是等价的。（　　）

2. $\dfrac{d}{dx}\int_0^x x^2 f(t)\, dt = x^2 f(x)$。（　　）

3. $\int_0^2 \dfrac{1}{(x-1)^2}\, dx = \dfrac{1}{(1-x)}\Big|_0^2 = -2$。（　　）

二、选择题

1. 下列积分中，其值为 0 的是

A. $\int_{-1}^{1} |\sin 2x| \, dx$ B. $\int_{-1}^{1} \cos 2x \, dx$ C. $\int_{-1}^{1} x \sin x \, dx$ D. $\int_{0}^{1} x \sin x \, dx$

2. 设 $f(x)$ 连续，$F(x) = \int_{0}^{x^2} f(t^2) \, dt$，则 $F'(x)$ 等于

A. $f(x^4)$ B. $x^2 f(x^4)$ C. $2x f(x^4)$ D. $2x f(x^2)$

三、填空题

1. $\int_{1}^{2} \dfrac{1}{\sqrt{x}} \, dx =$ _____。

2. $\int_{-\sqrt{3}}^{\sqrt{3}} (1 + x^2 \sin x) \, dx =$ _____。

3. 比较两个积分值的大小：$\int_{0}^{1} x^2 \, dx$ _____ $\int_{0}^{1} x \, dx$。

4. $\int_{-1}^{1} \dfrac{x \sin^2 x}{1 + x^2} \, dx =$ _____。

5. 求导数 $\dfrac{d}{dx} \int_{x^2}^{0} f(\sin t) \, dt =$ _____。

6. $\int_{1}^{+\infty} \dfrac{1}{x^4} \, dx =$ _____。

四、计算题

1. 求极限：$\lim\limits_{x \to 0} \dfrac{\int_{\cos x}^{1} e^{-t^2} \, dt}{x^2}$。

2. 求极限：$\lim\limits_{x \to 0} \dfrac{\int_{0}^{\sqrt{1+x}-1} \ln(1+t) \, dt}{\int_{0}^{\frac{x}{2}} \arcsin t \, dt}$。

3. 设 $f(x) = \begin{cases} x^2, & 0 \leqslant x \leqslant 1 \\ 2 - x, & 1 < x \leqslant 2 \end{cases}$，求：$F(x) = \int_{0}^{x} f(t) \, dt, (0 \leqslant x \leqslant 2)$。

4. 求下列积分。

(1) $\int_{0}^{a} \sqrt{a^2 - x^2} \, dx$　　$(a > 0)$

(2) $\int_{0}^{\frac{\pi}{2}} \cos^5 x \sin x \, dx$

(3) $\int_{0}^{\pi} \sqrt{\sin^3 x - \sin^5 x} \, dx$

(4) $\int_{0}^{4} \dfrac{x + 2}{\sqrt{2x + 1}} \, dx$

(5) $\int_{1}^{2} x \ln x \, dx$

(6) $\int_{0}^{1} e^{\sqrt{x}} \, dx$

(7) $\int_{\frac{1}{2}}^{1} e^{\sqrt{2x-1}} \, dx$

(8) $\int_{0}^{\ln 2} e^x (1 + e^x)^2 \, dx$

(9) $\int_a^{+\infty} \dfrac{1}{x^p} dx (a > 0)$

(10) $\int_0^{+\infty} \dfrac{dx}{\sqrt{x(x+1)^3}}$

5. 求由 $y = \dfrac{1}{x}, x = 1, x = 2$ 及 x 轴所围成平面图形的面积。

6. 计算 $y = \sin x$ 在 $[0, \pi]$ 上与 x 轴所围成平面图形的面积。

7. 求由 $y^2 = x$ 及 $x^2 = y$ 所围成平面图形的面积。

8. 求由 $y^2 = 2x$ 及 $y = x - 4$ 所围成平面图形的面积。

9. 求由 $y^2 = x$ 及 $x^2 = y$ 所围成平面图形绕 x 轴所形成的旋转体的体积。

10. 设 $f(x)$ 在 $[0, +\infty]$ 内连续，且 $f(x) > 0$，证明函数 $F(x) = \dfrac{\int_0^x tf(t) dt}{\int_0^x f(t) dt}$ 在 $(0, +\infty)$

内为单调增加函数。

11. 若 $f(x)$ 在 $[0, 1]$ 上连续，证明

(1) $\int_0^{\frac{\pi}{2}} f(\sin x) dx = \int_0^{\frac{\pi}{2}} f(\cos x) dx$ ；

(2) $\int_0^{\pi} xf(\sin x) dx = \dfrac{\pi}{2} \int_0^{\pi} f(\sin x) dx$ ，由此计算 $\int_0^{\pi} \dfrac{x\sin x}{1 + \cos x^2} dx$ 。

12. 若函数 $f(x)$ 在闭区间 $[0,1]$ 上连续，在开区间 $(0,1)$ 内 $f(x) > 0$ ，并且 $xf'(x) = f(x) + \dfrac{3a}{2} x^2$ ，又曲线 $f(x)$ 与 $x = 1, y = 0$ 所围成的图形 S 的面积为 2。求 $f(x)$ ，并确定 a 为何值时，图形 S 绕 x 轴旋转所得的体积最小。

（杨 晶）

第五章　多元函数微积分

要维持血液在动物血管中流动，动物的机体要提供能量给血管壁营养和克服血液流动的阻力。现有一条粗血管在分支点处分成两条细血管，血液从粗血管 A 点流动到两条细血管同一垂直线上的 B、B' 两点的过程中，机体为克服阻力和营养管壁所消耗的能量为：

$$E(r, r_1, \theta) = \left(\frac{kq^2}{r^4} + br^\alpha \right) \left(L - \frac{H}{\tan\theta} \right) \left(\frac{kq^2}{4r_1^4} + br_1^\alpha \right) \frac{2H}{\sin\theta};$$

其中，r 和 r_1 为粗、细血管的半径；θ 为岔处夹角；l、l_1 为粗血管和细血管的长度；L 为粗血管起点到细血管终点的水平距离，H 为粗血管中心到某一细血管中心的竖直距离；q 为血液在粗血管中单位时间的流量，br^α 为提供给单位长度血管壁营养的能量，$1 \leqslant \alpha \leqslant 2$，$b$ 是比例系数（图 5-1）。

问：r/r_1 和 θ 为何值时，机体为克服阻力和营养管壁所消耗的能量 E 达到最小。

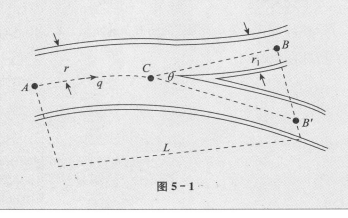

图 5-1

前几章讨论的都是一个自变量的函数的微积分，也就是一元函数微积分。但是在很多实际问题中，常常会遇到包含多个变量的函数，这就提出了多元函数及多元函数微积分的问题。本章将首先讨论多元函数的微分学，之后再简单介绍一下多元函数的积分。

第一节　多元函数

一、空间直角坐标系

为了确定空间一点的位置，我们需要引进空间直角坐标系。过空间一定点 O，作 3 条两两垂直的数轴，分别称为 x 轴（横轴）、y 轴（纵轴）、z 轴（竖轴），统称为坐标轴。点 O 称为坐标原点，通常把 x 轴和 y 轴放置在水平面上，z 轴则铅直放置，它们的正向需符合右手规则，这样就构成了空间直角坐标系 $O-xyz$。

每两条坐标轴确定一个平面，分别为 xOy、yOz、zOx 平面，统称为坐标面。三个坐标面把空间分成八个部分，称为八个**卦限**(octant)（图 5-2）。

有了空间直角坐标系，便可建立起空间中的点与有序数组的一一对应关系。设 M 为空间上任意一点，过点 M 作垂直于三个坐标轴的三个平面，且各交 x 轴、y 轴、z 轴于点 P、Q、R（图 5-3），它们在 x 轴、y 轴、z 轴上的坐标分别为 x、y、z，这样空间点 M 就唯一确定了一个三元有序数组 (x,y,z)；反之，对任一有序数组 (x,y,z)，也可以唯一确定空间的一个点 M。这样就建立了空间点与有序数组的一一对应关系，这个有序数组称为点 M 的坐标，记为 $M(x,y,z)$，特别的，原点 O 的坐标为 $(0,0,0)$。

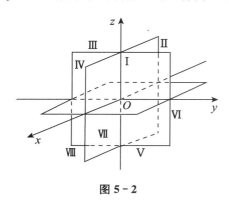

图 5-2

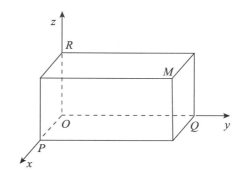

图 5-3

平面上两点间的距离公式可推广到空间任意两点 $M_1(x_1,y_1,z_1)$ 和 $M_2(x_2,y_2,z_2)$ 间的距离公式：

$$|M_1M_2| = \sqrt{(x_2-x_1)^2 + (y_2-y_1)^2 + (z_2-z_1)^2} 。$$

例 5-1 求空间中与点 $P(1,-2,4)$ 和 $Q(2,3,5)$ 等距的点的轨迹。

解 设所求点为 $M(x,y,z)$，则由题意有 $|PM| = |QM|$，即

$$\sqrt{(x-1)^2 + (y+2)^2 + (z-4)^2} = \sqrt{(x-2)^2 + (y-3)^2 + (z-5)^2} 。$$

整理得

$$2x + 10y + 2z - 17 = 0，$$

上式即为所求点的轨迹方程。

二、多元函数的概念

在过去的研究中，我们讨论的对象都是一元函数，即两个变量之间的关系。但是在很多实际问题当中，经常会遇到多个变量之间的相互依赖关系。比如：

例 5-2 单室模型恒速静脉滴注。设滴注速度为 k_0，经过 t 小时之后体内血药浓度 C 为

$$C = \frac{k_0}{k}(1 - e^{-kt})，$$

其中 k 为消除速率常数。这个关系式中有两个变量，血药浓度 C 随着变量 k_0 和 t 的变化而变化，因此变量 C 是变量 k_0 和 t 的二元函数。

例 5-3 三角形 ABC 的面积 S 与一边 a 及这条边上的高 h 的关系为

$$S = \frac{1}{2}ah 。$$

式中的面积 S 随 a 及 h 两个变量的变化而变化，当这两个变量在一定范围（$a>0$，$h>0$）内任取一组数时，有唯一的 S 与之对应。

由以上例题的共性，我们就可以得到二元函数的概念。

定义 5-1 设有三个变量 x，y 和 z，如果对于变量 x，y 可以取得的每一对值，变量 z 按

照一定的对应关系有唯一确定的值与之对应，则称变量 z 为变量 x，y 的**二元函数**（bivariate function），记作 $z = f(x,y)$，其中 x，y 称为自变量，z 称为因变量。自变量 x，y 所能取到的每对值的全体组成的集合称为函数的定义域，当自变量 x，y 在定义域内变动时，所对应的 z 的值称为函数值，函数值的全体组成的集合称为函数的值域。

类似地，可以定义三元函数、四元函数等，二元及二元以上的函数统称为**多元函数**（multivariate function）。我们说一个函数 $f(x,y)$ 是一个二元初等函数，它是从自变量 x 及 y 的一元基本初等函数经过有限次加减乘除或复合运算的结果。

例 5 - 4　求函数 $z = 1 + \sqrt{-(x-y)^2}$ 的定义域。

解　要使函数关系式有意义，自变量 x、y 必须满足不等式

$$-(x-y)^2 \geqslant 0,$$

即

$$y = x,$$

因此函数的定义域为 $\{(x,y) \mid y = x\}$。

例 5 - 5　求函数 $z = \dfrac{\arcsin(3 - x^2 - y^2)}{\sqrt{x - y^2}}$ 的定义域。

解　要使函数关系式有意义，自变量 x，y 必须满足不等式组

$$\begin{cases} |3 - x^2 - y^2| \leqslant 1 \\ x - y^2 > 0 \end{cases},$$

即

$$\begin{cases} 2 \leqslant x^2 + y^2 \leqslant 4 \\ x > y^2 \end{cases},$$

即定义域为圆环 $2 \leqslant x^2 + y^2 \leqslant 4$ 以及抛物线 $x = y^2$ 右侧的公共部分（不包括抛物线）（图 5 - 4）。

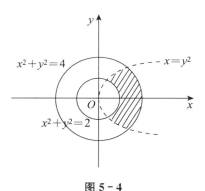

图 5 - 4

一般地，如果二元函数 $z = f(x,y)$ 的定义域为 D，则 D 为 xOy 平面上的一个区域，那么对于 D 内任意一点 $M(x,y)$，都可算出相应的 z 值。这样，以 x 为横坐标，y 为纵坐标，z 为竖坐标可确定空间中一点 $P(x,y,z)$。当点 $M(x,y)$ 取遍区域 D 内一切点时，点 $P(x,y,z)$ 的轨迹就形成了一个空间曲面。因此，二元函数的几何意义为空间直角坐标系中的一张曲面。

常见的曲面有：

平面 $Ax + By + Cz + D = 0$（A、B、C、D 不同时为 0）。

球心为原点的球面 $x^2 + y^2 + z^2 = R^2$（图 5 - 5）。

椭圆抛物面 $z = \dfrac{x^2}{a^2} + \dfrac{y^2}{b^2}$（$a > 0, b > 0$）（图 5 - 6）。

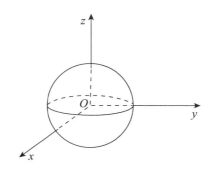

图 5 - 5

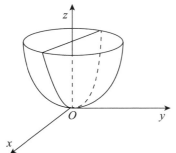

图 5 - 6

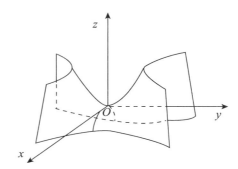

图 5 - 7

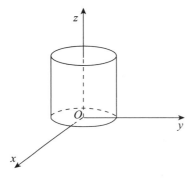

图 5 - 8

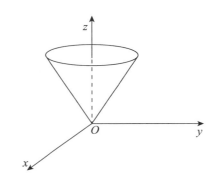

图 5 - 9

双曲抛物面（马鞍面）：$z = -\dfrac{x^2}{a^2} + \dfrac{y^2}{b^2}$（$a>0$，$b>0$）（图 5 - 7）。

圆柱面：$x^2 + y^2 = R^2$（图 5 - 8）。

圆锥面：$z^2 = x^2 + y^2$（当 $z>0$ 时，图 5 - 9）。

三、二元函数的极限与连续

类似于一元函数的极限，我们也可以研究当两个自变量趋于固定值时二元函数的极限。

定义 5 - 2　设二元函数 $z = f(x,y)$ 在点 $P_0(x_0,y_0)$ 的某一邻域内有定义（在点 $P_0(x_0,y_0)$ 可以无定义），如果当点 $P(x,y)$ 以任何方式趋近于点 $P_0(x_0,y_0)$ 时，函数 $f(x,y)$ 都无限趋近于一个常数 A，则称 A 为函数 $z = f(x,y)$ 当 $x \to x_0$，$y \to y_0$ 时的极限，记作

$$\lim_{\substack{x \to x_0 \\ y \to y_0}} f(x,y) = A \quad \text{或} \quad f(x,y) \to A (x \to x_0, y \to y_0) 。$$

这里需要注意的是，点 $P(x,y)$ 趋近于 $P_0(x_0,y_0)$ 的方式是任意的，这比一元函数的情况要复杂得多。因此，如果仅能证明点 $P(x,y)$ 沿一条或几条路径趋近于点 $P_0(x_0,y_0)$ 时，

函数值趋于一个常数 A，并不能判定函数的极限为 A。反之，如果可以证明点 $P(x,y)$ 沿一条特殊路径趋近于点 $P_0(x_0,y_0)$ 时，极限不存在，或者沿不同路径趋于点 $P_0(x_0,y_0)$ 时，极限不相同，则能判定二元函数在该点的极限不存在。

例 5 - 6　求极限 $\lim\limits_{\substack{x\to 0 \\ y\to 0}}(x^2+y^2)\cos\dfrac{1}{x^2+2y^2}$。

解
$$0\leqslant\left|(x^2+y^2)\cos\frac{1}{x^2+2y^2}\right|\leqslant x^2+y^2,$$

显然，当 x,y 趋近于 0 时，不等式的左端和右端都趋近于 0，则可知此极限值只能为 0：

$$\lim\limits_{\substack{x\to 0 \\ y\to 0}}(x^2+y^2)\cos\frac{1}{x^2+2y^2}=0。$$

例 5 - 7　证明极限 $\lim\limits_{\substack{x\to 0 \\ y\to 0}}\dfrac{x^3 y}{x^6+y^2}$ 不存在。

证　当点 $P(x,y)$ 沿 $y=kx^3$ 趋于 $(0，0)$ 时，

$$\lim\limits_{\substack{x\to 0 \\ y=kx^3}}\frac{x^3 y}{x^6+y^2}=\lim\limits_{\substack{x\to 0}}\frac{x^3\cdot kx^3}{x^6+k^2x^6}=\frac{k}{1+k^2},$$

即当 k 取不同值时，函数趋于不同的数值，因此函数在 $(0,0)$ 点的极限不存在。

对于连续性，二元函数同样有类似于一元函数连续性的定义。

定义 5 - 3　设二元函数 $z=f(x,y)$ 在点 $P_0(x_0,y_0)$ 某一邻域内有定义，且

$$\lim\limits_{\substack{x\to x0 \\ y\to y0}}f(x,y)=f(x_0,y_0),$$

则称函数 $f(x,y)$ 在点 $P_0(x_0，y_0)$ 连续。

如果函数 $z=f(x,y)$ 在区域 D 内每一点都连续，则称函数 $f(x,y)$ 在 D 内连续。

二元函数的不连续点叫做函数的间断点。

二元函数的连续性为求二元函数的极限提供了方便，如果函数 $z=f(x,y)$ 在点 $P_0(x_0,y_0)$ 连续，则其在这一点的极限值即为该点的函数值。

例 5 - 8　求 $\lim\limits_{\substack{x\to 0 \\ y\to 0}}\dfrac{\sqrt{xy+9}-3}{xy}$。

解　将函数转化为

$$\lim\limits_{\substack{x\to 0 \\ y\to 0}}\frac{\sqrt{xy+9}-3}{xy}=\lim\limits_{\substack{x\to 0 \\ y\to 0}}\frac{1}{\sqrt{xy+9}+3}=\frac{1}{6}。$$

第二节　偏导数与全微分

一、偏导数的概念及计算

一元函数的导数体现的是函数关于自变量的变化率问题，而多元函数有多个自变量，这样就需要考虑函数相对于某一个自变量的变化率，这就是偏导数。

定义 5 - 4　设函数 $z=f(x,y)$ 在点 (x_0,y_0) 的某个邻域内有定义，当 y 固定在 y_0 而 x 在 x_0 取得增量 $\Delta x(\Delta x\neq 0)$ 时，相应的函数有偏增量

$$\Delta_x z=f(x_0+\Delta x,y_0)-f(x_0,y_0)。$$

如果当 $\Delta x\to 0$ 时，极限

$$\lim\limits_{\Delta x\to 0}\frac{\Delta_x z}{\Delta x}=\lim\limits_{\Delta x\to 0}\frac{f(x_0+\Delta x,y_0)-f(x_0,y_0)}{\Delta x}$$

存在，则称此极限值为函数 $f(x,y)$ 在点 (x_0,y_0) 对 x 的**偏导数**(partial derivative)，记作

$$f_x(x_0, y_0), \frac{\partial z}{\partial x}\Big|_{\substack{x=x_0 \\ y=y_0}}, \frac{\partial f}{\partial x}\Big|_{\substack{x=x_0 \\ y=y_0}} \text{ 或 } z_x\Big|_{\substack{x=x_0 \\ y=y_0}}。$$

同理，当 x 固定在 x_0 而 y 在 y_0 取得增量 $\Delta y(\Delta y \neq 0)$ 时，如果极限

$$\lim_{\Delta y \to 0} \frac{\Delta_y z}{\Delta y} = \lim_{\Delta y \to 0} \frac{f(x_0, y_0 + \Delta y) - f(x_0, y_0)}{\Delta y}$$

存在，则称此极限值为函数 $f(x, y)$ 在点 (x_0, y_0) 对 y 的偏导数，记作

$$f_y(x_0, y_0) \text{、} z_y\Big|_{\substack{x=x_0 \\ y=y_0}}, \frac{\partial z}{\partial y}\Big|_{\substack{x=x_0 \\ y=y_0}} \text{、 或 } \frac{\partial f}{\partial y}\Big|_{\substack{x=x_0 \\ y=y_0}}。$$

如果函数 $z = f(x, y)$ 在平面区域 D 内每一点 (x, y) 处对 x（或 y）的偏导数都存在，则称函数 $f(x, y)$ 在 D 内有对 x（或 y）的偏导函数，简称偏导数，记作

$$f_x(x, y) \text{、} \frac{\partial z}{\partial x} \text{、} \frac{\partial f}{\partial x} \text{、} z_x \text{（或 } f_y(x, y) \text{、} \frac{\partial z}{\partial y} \text{、} \frac{\partial f}{\partial y} \text{或 } z_y)。$$

偏导数的概念可推广到二元以上的函数，例如三元函数 $w = f(x, y, z)$，可以有三个偏导数 $\frac{\partial w}{\partial x}, \frac{\partial w}{\partial y}, \frac{\partial w}{\partial z}$。由偏导数的定义可知，多元函数对某个自变量求偏导时，只需把其余自变量看成常数，然后用一元函数的求导方法即可。因此一元函数的求导公式和求导法则对求多元函数的偏导数仍然适用。

例 5 - 9　求 $z = 4x^2 + 5xy^2 + y^3$ 在点 $(2, 1)$ 的偏导数。

解　把 y 看成常数，对 x 求偏导数，有

$$\frac{\partial z}{\partial x} = 8x + 5y^2,$$

把 x 看成常数，对 y 求偏导数，有

$$\frac{\partial z}{\partial y} = 10xy + 3y^2,$$

于是在点 $(2, 1)$ 的偏导数为

$$\frac{\partial z}{\partial x}\Big|_{\substack{x=2 \\ y=1}} = (8x + 5y^2)\Big|_{\substack{x=2 \\ y=1}} = 21, \quad \frac{\partial z}{\partial y}\Big|_{\substack{x=2 \\ y=1}} = (10xy + 3y^2)\Big|_{\substack{x=2 \\ y=1}} = 23。$$

例 5 - 10　设函数 $z = xe^{xy}$，求证：$x\frac{\partial z}{\partial x} - y\frac{\partial z}{\partial y} = z$。

证　$\frac{\partial z}{\partial x} = e^{xy} + xye^{xy} = e^{xy}(1 + xy)$，$\frac{\partial z}{\partial y} = x^2 e^{xy}$，因此，

$$x\frac{\partial z}{\partial x} - y\frac{\partial z}{\partial y} = e^{xy}(x + x^2 y - x^2 y) = xe^{xy} = z。$$

例 5 - 11　求 $u = \sqrt{x^2 + y^2 + z^2}$ 的偏导数。

解　$\frac{\partial u}{\partial z} = \frac{x}{\sqrt{x^2 + y^2 + z^2}} = \frac{x}{u}$，$\frac{\partial u}{\partial y} = \frac{y}{\sqrt{x^2 + y^2 + z^2}} = \frac{y}{u}$，$\frac{\partial u}{\partial z} = \frac{z}{\sqrt{x^2 + y^2 + z^2}} = \frac{z}{u}$。

二、偏导数的几何意义

为了进一步理解偏导数的概念，我们来介绍一下偏导数的几何意义。

一般地，二元函数 $z = f(x, y)$ 表示空间的一个曲面。设 $M_0(x_0, y_0, f(x_0, y_0))$ 是曲面上的一个点，过点 M_0 作平面 $y = y_0$，截此曲面得一平面曲线：$z = f(x, y_0)$。则函数 $z = f(x, y)$ 在点 (x_0, y_0) 对 x 的偏导数 $f_x(x_0, y_0)$ 为 $z = f(x, y_0)$ 在 x_0 处的导数。由一元函数导数的几何意义知，$f_x(x_0, y_0)$ 即为该曲线在点 M_0 的切线 $M_0 T_x$ 对 x 轴的斜率。同理，偏导数 $f_y(x_0, y_0)$ 的几何意义为曲面 $z = f(x, y)$ 被平面 $x = x_0$ 所截得的曲线在点 M_0 的切线 $M_0 T_y$ 对 y 轴的斜率（图 5 - 10）。

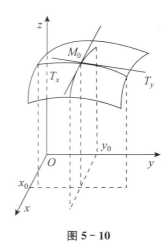

图 5 - 10

三、高阶偏导数

一般地，二元函数 $z = f(x, y)$ 的偏导数 $\dfrac{\partial z}{\partial x}$ 和 $\dfrac{\partial z}{\partial y}$ 仍然是 x，y 的二元函数，如果这两个函数的偏导数也存在，则称 $\dfrac{\partial z}{\partial x}$ 和 $\dfrac{\partial z}{\partial y}$ 的偏导数为函数 $z = f(x, y)$ 的二阶偏导数。记作

$$\frac{\partial}{\partial x}\left(\frac{\partial z}{\partial x}\right) = \frac{\partial^2 z}{\partial x^2} = f_{xx}(x, y) = z_{xx},$$

$$\frac{\partial}{\partial y}\left(\frac{\partial z}{\partial x}\right) = \frac{\partial^2 z}{\partial x \partial y} = f_{xy}(x, y) = z_{xy},$$

$$\frac{\partial}{\partial x}\left(\frac{\partial z}{\partial y}\right) = \frac{\partial^2 z}{\partial y \partial x} = f_{yx}(x, y) = z_{yx},$$

$$\frac{\partial}{\partial y}\left(\frac{\partial z}{\partial y}\right) = \frac{\partial^2 z}{\partial y^2} = f_{yy}(x, y) = z_{yy}.$$

其中 $\dfrac{\partial^2 z}{\partial x \partial y}$ 和 $\dfrac{\partial^2 z}{\partial y \partial x}$ 称为函数 $z = f(x, y)$ 的二阶混合偏导数。如果二阶偏导数也具有偏导数，则称为原来函数的三阶偏导数。一般地，$z = f(x, y)$ 的 $n-1$ 偏导数的偏导数称为 $z = f(x, y)$ 的 n 阶偏导数。二阶及二阶以上的偏导数统称为**高阶偏导数**（higher - order partial derivatives）。

例 5 - 12   求函数 $z = 5x^2 y^3 + 2x^3 y - 3ye^x$ 的二阶偏导数。

解 $\dfrac{\partial z}{\partial x} = 10xy^3 + 6x^2 y - 3ye^x$，$\dfrac{\partial z}{\partial y} = 15x^2 y^2 + 2x^3 - 3e^x$，

$$\frac{\partial^2 z}{\partial x^2} = \frac{\partial}{\partial x}(10xy^3 + 6x^2 y - 3ye^x) = 10y^3 + 12xy - 3ye^x,$$

$$\frac{\partial^2 z}{\partial y^2} = \frac{\partial}{\partial y}(15x^2 y^2 + 2x^3 - 3e^x) = 30x^2 y,$$

$$\frac{\partial^2 z}{\partial x \partial y} = \frac{\partial}{\partial y}(10xy^3 + 6x^2 y - 3ye^x) = 30xy^2 + 6x^2 - 3e^x,$$

$$\frac{\partial^2 z}{\partial y \partial x} = \frac{\partial}{\partial x}(15x^2 y^2 + 2x^3 - 3e^x) = 30xy^2 + 6x^2 - 3e^x.$$

在上面的例题中，两个混合偏导相等，即 $\dfrac{\partial^2 z}{\partial x \partial y} = \dfrac{\partial^2 z}{\partial y \partial x}$，但并非所有二元函数的混合偏导都相等。事实上，我们有如下定理。

定理 5 - 1   如果函数 $z = f(x, y)$ 的两个二阶混合偏导数 $\dfrac{\partial^2 z}{\partial x \partial y}$ 和 $\dfrac{\partial^2 z}{\partial y \partial x}$ 在区域 D 内连续，

则在 D 内有

$$\frac{\partial^2 z}{\partial x \partial y} = \frac{\partial^2 z}{\partial y \partial x}。$$

也就是若某个函数的两个混合偏导数都连续，那么这两个混合偏导数相等，此函数的混合偏导数与求导次序无关。而二元初等函数在其定义域上是连续的，所以求二元初等函数的高阶偏导数可以选择方便的求导次序。

例 5 - 13 验证函数 $z = e^x \sin y$ 满足方程 $\dfrac{\partial^2 z}{\partial x^2} + \dfrac{\partial^2 z}{\partial y^2} = 0$。

证
$$\frac{\partial z}{\partial x} = e^x \sin y, \quad \frac{\partial z}{\partial y} = e^x \cos y,$$

$$\frac{\partial^2 z}{\partial x^2} = e^x \sin y, \quad \frac{\partial^2 z}{\partial y^2} = -e^x \sin y,$$

因此，

$$\frac{\partial^2 z}{\partial x^2} + \frac{\partial^2 z}{\partial y^2} = 0。$$

四、全微分

对一元函数 $y = f(x)$，当自变量 x 有微小变化时，函数值的增量可用微分来近似表示，即 $\Delta y \approx \mathrm{d}y$。类似地，我们来研究当二元函数的自变量有微小变化时，函数值的变化情况。

对二元函数 $z = f(x,y)$，如果在点 (x,y) 处固定 y，对 x 给以增量 Δx，或固定 x，对 y 给以增量 Δy，则由一元函数微分学中增量与微分的关系，得函数的偏增量为

$$\Delta_x z = f(x + \Delta x, y) - f(x,y) \approx \frac{\partial z}{\partial x} \Delta x,$$

$$\Delta_y z = f(x, y + \Delta y) - f(x,y) \approx \frac{\partial z}{\partial y} \Delta y,$$

如果自变量 x 和 y 分别有增量 Δx 和 Δy，则对应的函数值的增量

$$\Delta z = f(x + \Delta x, y + \Delta y) - f(x,y),$$

称为函数 $z = f(x,y)$ 的全增量。

一般地，二元函数的全增量 Δz 是关于 Δx 和 Δy 的比较复杂的函数，例如 $z = x^2 + y^2$，不难计算，这个二元函数在点 (x,y) 对应于 Δx 和 Δy 的全增量为 $2(x\Delta x + y\Delta y) + (\Delta x)^2 + (\Delta y)^2$，这样的结果不便于函数增量的直接计算，这就需要类似于一元函数微分的近似表示，即用 Δx 和 Δy 的线性函数来近似代替全增量 Δz，其余部分是比 $\rho = \sqrt{(\Delta x)^2 + (\Delta y)^2}$ 高阶的无穷小。

定义 5 - 5 设函数 $z = f(x,y)$ 在点 (x,y) 的某邻域内有定义，如果当自变量 x 和 y 分别有增量 Δx 和 Δy 时，对应的函数全增量 $\Delta z = f(x + \Delta x, y + \Delta y) - f(x,y)$ 可表示为

$$\Delta z = A\Delta x + B\Delta y + o(\rho),$$

其中 A、B 与 Δx、Δy 无关，仅与 x、y 有关，$o(\rho)$ 是当 $\rho \to 0$ 时比 ρ 高阶的无穷小（$\rho = \sqrt{(\Delta x)^2 + (\Delta y)^2}$），则称函数 $z = f(x,y)$ 在点 (x,y) 处可微，这里 $A\Delta x + B\Delta y$ 称为函数 $z = f(x,y)$ 在点 (x,y) 处的**全微分**(total differential)，记作 $\mathrm{d}z$，即

$$\mathrm{d}z = A\Delta x + B\Delta y。$$

容易证明，当函数 $z = f(x,y)$ 在点 (x,y) 处可微时，该点的偏导数必存在，且有 $A = \dfrac{\partial z}{\partial x}$，$B = \dfrac{\partial z}{\partial y}$，因此 $\mathrm{d}z = \dfrac{\partial z}{\partial x}\Delta x + \dfrac{\partial z}{\partial y}\Delta y$。与一元函数类似，把自变量的增量叫做自变量的微分，即 $\Delta x = \mathrm{d}x$，$\Delta y = \mathrm{d}y$，所以全微分可以写成

$$dz = \frac{\partial z}{\partial x}dx + \frac{\partial z}{\partial y}dy,$$

其中$\frac{\partial z}{\partial x}dx$和$\frac{\partial z}{\partial y}dy$分别称为函数$z = f(x,y)$对$x$和$y$的**偏微分**（partial differential）。即全微分等于各偏微分之和。可以证明，如果二元函数的两个偏导数都在某区域内有界，则函数在该区域内连续。对于三元及三元以上的函数也有类似的定义和结论。

需要注意的是，一元函数可导是可微的充分必要条件，而对二元函数来说，条件就要严格一些了。

定理 5 - 2　如果函数$z = f(x,y)$在点(x,y)处的偏导数$\frac{\partial z}{\partial x}$和$\frac{\partial z}{\partial y}$连续，则函数$z = f(x,y)$在点$(x,y)$处可微，且$dz = \frac{\partial z}{\partial x}dx + \frac{\partial z}{\partial y}dy$。

例 5 - 14　求函数$z = xe^{xy} + y^2$的全微分。

解　由于

$$\frac{\partial z}{\partial x} = e^{xy} + xye^{xy}, \frac{\partial z}{\partial y} = x^2 e^{xy} + 2y,$$

因此

$$dz = (e^{xy} + xye^{xy})dx + (x^2 e^{xy} + 2y)dy。$$

例 5 - 15　求函数$u = x^2 y + \cos yz + 2xz$的全微分。

解　由于

$$\frac{\partial u}{\partial x} = 2xy + 2z, \frac{\partial u}{\partial y} = x^2 - z\sin yz, \frac{\partial u}{\partial z} = -y\sin yz + 2x,$$

因此

$$du = (2xy + 2z)dx + (x^2 - z\sin yz)dy + (-y\sin yz + 2x)dz。$$

例 5 - 16　一个长方形铁片受热后，长由 2cm 增大到 2.1cm，宽由 4cm 增大到 4.2cm，求此铁片面积变化的近似值。

解　长方形的面积为$S = xy$，可用全微分 dS 近似代替面积的改变量，即

$$\Delta S \approx dS = \frac{\partial S}{\partial x}dx + \frac{\partial S}{\partial y}dy = ydx + xdy = 4 \times 0.1 + 2 \times 0.2 = 0.8 \text{ (cm}^2),$$

因此铁片的面积改变量约为 0.8cm²。

第三节　多元函数微分法

一、复合函数微分法

一元复合函数微分法主要是将复杂的函数视为基本初等函数的复合运算及四则运算的结果，利用对复合函数的求导公式进行求导。而在解决多元复合函数微分问题时，变量数目增多，函数的复合运算也变得复杂，在本节中，我们提出锁链法则来解决多元复合函数微分问题。

定理 5 - 3　设函数$u = \varphi(x,y), v = \varphi(x,y)$在点$(x,y)$处关于$x,y$的偏导数存在，又设$z = f(u,v)$在点$(u,v)$处可微，则复合函数$z = f(u(x,y),v(x,y))$在点$(x,y)$处的偏导数存在，并且

$$\frac{\partial z}{\partial x} = \frac{\partial z}{\partial u}\frac{\partial u}{\partial x} + \frac{\partial z}{\partial v}\frac{\partial v}{\partial x},$$

$$\frac{\partial z}{\partial y} = \frac{\partial z}{\partial u}\frac{\partial u}{\partial y} + \frac{\partial z}{\partial v}\frac{\partial v}{\partial y}。$$

这两个公式称为求复合函数偏导数的锁链法则或者链规则。

证　固定 y，给 x 以增量 Δx，则 u 及 v 得相应的偏增量 $\Delta_x u$ 及 $\Delta_x v$：

$$\Delta_x u = \varphi(x+\Delta x, y) - \varphi(x,y), \Delta_x v = \phi(x+\Delta x, y) - \phi(x,y) ,$$

从而 z 得偏增量　　　$\Delta_x z = f(u+_x u, v+\Delta_x v) - f(u,v)$。

因为函数 $z = f(u,v)$ 在点 (u,v) 可微，因而

$$\Delta_x z = \frac{\partial z}{\partial u}\Delta_x u + \frac{\partial z}{\partial v}\Delta_x v + o(\rho_x) ,$$

这里 $\rho_x = \sqrt{(\Delta_x u)^2 + (\Delta_x v)^2}$，上式两端同除以 Δx，再令 $\Delta x \to 0$，得

$$\frac{\partial z}{\partial x} = \lim_{\Delta x \to 0}\frac{\Delta_x z}{\Delta x} = \lim_{\Delta x \to 0}\left[\frac{\partial z}{\partial u}\frac{\Delta_x u}{\Delta x} + \frac{\partial z}{\partial v}\frac{\Delta_x v}{\Delta x} + \frac{o(\rho_x)}{\Delta x}\right] = \frac{\partial z}{\partial u}\frac{\partial u}{\partial x} + \frac{\partial z}{\partial v}\frac{\partial v}{\partial x}。$$

类似可证，$\dfrac{\partial z}{\partial y} = \dfrac{\partial z}{\partial u}\dfrac{\partial u}{\partial y} + \dfrac{\partial z}{\partial v}\dfrac{\partial v}{\partial y}$。

为了方便大家记忆公式，我们可以用下图来表示链规则中各个变量之间的关系（图 5 - 11）。

例 5 - 17　设函数 $z = 2u^2 + v^2$，而 $u = x + 3y$，$v = 2x - y$，求 $\dfrac{\partial z}{\partial x}$，$\dfrac{\partial z}{\partial y}$。

解　由链规则得：

$$\frac{\partial z}{\partial u} = 4u, \quad \frac{\partial z}{\partial v} = 2v, \quad \frac{\partial u}{\partial x} = 1, \quad \frac{\partial u}{\partial y} = 3, \quad \frac{\partial v}{\partial x} = 2, \quad \frac{\partial v}{\partial y} = -1,$$

$$\frac{\partial z}{\partial x} = \frac{\partial z}{\partial u}\frac{\partial u}{\partial x} + \frac{\partial z}{\partial v}\frac{\partial v}{\partial x} = 4u + 4v = 12x + 8y$$

$$\frac{\partial z}{\partial y} = \frac{\partial z}{\partial u}\frac{\partial u}{\partial y} + \frac{\partial z}{\partial v}\frac{\partial v}{\partial y} = 12u - 2v = 8x + 38y。$$

链规则对于两个以上的自变量或者中间变量也有类似的公式，例如，若

$$z = f(u,v,w), u = \varphi(x,y), v = \phi(x,y), w = \delta(x,y),$$

则有

$$\frac{\partial z}{\partial x} = \frac{\partial z}{\partial u}\frac{\partial u}{\partial x} + \frac{\partial z}{\partial v}\frac{\partial v}{\partial x} + \frac{\partial z}{\partial w}\frac{\partial w}{\partial x},$$

$$\frac{\partial z}{\partial y} = \frac{\partial z}{\partial u}\frac{\partial u}{\partial y} + \frac{\partial z}{\partial v}\frac{\partial v}{\partial y} + \frac{\partial z}{\partial w}\frac{\partial w}{\partial y}。$$

这时，中间变量有三个，自变量是两个，其变量间相互依赖关系可用下图表达（图 5 - 12）。

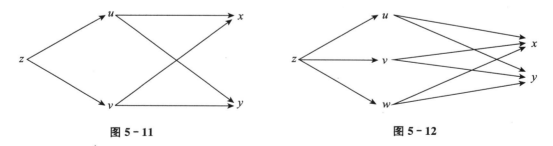

图 5 - 11　　　　　　　　　　　　　　　**图 5 - 12**

特别地，设 $z = f(u,v), u = \varphi(x), v = \psi(x)$。这时，$z = f(u,v) = f[\varphi(x), \psi(x)]$ 可以换为只有一个变量 x 的函数，其对 x 求导就是对一元函数求导了，称为函数 z 对 x 的**全导数**（total derivative）。其变量间相互依赖关系可用下图来表达（图 5 - 13）。

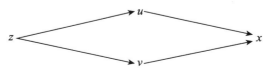

图 5 - 13

例 5-18 设函数 $z = f(u,v,w)$，其中 $u = e^x, v = 2xy, w = x\sin y$，求 $\dfrac{\partial z}{\partial x}$ 及 $\dfrac{\partial z}{\partial y}$。

解 根据链规则，我们有

$$\frac{\partial z}{\partial x} = \frac{\partial z}{\partial u} \cdot e^x + \frac{\partial z}{\partial v} \cdot 2y + \frac{\partial z}{\partial w} \cdot \sin y,$$

$$\frac{\partial z}{\partial y} = \frac{\partial z}{\partial u} \cdot 0 + \frac{\partial z}{\partial v} \cdot 2x + \frac{\partial z}{\partial w} \cdot x\cos y$$

$$= \frac{\partial z}{\partial v} \cdot 2x + \frac{\partial z}{\partial w} x\cos y。$$

有的书中约定用 f_1、f_2、f_3 分别表示 f 对其第一、二、三个变量的偏导数，用 f_{12} 表示先对其第一个变量求偏导数，再对第二个变量求偏导数。用链规则时应该指出一种特殊情况：比如 $z = f(x,y,\varphi)$，而 φ 是 x，y 的二元函数，即 $\varphi = \varphi(x,y)$。这里 x,y 既是自变量又是中间变量。求复合函数 $z = f[x,y,\varphi(x,y)]$ 在 x，y 处的偏导数时，有一点需要注意：

$$\frac{\partial z}{\partial x} = \frac{\partial f}{\partial x} \cdot 1 + \frac{\partial f}{\partial y} \cdot 0 + \frac{\partial f}{\partial \varphi} \cdot \frac{\partial \varphi}{\partial x},$$

$$\frac{\partial z}{\partial y} = \frac{\partial f}{\partial x} \cdot 0 + \frac{\partial f}{\partial y} \cdot 1 + \frac{\partial f}{\partial \varphi} \cdot \frac{\partial \varphi}{\partial y}。$$

此时，$\dfrac{\partial f}{\partial x}$ 与 $\dfrac{\partial z}{\partial x}$、$\dfrac{\partial f}{\partial y}$ 与 $\dfrac{\partial z}{\partial y}$ 的意义不一样，其中 $\dfrac{\partial f}{\partial x}$、$\dfrac{\partial f}{\partial y}$ 表示 f 作为 (x,y,φ) 的函数的偏导数，即函数对第一个变量 x 及第二个变量 y 的偏导数。而 $\dfrac{\partial z}{\partial x}$ 及 $\dfrac{\partial z}{\partial y}$ 则是复合函数对自变量 x，y 的偏导数。

在一元函数中 $y = f(u)$ 中，无论 u 是自变量还是中间变量，总有全微分形式 $\mathrm{d}y = f(u)\mathrm{d}u$ 保持不变，利用微分运算来计算复合函数的导数一般不容易出错。同样多元函数的一阶全微分形式也具有不变性。

定理 5-4 设函数 $z = f(u,v), u = u(x,y), v = v(x,y)$ 都有连续的偏导数，则复合函数

$$z = f[u(x,y),v(x,y)]$$

在点 (x,y) 处的全微分可以表示为

$$\mathrm{d}z = f_u\mathrm{d}u + f_v\mathrm{d}v。$$

这就是多元函数一阶全微分形式的不变性。

证 由一元函数的微分形式及链式规则可知，复合函数在 (x,y) 处有连续的偏导数，所以在 (x,y) 处可微，并有

$$\mathrm{d}z = \frac{\partial z}{\partial x}\mathrm{d}x + \frac{\partial z}{\partial y}\mathrm{d}y$$

$$= \left(f_u\frac{\partial u}{\partial x} + f_v\frac{\partial v}{\partial x}\right)\mathrm{d}x + \left(f_u\frac{\partial u}{\partial y} + f_v\frac{\partial v}{\partial y}\right)\mathrm{d}y$$

$$= f_u\left(\frac{\partial u}{\partial x}\mathrm{d}x + \frac{\partial u}{\partial y}\mathrm{d}y\right) + f_v\left(\frac{\partial v}{\partial x}\mathrm{d}x + \frac{\partial v}{\partial y}\mathrm{d}y\right)$$

$$= f_u\mathrm{d}u + f_v\mathrm{d}v。$$

我们给出以下公式，作为一阶全微分形式不变性的应用。

(1) $\mathrm{d}(u \pm v) = \mathrm{d}u \pm \mathrm{d}v$；

(2) $\mathrm{d}(cu) = c\mathrm{d}u$；

(3) $\mathrm{d}(uv) = v\mathrm{d}u + u\mathrm{d}v$；

(4) $\mathrm{d}\left(\dfrac{u}{v}\right) = \dfrac{v\mathrm{d}u - u\mathrm{d}v}{v^2}$；

(5) $\mathrm{d}(f(u)) = f'(u)\mathrm{d}u$。

例 5-19　设 $u=\dfrac{1}{\sqrt{x^2+y^2+z^2}}$，求 $\mathrm{d}u$。

解　令 $v=x^2+y^2+z^2$，$u=\dfrac{1}{\sqrt{v}}$，根据全微分形式的不变性得知，则

$$\mathrm{d}u=u'(v)\mathrm{d}v$$

$$=-\frac{1}{2}(x^2+y^2+z^2)^{-\frac{3}{2}}\mathrm{d}(x^2+y^2+z^2)$$

$$=-\frac{1}{2}(x^2+y^2+z^2)^{-\frac{3}{2}}(2x\mathrm{d}x+2y\mathrm{d}y+2z\mathrm{d}z)$$

$$=\frac{-1}{(x^2+y^2+z^2)^{\frac{3}{2}}}(x\mathrm{d}x+y\mathrm{d}y+z\mathrm{d}z)。$$

二、隐函数微分法

在一元微分学中，我们曾引进了隐函数的概念，本节中我们利用复合函数微分法来建立用偏导数求隐函数 $F(x,y)=0$ 的导数公式。

将隐函数 $F(x,y)=0$ 所确定的函数 $y=f(x)$ 代入该方程，得

$$F[x,f(x)]=0，$$

求偏导得：

$$F_x+F_y\cdot\frac{\mathrm{d}y}{\mathrm{d}x}=0，$$

当 $F_y\neq0$ 时，有

$$\frac{\mathrm{d}y}{\mathrm{d}x}=-\frac{F_x}{F_y}。$$

类似的，如果是三元方程 $F(x,y,z)=0$，其中 $z=f(x,y)$，则确定了二元隐函数：

$$F[x,y,f(x,y)]=0，$$

在上式两边分别对 x，y 求偏导，即：

$$F_x+F_z\cdot\frac{\partial z}{\partial x}=0，\ F_y+F_z\cdot\frac{\partial z}{\partial y}=0。$$

当 $F_z\neq0$ 时，等式两边同时除以 F_z：

$$\frac{\partial z}{\partial x}=-\frac{F_x}{F_z}，\ \frac{\partial z}{\partial y}=-\frac{F_y}{F_z}。$$

例 5-20　求方程 $2y-3xe^y+x=0$ 所确定的函数 $y=f(x)$ 的导数。

解　令 $F(x,y)=2y-3xe^y+x$，有

$$F_x=-3e^y+1，\ F_y=2-3xe^y$$

则有

$$\frac{\mathrm{d}y}{\mathrm{d}x}=-\frac{-3e^y+1}{2-3xe^y}。$$

例 5-21　已知 $x+2y+z-2\sqrt{xyz}=0$，求 $\dfrac{\partial z}{\partial x}$，$\dfrac{\partial z}{\partial y}$。

解　令 $F(x,y)=x+2y+z-2\sqrt{xyz}$，有

$$F_x=1-\frac{yz}{\sqrt{xyz}}，\ F_y=2-\frac{xz}{\sqrt{xyz}}，\ F_z=1-\frac{xy}{\sqrt{xyz}}。$$

则有

$$\frac{\partial z}{\partial x}=-\frac{F_x}{F_z}=\frac{yz-\sqrt{xyz}}{\sqrt{xyz}-xy}，$$

$$\frac{\partial z}{\partial y} = -\frac{F_y}{F_z} = \frac{xz - 2\sqrt{xyz}}{\sqrt{xyz} - xy}.$$

第四节   二元函数的极值

一、二元函数的极值

定义 5-6   函数 $z = f(x, y)$ 在点 (x_0, y_0) 的某一邻域内有定义，如果对于该邻域内任意点 $(x, y) \neq (x_0, y_0)$，都有：

$$f(x, y) > f(x_0, y_0)$$

则称函数在点 (x_0, y_0) 处达到极小值，如果都有：

$$f(x, y) < f(x_0, y_0),$$

则称函数在点 (x_0, y_0) 处达到极大值。使函数达到极大值、极小值的点称为极值点，对应的值统称为极值。

定理 5-5（必要条件）   设函数 $f(x, y)$ 在点 (x_0, y_0) 处存在一阶偏导数，且在此点有极值，则它在点 (x_0, y_0) 的一阶偏导数为零，即：

$$f_x(x_0, y_0) = 0, f_y(x_0, y_0) = 0$$

能使一阶偏导数同时为零的点称为函数的驻点。

证   设函数 $z = f(x, y)$ 在点 $f(x_0, y_0)$ 处达到极小值，则对于附近任意一点 (x, y)，应该有

$$f(x, y) > f(x_0, y_0),$$

特别地有

$$f(x, y_0) > f(x_0, y_0),$$

因此 x_0 是一元函数 $f(x_0, y_0)$ 的极小值点。由一元函数的极值点的必要条件有，

$$f'(x, y) \mid_{x=x_0} = 0,$$

由偏导数定义，上式转换得到 $f_x(x_0, y_0) = 0$，同理可证 $f_y(x_0, y_0) = 0$。当函数在 (x_0, y_0) 达到极大值时，同理可证。证毕。

定理 5-6（充分条件）   设函数 $z = f(x, y)$ 在点 (x_0, y_0) 的某一邻域内存在一阶、二阶的连续偏导数，满足条件：$f_x(x_0, y_0) = 0, f_y(x_0, y_0) = 0$，

令：$f_{xx}(x_0, y_0) = A, f_{xy}(x_0, y_0) = B, f_{yy}(x_0, y_0) = C$，

（1）当 $AC - B^2 > 0$ 时，函数在 (x_0, y_0) 点处存在极值，当 $A > 0$ 时有极小值 $f(x_0, y_0)$；当 $A < 0$ 时有极大值 $f(x_0, y_0)$；

（2）当 $AC - B^2 = 0$ 时，函数在 (x_0, y_0) 点处可能存在极值，也可能不存在极值；

（3）当 $AC - B^2 < 0$ 时，函数在 (x_0, y_0) 不存在极值。

例 5-22   求函数 $f(x, y) = x^3 - 2y^3 + 6x^2 + 3y^2 + 12y$ 的极值。

解   令 $f_x(x, y) = 0, f_y(x, y) = 0$ 即

$$\begin{cases} f_x(x, y) = 3x^2 + 12x = 0 \\ f_y(x, y) = -6y^2 + 6y + 12 = 0 \end{cases},$$

得到驻点，$x_0 = 0$，$y_0 = 2$；$x_1 = 0$；$y_1 = -1$；$x_2 = -4$，$y_2 = 2$，$x_3 = -4$，$y_3 = -1$。

求出二阶偏导数：

$$f_{xx}(x, y) = 6x + 12, f_{xy}(x, y) = 0, f_{yy}(x, y) = -12y + 6。$$

在点 $(0, 2)$ 处，$AC - B^2 = -216 < 0$，不存在极值；

在点 $(0,-1)$ 处，$AC-B^2=216>0$，且 $A>0$，故存在极小值为 $f(0,-1)=-7$；

在点 $(-4,2)$ 处，$AC-B^2=216>0$，且 $A<0$，故存在极大值为 $f(-4,2)=52$；

在点 $(-4,-1)$ 处，$AC-B^2=-216<0$，不存在极值。

注：我们可以利用函数的极值来求解函数的最大值、最小值问题。如果一个函数 $f(x,y)$ 在多个有界闭区域连续，则该函数在这些区间内必然存在最值。函数可能在这些区域的内部极值点取到最大值或最小值，也可能在这些区域的边界点取到最大值或最小值。若我们求出 $f(x,y)$ 内的各个驻点、不可导点及边界点的函数值，通过比较，我们可求出在这一区域内的最大值、最小值。在我们解决实际问题中，如多面体体积，表面积，确实存在最大值或者最小值，此时若我们求得的驻点唯一，则这个驻点就是最大值点或者最小值点。

例 5-23　用铝合金做一个容积为 0.008m^3 的有盖医药箱，问长、宽、高为多少时，才能使材料最省？

解　设这个医药箱的长为 a 米，宽为 b 米，则高为 $\dfrac{0.008}{ab}$ 米，用到材料的面积为

$$S=2\left(ab+\frac{0.008}{a}+\frac{0.008}{b}\right),\quad(a>0,\ b>0)$$

解方程组

$$\begin{cases} S_a=2\left(b-\dfrac{0.008}{a^2}\right)=0 \\[2mm] S_a=2\left(a-\dfrac{0.008}{b^2}\right)=0 \end{cases}$$

得到唯一的驻点 $a=0.2$，$b=0.2$。考虑问题的实际意义，最小值一定存在，则此驻点为最小值点，所以长、宽、高都为 0.2m 时，用铝合金最省。

例 5-24　已知 m 单位的某种注射剂，在注射后 t 小时的效应可按下式计算：$y=f(m,t)=m^2(a-m)te^{-1}(m>0,t>0)$。问当 m 和 t 为何值时，y 值达到最大值。

解　对 m，t 求偏导得：

$$\begin{cases} f_m(m,t)=(2ma-3m^2)te^{-t} \\ f_t(m,t)=(1-t)e^{-t}m^2(a-m) \end{cases},$$

解得到唯一的驻点 $m=\dfrac{2}{3}a,t=1$，由题意知，y 最值一定存在，且有唯一驻点，则最大值在 $\left(\dfrac{2}{3}a,1\right)$ 点得到。

例 5-25　见章首案例。

解 由题意得 $\dfrac{\partial E}{\partial r}=0$，$\dfrac{\partial E}{\partial r_1}=0$，$\dfrac{\partial E}{\partial \theta}=0$ 得到

$$\begin{cases} \dfrac{-4kq^2}{r^5}+b\alpha r^{a-1}=0 \\[3mm] \dfrac{-kq^2}{r_1^5}+b\alpha r_1^{a-1}=0 \\[3mm] \left(\dfrac{kq^2}{r^4}+br^a\right)H\csc^2\theta-2\left(\dfrac{kq^2}{4r_1^4}+br_1^a\right)H\csc^2\theta\cos\theta=0 \end{cases}$$

从上述方程中可以解出：

$$\frac{r}{r_1}=4^{1/(a+4)};$$

$$\cos\theta=\left(\frac{kq^2}{r^4}+br^a\right)\bigg/2\left(\frac{kq^2}{4r_1^4}+br_1^a\right)$$

$$\approx\frac{kq^2}{r^4}\bigg/\frac{kq^2}{2r_1^4}=2\left(\frac{r}{r_1}\right)^{-4}=2^{(a-4)(a+4)}。$$

则此时机体所消耗的能量最小。

二、条件极值

在前面讨论过的极值问题中，除了定义域以外，再无其他的限制条件，是无条件极值问题。而要讨论的极值问题，自变量需要受一定条件的限制。例如，在曲面 $z = 2x^2 + y^2$ 上求一点，使它到点 $(2,4,1)$ 点的距离最小，这个问题可化为在满足条件 $z = 2x^2 + y^2$ 下求函数

$$f(x,y,z) = (x-2)^2 + (y-4)^2 + (z-1)^2$$

的最小值。

1. 条件极值

定义 5 - 7　自变量必须满足一定条件时，求解函数的极值，称为条件极值。

有些条件极值可以转化为二元函数的无条件极值问题，像上述的例子中，可以把条件 $z = 2x^2 + y^2$ 代入到函数 $f(x,y,z) = (x-2)^2 + (y-4)^2 + (z-1)^2$ 中，即：

$$f(x,y,2x^2+y^2) = (x-2)^2 + (y-4)^2 + (2x^2+y^2-1)^2,$$

则转化为二元函数的无条件极值问题。但是，有时候给出的条件很复杂，此时，我们要介绍求解一般条件极值问题的方法——拉格朗日乘数法。

2. 拉格朗日乘数法

设函数 $z = f(x,y)$ 和 $\varphi(x,y) = 0$ 在所考察的区域内存在一阶连续偏导数，求函数 $z = f(x,y)$ 在条件 $\varphi(x,y) = 0$ 的极值问题可以转化为求拉格朗日函数

$$F(x,y,\lambda) = f(x,y) + \lambda\varphi(x,y)(\lambda \text{ 为某一常数})$$

的无条件极值问题。

利用拉格朗日函数求解极值步骤如下：

（1）第一步：构造拉格朗日函数

$$F(x,y,\lambda) = f(x,y) + \lambda\varphi(x,y)$$

（2）第二步：求关于拉格朗日函数所有的一阶偏导数，并令这些偏导数为零，得到方程组：

$$\begin{cases} F_x = f_x(x,y) + \lambda\varphi_x(x,y) = 0 \\ F_y = f_y(x,y) + \lambda\varphi_y(x,y) = 0 \\ F_\lambda = \varphi(x,y) = 0 \end{cases},$$

求出 x，y，λ 其中 (x,y) 就是函数 $z = f(x,y)$ 在条件 $\varphi(x,y) = 0$ 下的极值点。

例 5 - 26　求函数 $z = x^2 + y^2$ 在条件 $\dfrac{x}{a} + \dfrac{y}{b} = \dfrac{1}{2}$ 下的极值。

解　此函数的约束条件可写为

$$\frac{x}{a} + \frac{y}{b} - \frac{1}{2} = 0,$$

构造拉格朗日函数

$$F(x,y,\lambda) = x^2 + y^2 + \lambda\left(\frac{x}{a} + \frac{y}{b} - \frac{1}{2}\right),$$

解方程组

$$\begin{cases} F_x = 2x + \dfrac{\lambda}{a} = 0 \\ F_y = 2y + \dfrac{\lambda}{b} = 0 \\ F_\lambda = \dfrac{x}{a} + \dfrac{y}{b} - \dfrac{1}{2} = 0 \end{cases},$$

解得
$$x = \frac{ab^2}{2(a^2+b^2)}, y = \frac{a^2 b}{2(a^2+b^2)}, \lambda = -\frac{a^2 b^2}{a^2+b^2}。$$

所以在点 $\left(\frac{ab^2}{2(a^2+2^2)}, \frac{a^2 b}{2(a^2+b^2)}\right)$ 是唯一的驻点，可知，故

$$f\left(\frac{ab^2}{2(a^2+b^2)}, \frac{a^2 b}{2(a^2+b^2)}\right) = \frac{a^2 b^2}{a^2+b^2}$$

是函数 $z = x^2 + y^2$ 在条件 $\frac{x}{a} + \frac{y}{b} = \frac{1}{2}$ 的极小值。

例 5 - 27 某药厂生产两种药品 a 和 b，生产 x 件 a 药品和 y 件 b 药品总成本 $C(x,y) = 200000 + 2x^2 + xy + y^2$（元），两种药品在市场上销量很好，但限于资金只有 760 000 元，若药厂想争取到最大销量，两个药品的产量应各多少？

解 该药厂的销量
$$R(x,y) = x + y \ (x > 0, y > 0),$$

约束条件为
$$200000 + 2x^2 + xy + y^2 = 760000,$$

构造拉格朗日函数
$$F(x,y,\lambda) = x + y + \lambda(560000 - 2x^2 - xy - y^2),$$

解方程组
$$\begin{cases} F_x = 1 - 4x\lambda - y\lambda = 0 \\ F_y = 1 - x\lambda - 2y\lambda = 0 \\ F_\lambda = 560000 - 2x^2 - xy - y^2 = 0 \end{cases},$$

得 $x = 200$，$y = 600$，$\lambda = \frac{1}{1400}$。根据问题的实际意义及驻点的唯一性可知，当药厂生产 200 件 a 药品和 500 件 b 药品时，市场的销量最大。

第五节　二重积分

重积分的概念是从实践中抽象出来的，重积分是一元函数的定积分概念向多元函数情况的推广，有其广泛的应用价值，常用的重积分有二重积分和三重积分。本节主要介绍二重积分的概念和计算。

一、二重积分的概念

在一元函数中，定积分是通过分割、近似代替、求和、取极限四个步骤来定义的。二元函数的重积分也是通过类似的步骤定义的。

引例 求曲顶柱体的体积。

设有一立体，它的底是 xOy 面上的闭区域 D，侧面是以 D 的边界曲线为准线而母线平行于 z 轴的柱面，顶是曲面 $z = f(x,y)$，其中 $f(x,y)$ 在闭区间 D 上为非负连续函数，称这种立体为曲顶柱体。下面我们来求曲顶柱体的体积。

若函数 $f(x,y)$ 在 D 上取常数值，上述曲顶柱体为一个高为固定值的平顶柱体，该平顶柱体的体积可用公式

体积＝底面积×高

计算。一般情况下，求曲顶柱体的体积问题可以用微元分析的方法来解决。

（1）分割：用任意一组曲线网把区域 D 划分成 n 个小区域 $\Delta\sigma_1$，$\Delta\sigma_2\cdots\Delta\sigma_n$，以这些小区域的边界区域为准线，做母线平行于 z 轴的柱体，这些柱体把原来的柱体分为 n 个小曲顶柱体，记这些柱体的体积为 Δv_1，$\Delta v_2\cdots\Delta v_n$。

（2）近似代替：在每个小区域 $\Delta\sigma_i$ 上任取一点 (ξ_i,η_i)，则 Δv_i 近似等于以 $\Delta\sigma_i$ 为底面积，以 $f(\xi_i,\eta_i)$ 为高的平顶柱体的体积。

（3）求和：对 n 个小平顶柱体的体积求和，得到所求曲顶柱体的体积 V 的近似值：

$$V = \sum_{i=1}^{n} \Delta v_i \approx \sum_{i=1}^{n} f(\xi_i,\eta_i)\Delta\sigma_i \text{。}$$

（4）取极限：将曲顶柱体分成更多的小曲顶柱体，求取上式的极限值作为曲顶柱体体积的精确值，即：

$$V = \lim_{\lambda\to 0}\sum_{i=1}^{n} f(\xi_i,\eta_i)\Delta\sigma_i \text{，}$$

其中，λ 是各小区域直径的最大值（该区域任意两点间距离最大者）。

定义 5-8   设函数 $f(x,y)$ 是有界闭区域 D 上的有界函数。若将 D 任意分成 n 个小区域 $\Delta\sigma_1$，$\Delta\sigma_2$，$\cdots$，$\Delta\sigma_n$，其中 $\Delta\sigma_i$ 表示第 i 个小的闭区域，也表示它的面积；在每个 $\Delta\sigma_i$ 上任意取一点 (ξ_i,η_i)，做和数 $\sum_{i=1}^{n} f(\xi_i,\eta_i)\Delta\sigma_i$，如果当 $\lambda\to 0$ 时（λ 为各小区域直径的最大值），上式总有极限，则称这个极限为 $f(x,y)$ 在 D 上的**二重积分**（double integral），记为

$$\iint\limits_{D} f(x,y)\mathrm{d}\sigma = \lim_{\lambda\to 0}\sum_{i=1}^{n} f(\xi_i,\eta_i)\Delta\sigma_i \text{，}$$

这里称 D 为积分区域，而 $f(x,y)$ 称为被积函数。x，y 叫做积分变量，并称 $\sum_{i=1}^{n} f(\xi_i,\eta_i)\Delta\sigma_i$ 为积分和。

例 5-28   设 D 是一个平面薄板，若在点 $(\xi,\eta)\in D$ 的面密度为 $\rho(\xi,\eta)$，那么，二重积分

$$\iint\limits_{D}\rho(\xi,\eta)\mathrm{d}\sigma$$

是薄板的质量。其实，要是对区域 D 进行一个分割：$\Delta\sigma_1$，$\Delta\sigma_2$，$\cdots$，$\Delta\sigma_n$，那么 $\Delta\sigma_i$ 的质量近似于

$$\rho(\xi_i,\eta_i)\Delta\sigma_i \text{，}$$

其中 $(\xi_i,\eta_i)\in D_i$，于是整个模板的质量就近似于

$$\sum_{i=1}^{n}\rho(x_i,y_i)\Delta\sigma_i \text{，}$$

当无限分割 D 区域时，其极限即是薄板的质量。

二、二重积分的性质

二重积分有以下性质。

首先，我们假定以下公式涉及的函数在有界闭区域 D 上是可积的。

性质 1   常数因 k 可以提到积分符号之外

$$\iint\limits_{D} kf(x,y)\mathrm{d}\sigma = k\iint\limits_{D} f(x,y)\mathrm{d}\sigma \text{。}$$

性质 2   若闭区域 D 被曲线分为两个没有公共内点的区域 D_1，D_2，则

$$\iint\limits_{D} f(x,y)\mathrm{d}\sigma = \iint\limits_{D_1} f(x,y)\mathrm{d}\sigma + \iint\limits_{D_2} f(x,y)\mathrm{d}\sigma \text{。}$$

性质 3　函数的代数和的积分等于各函数的积分的代数和，即
$$\iint\limits_{D}\left[f(x,y)\pm g(x,y)\right]\mathrm{d}\sigma=\iint\limits_{D}f(x,y)\mathrm{d}\sigma\pm\iint\limits_{D}g(x,y)\mathrm{d}\sigma。$$

性质 4　若函数 $f(x)$ 及 $g(x)$ 在 D 上满足不等式
$$f(x,y)\leqslant g(x,y),\quad\forall(x,y)\in D，$$
则
$$\iint\limits_{D}f(x,y)\mathrm{d}\sigma\leqslant\iint\limits_{D}g(x,y)\mathrm{d}\sigma。$$

特别的有 $\left|\iint\limits_{D}f(x,y)\mathrm{d}\sigma\right|\leqslant\iint\limits_{D}\left|f(x,y)\right|\mathrm{d}\sigma$。

以下给出 $\left|\iint\limits_{D}f(x,y)\mathrm{d}\sigma\right|\leqslant\iint\limits_{D}\left|f(x,y)\right|\mathrm{d}\sigma$ 的证明。

证　由于 $-\left|f(x,y)\right|\leqslant f(x,y)\leqslant\left|f(x,y)\right|$，则根据性质 4，则有
$$\left|\iint\limits_{D}f(x,y)\mathrm{d}\sigma\right|\leqslant\iint\limits_{D}\left|f(x,y)\right|\mathrm{d}\sigma。$$

性质 5　设 M,m 分别为函数 $f(x,y)$ 在闭区域 D 上的最大值和最小值，σ 为 D 的面积，则
$$m\sigma\leqslant\iint\limits_{D}f(x,y)\mathrm{d}\sigma\leqslant M\sigma。$$

根据连续函数的介值定理，在 D 内至少存在一点 (x_0,y_0)，使
$$f(x_0,y_0)=\frac{1}{\sigma}\iint\limits_{D}f(x,y)\mathrm{d}\sigma。$$

称此性质为二重积分的中值定理。其几何意义为：在区域 D 上以曲面 $f(x,y)$ 为顶的曲顶柱体的体积，等于在此闭区域内某一点 (x_0,y_0) 的函数值 $f(x_0,y_0)$ 为高的平顶柱体的体积。

例 5-29　估计二重积分 $I=\iint\limits_{D}\dfrac{\mathrm{d}\sigma}{\sqrt{x^2+y^2+2xy+8}}$ 的值，其中积分区域 D 为矩形闭区域 $\{(x,y)\,|\,0\leqslant x\leqslant1,0\leqslant y\leqslant2\}$。

解　令 $f(x,y)=\dfrac{1}{\sqrt{(x+y)^2+8}}$，区域面积为 $\sigma=2$，通过计算 $f(x,y)$ 在此闭区域上最大值和最小值分别在 $(0,0)$ 和 $(1,2)$ 点取得
$$M=\frac{1}{\sqrt{(0+0)^2+(2\sqrt{2})^2}}=\frac{1}{2\sqrt{2}},m=\frac{1}{\sqrt{(1+2)^2+(2\sqrt{2})^2}}=\frac{1}{\sqrt{17}},$$
所以 $\dfrac{2}{\sqrt{17}}\leqslant I\leqslant\dfrac{1}{\sqrt{2}}$。

例 5-30　比较下列积分值的大小
$$I_1=\iint\limits_{D}\ln^3(x+y)\mathrm{d}\sigma,I_2=\iint\limits_{D}(x+y)^3\mathrm{d}\sigma,I_3=\iint\limits_{D}\sin^3(x+y)\mathrm{d}\sigma,$$
其中 D 由 $x=0$，$y=0$，$x+y=\dfrac{1}{3}$，$x+y=1$ 围成。

解　如图 5-14 所示，在积分区域 D 内，有
$$\frac{1}{3}\leqslant x+y\leqslant1,因此\ln(x+y)<0,则\ln^3(x+y)<0，$$
且令 $z=x+y,z\in\left(\dfrac{1}{3},1\right)$。由于当 $z\in\left(\dfrac{1}{3},1\right)$ 时，$0<\sin z<z<1$，则有 $0<\sin^3 z<z^3<1$，即 $0<\sin^3(x+y)<(x+y)^3<1$，由上述可知：

$$\ln^3(x+y) < 0 < \sin^3 z < z^3 < 1,$$

由二重积分性质 4 得知，积分 $I_1 < I_3 < I_2$。

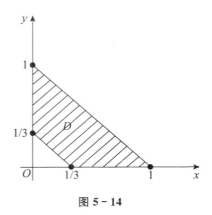

图 5 - 14

三、二重积分的计算

计算二重积分的基本思想是将二重积分转化为连续的两个定积分来计算。我们称这两个定积分为二次积分或者累次积分。

本节中我们介绍两种坐标下的二重积分计算公式，分别为直角坐标系下的二重积分计算和极坐标下的二重积分计算。

1. 直角坐标系下二重积分的计算公式

介绍二重积分的计算之前，我们先引进 X-型区域和 Y-型区域的概念。图 5 - 14 和图 5 - 15 分别给出了这两种区域的典型图例。

X-型区域：

$\{(x,y) \mid a \leqslant x \leqslant b, \varphi_1(x) \leqslant y \leqslant \varphi_2(x)\}$，其中，$\varphi_1(x)$、$\varphi_2(x)$ 在区间 (a,b) 上连续。特点是：与 y 轴平行的穿过该区域的直线与区域的边界相交不多于两个点（图 5 - 15）。

Y-型区域：

$\{(x,y), c \leqslant y \leqslant d, \psi_1(y) \leqslant x \leqslant \psi_2(y)\}$，其中，$\psi_1(y)$、$\psi_2(y)$ 在区间 (c,d) 上连续。特点是：与 x 轴平行的穿过区域的直线与区域的边界相交不多于两个点（图 5 - 16）。

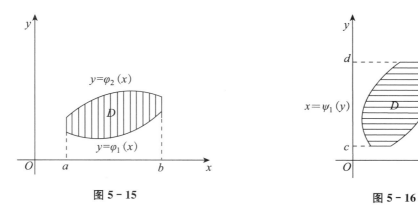

图 5 - 15   图 5 - 16

设函数 $z = f(x,y)$ 在闭区域 D 上连续，当区域是 X-型区域时，D 由直线 $x=a$，$x=b$ 及曲线 $y = \varphi_1(x)$，$y = \varphi_2(x)$（$\varphi_1(x) \leqslant \varphi_2(x)$）围成。这时二重积分可以表示为

$$\iint_D f(x,y)\mathrm{d}x\mathrm{d}y = \int_a^b \left[\int_{\varphi_1(x)}^{\varphi_2(x)} f(x,y)\mathrm{d}y \right] \mathrm{d}x \tag{5-1}$$

上式中右端的内层积分是关于 y 的积分，可以将 x 视为常量，上限和下限是关于 x 的函数。外

层积分相当于整个内层积分的定积分。当区域是 Y-型区域时，D 由直线 $y=c$，$y=d$ 及曲线 $x=\psi_1(y)$，$x=\psi_2(y)(\psi_1(y) \leqslant \psi_2(y))$ 围成。这时二重积分可以表示为

$$\iint\limits_D f(x,y)\mathrm{d}x\mathrm{d}y = \int_c^d \left[\int_{\psi_1(y)}^{\psi_2(y)} f(x,y)\mathrm{d}x\right]\mathrm{d}y \tag{5-2}$$

如果积分区域既不是 X-型区域又不是 Y-型区域，我们可以将它分成若干个 X-型或者 Y-型区域，根据区域类型不同，应用式（5-1）和式（5-2）两个公式计算二重积分，根据二重积分的积分区域可加性，可计算出二重积分。

如果积分区域既是 X-型区域又是 Y-型区域，则既可以用式（5-1）又可以用式（5-2）。

例 5-31 计算 $\iint\limits_D 4xy\mathrm{d}\sigma$，其中 D 是由直线 $y=2$，$x=3$，$y=x$ 所围成的闭区域。

解法一 画出积分区域 D 的图形，可见区域 D 既是 X 型的又是 Y 型的。若我们按 X 型（图 5-17）计算其二重积分，则积分区域 D 的范围为 $D=\{(x,y)\,|\,2\leqslant x\leqslant 3, 2\leqslant y\leqslant x\}$，所以

$$\iint\limits_D 4xy\mathrm{d}\sigma = \int_2^3\left[\int_2^x 4xy\mathrm{d}y\right]\mathrm{d}x = 2\int_2^3\left[xy^2\right]_2^x\mathrm{d}x = 2\int_2^3(x^3-4x)\mathrm{d}x = \left[\frac{x^4}{2}-4x^2\right]_2^3 = 12\frac{1}{2} \ .$$

解法二 若将积分区域视为 Y 型的（图 5-18），则积分区域 D 的范围为 $D=\{(x,y)\,|\,2\leqslant y\leqslant 3, y\leqslant x\leqslant 3\}$，所以

$$\iint\limits_D 4xy\mathrm{d}\sigma = 4\int_2^3\left[\int_y^3 xy\mathrm{d}x\right]\mathrm{d}y = 2\int_2^3\left[x^2y\right]_y^3\mathrm{d}y = 2\int_2^3(9y-y^3)\mathrm{d}y = \left[9y^2-\frac{1}{2}y^4\right]_2^3 = 12\frac{1}{2} \ .$$

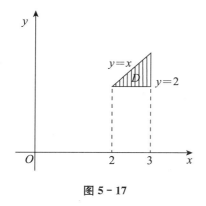

图 5-17

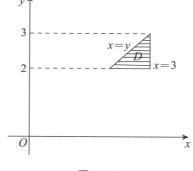

图 5-18

例 5-32 计算 $I = \iint\limits_D (2x^2-3y+1)\,\mathrm{d}x\mathrm{d}y$ 的二重积分，积分区域 D 是由直线 $y=2x$，$y=2x+3$，$y=0$，$y=3$ 围成的（图 5-19）。

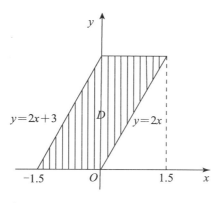

图 5-19

解法一　采取 X-型区域的方法求 I 值，从图中我们可以看到，这个积分区域可以分为两个部分，$\{(x,y)\,|\,-1.5\leqslant x\leqslant 0,0\leqslant y\leqslant 2x+3\}$ 和 $\{(x,y)\,|\,0\leqslant x\leqslant 1.5,2x\leqslant y\leqslant 3\}$ ，则有

$$
\begin{aligned}
I &= \int_{-1.5}^{0}\mathrm{d}x\int_{0}^{2x+3}(2x^2-3y+1)\mathrm{d}y+\int_{0}^{1.5}\mathrm{d}x\int_{2x}^{3}(2x^2-3y+1)\mathrm{d}y\\
&= \int_{-1.5}^{0}\left(4x^3-16x-\frac{21}{2}\right)\mathrm{d}x+\int_{0}^{1.5}\left(-4x^3+12x^2-2x-\frac{21}{2}\right)\mathrm{d}x\\
&= \left[x^4-8x^2-\frac{21}{2}x\right]_{-1.5}^{0}+\left[-x^4+4x^3-x^2-\frac{21}{2}x\right]_{0}^{1.5}\\
&= -12\frac{3}{8}\,。
\end{aligned}
$$

解法二　采取 Y-型区域的方法求 I 值，从图中我们可以看到，其积分区域为 $D=\left\{(x,y)\,\middle|\,0\leqslant y\leqslant 3,\dfrac{y-3}{2}\leqslant x\leqslant\dfrac{y}{2}\right\}$ ，则有

$$
I=\int_{0}^{3}\mathrm{d}y\int_{\frac{y-3}{2}}^{\frac{y}{2}}(2x^2-3y+1)\mathrm{d}x=\int_{0}^{3}\left[\frac{2}{3}x^3-3xy+x\right]_{\frac{y-3}{2}}^{\frac{y}{2}}\mathrm{d}y=-12\frac{3}{8}\,。
$$

举了以上的例子之后，我们知道：当我们计算二重积分时，如果给出的积分形式不方便或者无法求积分，我们可以换一种积分次序，可能轻而易举地就求出二重积分了。

例 5-33　计算 $\displaystyle\iint_{D}e^{y^2}\mathrm{d}x\mathrm{d}y$ ，其中 D 是由 $y=2x$ ，$y=2$ ，$x=0$ 围成的区域。

解　画出积分区域 D 的图形（图 5-20）。如果将 D 区域视为 X-型区域，则积分区域为 $D=\{(x,y)\,|\,0\leqslant x\leqslant 1,2x\leqslant y\leqslant 2\}$ ，从而

$$
\iint_{D}e^{y^2}\mathrm{d}x\mathrm{d}y=\int_{0}^{1}\mathrm{d}x\int_{2x}^{2}e^{y^2}\mathrm{d}y\,，
$$

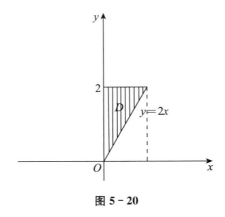

图 5-20

由于定积分 $\displaystyle\int_{2x}^{2}e^{y^2}\mathrm{d}y$ 其原函数无法用初等函数表示，所以我们选择另一种积分次序，将 D 视为 Y-型区域，则积分区域为 $\left\{(x,y)\,\middle|\,0\leqslant y\leqslant 2,0\leqslant x\leqslant\dfrac{y}{2}\right\}$ ，从而

$$
\begin{aligned}
\iint_{D}e^{y^2}\mathrm{d}x\mathrm{d}y &= \int_{0}^{2}\mathrm{d}y\int_{0}^{\frac{y}{2}}e^{y^2}\mathrm{d}x=\int_{0}^{2}xe^{y^2}\Big|_{0}^{\frac{y}{2}}\mathrm{d}y\\
&= \frac{1}{2}\int_{0}^{2}ye^{y^2}\mathrm{d}y=\frac{1}{4}\int_{0}^{2}e^{y^2}\mathrm{d}y^2\\
&= \frac{1}{4}e^{y^2}\Big|_{0}^{2}=\frac{e^4}{4}-\frac{1}{4}\,。
\end{aligned}
$$

知识拓展

利用奇偶性简化二重积分的计算　利用被积函数的奇偶性，往往会大大地简化二重积分的计算。对二重积分我们既要考虑到被积函数的奇偶性，又要考虑到积分区域 D 的对称性。我们总结如下：

(1) 若积分区域 D 关于 x 轴对称，则

当 $f(x,-y)=-f(x,y)$ 时，有 $\iint\limits_{D}f(x,y)\mathrm{d}x\mathrm{d}y=0$。

当 $f(x,-y)=f(x,y)$ 时，有 $\iint\limits_{D}f(x,y)\mathrm{d}x\mathrm{d}y=2\iint\limits_{D_1}f(x,y)\mathrm{d}x\mathrm{d}y$，其中

$D_1=\{(x,y)\,|\,(x,y)\in D,y\geqslant 0\}$。

(2) 当积分区域 D 关于 y 轴对称时，则

当 $f(-x,y)=-f(x,y)$ 时，有 $\iint\limits_{D}f(x,y)\mathrm{d}x\mathrm{d}y=0$。

当 $f(-x,y)=f(x,y)$ 时，有 $\iint\limits_{D}f(x,y)\mathrm{d}x\mathrm{d}y=2\iint\limits_{D_2}f(x,y)\mathrm{d}x\mathrm{d}y$，其中

$D_2=\{(x,y)\,|\,(x,y)\in D,x\geqslant 0\}$。

2. 极坐标下二重积分的计算

对于某些区域和被积函数而言，使用极坐标系可能会使二重积分计算过程简化。假设 D 为一有界闭区域，$z=f(x,y)$ 是 D 上的连续函数，我们可以导出极坐标系下计算二重积分的公式。

我们使用极坐标的坐标曲线网来分割 D。曲线网由以极点为中心的一系列圆周及极点发出的射线族组成。假定当 D 中的所有的点都用极坐标 (r,θ) 表示，半径 r 的最小值为 A，最大值为 B；极角 θ 的最小值为 α，最大值为 β。积分区域 D 落在扇形区域 $\{(r,\theta)\,|\,A\leqslant r\leqslant B,\alpha\leqslant\theta\leqslant\beta\}$，对积分区域用曲线网分割

$$r_1(\theta)=r_0<r_1\cdots<r_m=r_2(\theta);\ \alpha<\theta_0<\theta_1<\cdots<\theta_n<\beta(\text{图 }5-21)\text{。}$$

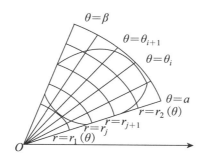

图 5-21

曲线 $r=r_j,(j=0,1,\cdots,m)$ 及曲线 $\theta=\theta_i,(i=0,1,\cdots n)$ 将区域分割成若干个小的扇形区域，记为

$$D_{ij}=\{(r,\theta)\,|\,r_j\leqslant r<r_{j+1},\theta_i\leqslant\theta<\theta_{i+1}\}\text{。}$$

令 k 是所有 D_{ij} 中最大的直径，那么我们根据二重积分定义，可列出

$$\iint\limits_{D}f(x,y)\mathrm{d}\sigma=\lim_{k\to 0}\sum_{i,j}f(e_{ij})\Delta\sigma_{ij},$$

$\Delta\sigma_{ij}$ 表示 D_{ij} 的面积，e_{ij} 表示分割的小区域中任意一点。根据被积函数的可积性，e_{ij} 的选取不影

响上述极限。令：$e_{ij} = (r_j\cos\theta_i, r_j\sin\theta_i)$，则二重积分可写成：

$$\iint\limits_D f(x,y)\,\mathrm{d}\sigma = \lim_{k\to 0}\sum_{i,j} f(r_j\cos\theta_i, r_j\sin\theta_i)\Delta\sigma_{ij}\ \ 。$$

我们来计算一下 $\Delta\sigma_{ij}$，设 $\Delta\theta_i = \theta_{i+1} - \theta_i$，$\Delta r_j = r_{j+1} - r_j$。那么

$$\Delta\sigma_{ij} = \frac{1}{2}\Delta\theta_i(r_{j+1}^2 - r_j^2) = \frac{1}{2}\Delta\theta_i(2r_j + \Delta r_j)\Delta r_j$$

$$= r_j\Delta r_j\Delta\theta_i + \frac{1}{2}(\Delta r_j)^2\Delta\theta_i\ \ ,$$

当 $k\to 0$ 时，$\frac{1}{2}(\Delta r_j)^2\Delta\theta_i$ 是比 $\Delta r_j\Delta\theta_i$ 高阶的无穷小量，上式可以用 $r_j\Delta r_j\Delta\theta_i$ 来近似表示，则二重积分可以表示为：

$$\iint\limits_D f(x,y)\,\mathrm{d}\sigma = \lim_{k\to 0}\sum_{i,j} f(r_j\cos\theta_i, r_j\sin\theta_i)r_j\Delta r_j\Delta\theta_i$$

$$= \iint\limits_D f(r\cos\theta, r\sin\theta)r\mathrm{d}r\mathrm{d}\theta\ \ 。$$

其中，$D' = \{(r,\theta)\,|\,(r\cos\theta, r\sin\theta)\in D\}$。我们还可以进一步将上式转换成

$$\iint\limits_D f(x,y) = \int_\alpha^\beta \mathrm{d}\theta\int_{r_1(\theta)}^{r_2(\theta)} f(r\cos\theta, r\sin\theta)r\mathrm{d}r\ \ 。$$

例 5 - 34　利用极坐标求下列的二重积分 $\int_0^1 \mathrm{d}x\int_0^{\sqrt{1-x^2}} (x^2 + y^2)\mathrm{d}y$。

解　作出积分区域 D 的图形（如图 5 - 22），其极坐标下的定积分区域为 $0\leqslant r\leqslant 1$，$0\leqslant\theta\leqslant\frac{\pi}{2}$，所以其二重积分为

$$\int_0^1 \mathrm{d}x\int_0^{\sqrt{1-x^2}} (x^2 + y^2)\mathrm{d}y = \int_0^{\frac{\pi}{2}} \mathrm{d}\theta\int_0^1 r^2 \cdot r\mathrm{d}r = \int_0^{\frac{\pi}{2}} \left(\frac{1}{4}r^4\right)\Big|_0^1 \mathrm{d}\theta = \frac{\pi}{8}\ \ 。$$

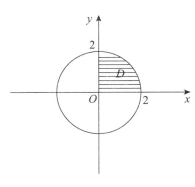

图 5 - 22

例 5 - 35　求 $\iint\limits_D e^{-x^2-y^2}\,\mathrm{d}\sigma$，其中 D 为圆 $x^2 + y^2\leqslant\frac{1}{4}a^2$ 在第一象限的部分。

解　积分区域 $D = \{(x,y)\,|\,x^2+y^2\leqslant\frac{1}{4}a^2, x\geqslant 0, y\geqslant 0\}$，极坐标下，$D$ 的边界曲线方程为 $r = \frac{1}{2}a(0\leqslant\theta\leqslant\frac{\pi}{2})$，于是二重积分可以转化为

$$\iint\limits_D e^{-x^2-y^2}\,\mathrm{d}\sigma = \int_0^{\frac{\pi}{2}} \mathrm{d}\theta\int_0^{\frac{a}{2}} e^{-r^2}r\mathrm{d}r = \frac{\pi}{2}\cdot\left(-\frac{1}{2}e^{-r^2}\right)\Big|_0^{\frac{a}{2}} = \frac{\pi}{4}\left(1 - e^{-\frac{a^2}{4}}\right)\ \ 。$$

知识拓展

三重积分的定义

设三元函数 $f(x,y,z)$ 在一个由有限个光滑曲面所围成的区域 Ω 上有定义。把 Ω 任意分割成为 n 个小区域：ΔV_1，$\Delta V_2 \cdots \Delta V_n$，其中 ΔV_i 表示第 i 个小区域的体积。在每个 ΔV_i 中，任意取一点 (x_i, y_i, z_i)，并作和 $\sum\limits_{i=1}^{n} f(x_i, y_i, z_i) \Delta V_i$。当所有小区域的最大直径 λ 趋于零时，和式 $\sum\limits_{i=1}^{n} f(x_i, y_i, z_i) \Delta V_i$ 若不依赖于点的选取，且极限存在，则称这个极限值为函数 $f(x,y,z)$ 在 Ω 上的三重积分，记作

$$\iiint\limits_{\Omega} f(x,y,z) \mathrm{d}V = \lim_{\lambda \to 0} \sum_{i=1}^{n} f(x_i, y_i, z_i) \Delta V_i$$

其中 Ω 称作积分区域，$f(x,y,z)$ 为被积函数，$\mathrm{d}V$ 为体积元素。

三重积分的计算

与二重积分类似，三重积分也可以转化成三次积分。首先，我们可以把 Ω 的边界曲面在 xOy 平面上投影为平面的区域 D，则可以把其表示为 $a \leqslant x \leqslant b$，$y_1(x) \leqslant y \leqslant y_2(x)$，$\Omega$ 的边界曲面可以分为上下两个部分，其范围为 $z_1(x,y) \leqslant z \leqslant z_2(x,y)$。因此，三重积分的计算公式如下：

$$\iiint\limits_{\Omega} f(x,y,z) \mathrm{d}x\mathrm{d}y\mathrm{d}z = \iint\limits_{D} \left[\int_{z_1(x,y)}^{z_2(x,y)} f(x,y,z) \mathrm{d}z \right] \mathrm{d}x\mathrm{d}y$$

或

$$\iiint\limits_{\Omega} f(x,y,z) \mathrm{d}x\mathrm{d}y\mathrm{d}z = \int_a^b \left\{ \int_{y_1(x)}^{y_2(x)} \left[\int_{z_1(x,y)}^{z_2(x,y)} f(x,y,z) \mathrm{d}z \right] \mathrm{d}y \right\} \mathrm{d}x$$

习 题 五

1. 求下列函数的定义域：

(1) $z = \dfrac{1}{x} + \sqrt{y}$ ；

(2) $z = \arcsin \dfrac{x^2 + y^2}{3}$ ；

(3) $z = \ln(x^2 + 3y)$ ；

(4) $u = \dfrac{1}{\sqrt{x}} + \dfrac{1}{\sqrt{y}} + \dfrac{1}{\sqrt{z}}$ 。

2. 求下列函数的极限：

(1) $\lim\limits_{\substack{x \to 0 \\ y \to 0}} \dfrac{\sin(xy)}{xy}$ ；

(2) $\lim\limits_{\substack{x \to 1 \\ y \to 2}} \dfrac{x^2 - y^2}{x - y}$ 。

3. 求下列函数的不连续点：

(1) $z = \dfrac{1}{y^2 - 2x}$ ；

(2) $z = \sin \dfrac{1}{x - y}$ 。

4. 求下列函数的偏导数：

(1) $z = 2e^{x^2 + y} + \cos(x + xy)$ ；

(2) $z = \ln(2xy - 3y^2) + 6x^2 y$ ；

(3) $z = \dfrac{2x + y^3}{xy}$ ；

(4) $z = x^{\sin y}$ ；

(5) $z = \dfrac{xy}{x - y}$ ；

(6) $z = xe^{-xy}$ ；

(7) $z = \ln\tan \dfrac{y}{x}$ ；

(8) $z = x^2 + y^2$ 。

5. 求下列函数的二阶偏导数：

(1) $z = 3xe^{xy}$ ；

(2) $z = \arctan \dfrac{x}{y}$ 。

6. 求下列函数的全微分：

(1) $z = \ln \dfrac{y}{x}$ ；

(2) $z = \arcsin(3x^2 - xy + 2y^2)$ ；

(3) $z = e^{3x}\cos 2xy$ ；

(4) $z = xy + \dfrac{y}{x}$ 。

7. 设 $z = \cos(u + v^2)$，而 $u = x^2 y$，$v = e^{3y}$，求 $\dfrac{\partial z}{\partial x}$ 和 $\dfrac{\partial z}{\partial y}$ 。

8. 设 $z = 7uv + \dfrac{u}{v}$，而 $u = 2x - 3y$，$v = \dfrac{x}{y}$，求 $\dfrac{\partial z}{\partial x}$ 和 $\dfrac{\partial z}{\partial y}$ 。

9. 设 $z = \arctan x^2 y$，而 $y = 1 - x^2$，求 $\dfrac{\mathrm{d}z}{\mathrm{d}x}$ 。

10. 求由方程 $3x^2 y + e^{xz} - 4y^2 z = 0$ 所确定的隐函数 $z = f(x,y)$ 的偏导数。

11. 求由方程 $z^3 - 3xyz = 9$ 所确定的隐函数 $z = f(x,y)$ 的偏导数。

12. 求由方程 $e^z = x^2 yz$ 所确定的隐函数 $z = f(x,y)$ 的偏导数。

13. 求函数 $z = x^3 - 4x^2 + 2xy - y^2$ 的极值。

14. 求函数 $z = 2(x - y) - x^2 - y^2$ 的极值。

15. 计算二重积分 $\iint\limits_{D}(x + 4y)\mathrm{d}x\mathrm{d}y$ ，其中 D 是由直线 $y = x$，$y = 4x$，$x = 1$ 所围成的平面闭区域。

16. 计算二重积分 $\iint\limits_{D}(x^2 + y)\mathrm{d}x\mathrm{d}y$ ，其中 D 是由抛物线 $y = x^2$ 和 $x = y^2$ 所围成的平面闭区域。

17. 计算二重积分 $\iint\limits_{D}e^{x^2+y^2}\mathrm{d}x\mathrm{d}y$，其中 D 是圆形闭区域 $x^2 + y^2 \leqslant 1$ 。

18. 计算二重积分 $\iint\limits_{D}\dfrac{\sin(\pi\sqrt{x^2+y^2})}{\sqrt{x^2+y^2}}\mathrm{d}x\mathrm{d}y$ ，其中
$$D = \{(x,y)\,|\,1 \leqslant x^2 + y^2 \leqslant 4, x \geqslant 0, y \geqslant 0\} 。$$

（姜　伟　王世缘　夏　蔚）

第六章 常微分方程基础

<table>
<tr><td>案例</td><td>假设在"理想环境"系统下进行细菌繁殖，所谓"理想环境"满足三个条件：①除系统本身的繁殖外，没有向系统内的迁入和迁出；②系统本身的繁殖不受空间、营养等因素的影响；③系统不受温度、湿度等环境因素的影响。显然，细菌数是随时间的增加而增多的，假设细菌繁殖速率与当时的细菌数成正比，求细菌数随时间变化的规律。

设 $y = y(t)$ 是在时间 t 时刻的细菌数，细菌数的变化率是细菌数 y 的一阶导数 $\dfrac{\mathrm{d}y}{\mathrm{d}t}$，这个变化率与 t 时刻的细菌数成正比。我们建立如下等式：

$$\frac{\mathrm{d}y}{\mathrm{d}t} = ky,$$

其中 $k > 0$ 为常数。问题中 $y = y(t)$ 是一个未知函数，从上式中求出此未知函数就是微分方程要解决的问题。</td></tr>
</table>

　　微分方程是从生产实践与科学技术中产生的，也是解决现代科学技术问题强有力的工具。它在医学、生物学、工程力学、流体力学、经济学等领域有广泛的应用。

　　函数是客观事物的内部关系在数量方面的反映，利用函数关系可以对客观事物的规律进行研究。但是在大量的实际问题中，特别是在医药学的研究过程中，往往不能直接找出所需要的函数关系，而依据问题所提供的信息，有时可以列出含有要找的函数及其导数的关系式。这样的关系式就是所谓的微分方程。微分方程建立后对它进行研究，找出未知函数来，这就是解微分方程。本章主要介绍微分方程的基本概念、几种常见的解法及其在医药学中的应用。

第一节　微分方程的基本概念

一、引例

　　例 6-1　细菌增长模型，见章首案例。

　　解　设 t（自变量）时刻细菌数量为 y（因变量），则细菌数的增长率为 $\dfrac{\mathrm{d}y}{\mathrm{d}t}$，在理想状态下有

$$\frac{\mathrm{d}y}{\mathrm{d}t} = ky ,\qquad\qquad (6-1)$$

其中 k 为比例常数。

　　例 6-2　自由落体运动：一个质量为 m 的质点在重力作用下从高处自由下落，试求其运动方程。

　　解　设在时刻 t 质点的下落的距离为 $s(t)$，由牛顿第二定律得质点满足的方程为

$$m \frac{\mathrm{d}^2 s}{\mathrm{d}t^2} = mg \quad 即 \quad \frac{\mathrm{d}^2 s}{\mathrm{d}t^2} = g \, 。 \tag{6-2}$$

因 $s(t)$ 还满足下列条件：$s\mid_{t=0}=0$，$v\mid_{t=0}=0$。

通过对方程（6-2）两端积分容易得出

$$v = \frac{\mathrm{d}s}{\mathrm{d}t} = gt + C_1 \, 。 \tag{6-3}$$

再对上面方程两端积分，得

$$s = \frac{1}{2} g t^2 + C_1 t + C_2 \, , \tag{6-4}$$

其中 C_1，C_2 是两个独立的任意常数。

把条件 $s\mid_{t=0}=0$，$v\mid_{t=0}=0$ 分别代入式（6-3），式（6-4）得 $C_1=0$，$C_2=0$。

因此所求的运动方程为

$$s = \frac{1}{2} g t^2 \, 。 \tag{6-5}$$

上述实例讨论的实际上是已知未知函数的导数（或微分）所满足的方程，求未知函数的问题，这就是微分方程问题。

二、微分方程的基本概念

含有自变量、未知函数及未知函数的各阶导数（或微分）的方程称为**微分方程**（differential equation）。当未知函数为一元函数时，称为**常微分方程**（ordinary differential equation）；当未知函数为多元函数时，方程中出现偏微分，故称为**偏微分方程**（partial differential equation）。例如

$$\frac{\partial u}{\partial t} = a^2 \frac{\partial^2 u}{\partial x^2} \, ,$$

本章仅讨论常微分方程，并简称为微分方程。

微分方程中出现的未知函数的最高阶导数的阶数，称为微分方程的**阶**（order）。例如方程（6-1）及 $yy' + \sin x = 1$ 都是一阶微分方程；方程（6-2）及 $y'' + \mathrm{e}^x y' = x\cos 2x$ 是二阶微分方程；$y''' + 2(y')^4 = 2x^4$ 是三阶微分方程。

满足微分方程的函数叫做微分方程的**解**（solution）。求微分方程的解的过程，叫做解微分方程。如果微分方程的解中包含任意常数，且独立的任意常数的个数与方程的阶数相同，则称它为微分方程的**通解**（general solution）。若微分方程的一个解不含任意常数，则称这个解是微分方程在某一特定条件下的解，简称为**特解**（particular solution）。

例如式（6-4）与式（6-5）所表示的函数都是方程（6-2）的解，其中式（6-4）是方程（6-2）的通解，（6-5）式是方程（6-2）的一个特解。

在通解中称任意常数是独立的，其含义是指它们不能合并而使得任意常数的个数减少。例如：函数 $y = C_1 \mathrm{e}^x + C_2 \mathrm{e}^x$ 形式上有两个任意常数 C_1，C_2，但这两个常数并不是独立的，事实上它可以写成 $y = (C_1 + C_2)\mathrm{e}^x = C\mathrm{e}^x$（其中 $C = C_1 + C_2$），因此本质上它只含有一个任意常数。

显然微分方程的通解给出了解的一般形式，故通解也称为一般解，若用未知函数及其各阶导数在某个特定点的值将任意常数确定下来，就得到微分方程的特解。这种确定特解的条件叫做初始条件。例如，例 6-2 中的 $s\mid_{t=0}=0$，$v\mid_{t=0}=0$ 就是初始条件。

微分方程的通解在几何上表示以任意常数为参数的曲线族。其中的曲线称为微分方程的积分曲线，它们在横坐标某一点 x 处的切线相互平行。特解在几何上便是曲线族中满足初始条件的那条积分曲线。

例 6-3　验证函数 $y = (C_1 + C_2 x)e^{2x}$ 是方程 $y'' - 4y' + 4y = 0$ 的通解，并求方程满足初始条件 $y(0) = 1, y'(0) = 0$ 的特解，其中 C_1，C_2 为任意常数。

解　已知 $y = (C_1 + C_2 x)e^{2x}$，则 $y' = (2C_1 + C_2 + 2C_2 x)e^{2x}$，$y'' = 4(C_1 + C_2 + C_2 x)e^{2x}$，将 y，y'，y'' 代入方程左端，得

$$4(C_1 + C_2 + C_2 x)e^{2x} - 4(2C_1 + C_2 + 2C_2 x)e^{2x} + 4(C_1 + C_2 x)e^{2x} = 0,$$

所以函数 $y = (C_1 + C_2 x)e^{2x}$ 是方程 $y'' - 4y' + 4y = 0$ 的解，又因为这个解中含有两个独立的任意常数，与方程的阶数相等，所以它是方程的通解。

由初始条件 $y(0) = 1$，得 $C_1 = 1$；由初始条件 $y'(0) = 0$，得 $2C_1 + C_2 = 0$，所以 $C_2 = -2$。

于是方程 $y'' - 4y' + 4y = 0$ 满足初始条件的特解为 $y = (1 - 2x)e^{2x}$。

第二节　可分离变量的微分方程

一、可分离变量的微分方程

先看下面的例子。

例 6-4　求微分方程 $y' = y^2 \cos x$ 的通解。

分析　能否直接用积分法求该方程的通解呢？若对其两边直接求积分，则得

$$\int y' \mathrm{d}x = \int y^2 \cos x \mathrm{d}x,$$

$$y = \int y^2 \cos x \mathrm{d}x,$$

显然，上式右端含有未知函数 y，无法求得积分。

解　我们考虑将方程写成 $\dfrac{\mathrm{d}y}{\mathrm{d}x} = y^2 \cos x$，

上式两端同乘以 $\mathrm{d}x$，并同除以 $y^2 (y \neq 0)$，把变量 x 和 y "分离"，得

$$\frac{1}{y^2} \mathrm{d}y = \cos x \mathrm{d}x,$$

对上式两端积分，得　　　　　　$-\dfrac{1}{y} = \sin x + C$，（$C$ 是任意常数）

即　　　　　　　　　　　　　　$y = -\dfrac{1}{\sin x + C}$，

对于形如

$$\frac{\mathrm{d}y}{\mathrm{d}x} = f(x) \cdot g(y) \tag{6-6}$$

的微分方程，称为可分离变量的微分方程。这类方程的特点是：可以通过四则运算化为左端只含 y 的函数乘 $\mathrm{d}y$，右端只含 x 的函数乘 $\mathrm{d}x$ 的变量分离的形式。求解可分离变量的微分方程的方法称为分离变量法。其步骤如下：

（1）分离变量，　　　　$\dfrac{\mathrm{d}y}{g(y)} = f(x)\mathrm{d}x$　　（$g(y) \neq 0$）；

（2）两端积分，　　　　$\displaystyle\int \dfrac{\mathrm{d}y}{g(y)} = \int f(x)\mathrm{d}x$；

（3）求出积分，即得通解　　　$G(y) = F(x) + C$，

其中 $G(y)$、$F(x)$ 分别为 $\dfrac{1}{g(y)}$、$f(x)$ 的一个原函数，C 是任意常数。

例 6 - 5　求微分方程 $\dfrac{\mathrm{d}y}{\mathrm{d}x}=2xy$ 的通解。

解　当 $y\neq0$ 时，将原方程分离变量，化为

$$\frac{\mathrm{d}y}{y}=2x\mathrm{d}x ,$$

两边积分，得　　　　　　　　　　　$\ln|y|=x^2+C_1 ,$

$$|y|=e^{C_1}e^{x^2} ,$$

$$y=\pm e^{C_1}e^{x^2}=Ce^{x^2}\quad(C\neq0) 。$$

容易证明 $y=0$ 也是方程的解，于是微分方程 $\dfrac{\mathrm{d}y}{\mathrm{d}x}=2xy$ 的通解为

$$y=Ce^{x^2} 。$$

为简便起见，通常将"$\ln|y|$"写成"$\ln y$"，将"C_1"写成"$\ln C$"，就能直接得到"$y=Ce^{x^2}$"形式的解，其中 C 可以为任意常数。

例 6 - 6　求微分方程 $\cos x\sin y\mathrm{d}x-\sin x\cos y\mathrm{d}y=0$ 满足初始条件 $y|_{x=\frac{\pi}{6}}=\dfrac{\pi}{2}$ 的特解。

解　分离变量，　　$\dfrac{\cos y}{\sin y}\mathrm{d}y=\dfrac{\cos x}{\sin x}\mathrm{d}x$（$\sin x\sin y\neq0$），

两端积分，　　　　　$\ln\sin y=\ln\sin x+\ln C$，

从而所求方程的通解为　　　　　　　$\sin y=C\sin x$，

由初始条件 $y|_{x=\frac{\pi}{6}}=\dfrac{\pi}{2}$，得 $C=2$，故所求方程的特解为 $\sin y=2\sin x$。

二、齐次微分方程

有的微分方程不是可分离变量的，但通过适当的变量代换后，得到关于新变量的可分离变量方程，然后用求可分离变量微分方程的方法求解这些方程。

例 6 - 7　求微分方程 $x\dfrac{\mathrm{d}y}{\mathrm{d}x}-y=x\tan\dfrac{y}{x}$ 的通解。

解　这不是可分离变量的微分方程，等式两边同时除以 x，得

$$\frac{\mathrm{d}y}{\mathrm{d}x}=\frac{y}{x}+\tan\frac{y}{x},$$

令 $u=\dfrac{y}{x}$，则 $y=ux$，$\dfrac{\mathrm{d}y}{\mathrm{d}x}=u+x\dfrac{\mathrm{d}u}{\mathrm{d}x}$，原方程化为

$$u+x\frac{\mathrm{d}u}{\mathrm{d}x}=u+\tan u,$$

成为可分离变量的微分方程。分离变量，得

$$\cot u\mathrm{d}u=\frac{\mathrm{d}x}{x},$$

$$\ln\sin u=\ln x+\ln C\quad即\quad\sin u=Cx。$$

原微分方程的通解为　　　$\sin\dfrac{y}{x}=Cx$。

如果一阶微分方程 $F(x,y,y')=0$ 可化为"$\dfrac{\mathrm{d}y}{\mathrm{d}x}=g\left(\dfrac{y}{x}\right)$"形式的方程，则称此微分方程为**齐次方程**（homogeneous equation）。通过变换 $u=\dfrac{y}{x}$，总能将齐次方程化成可分离变量的微分方程。求解齐次微分方程的步骤如下：

（1）在齐次方程 $\dfrac{\mathrm{d}y}{\mathrm{d}x}=g\left(\dfrac{y}{x}\right)$ 中，令 $u=\dfrac{y}{x}$，则 $y=ux$，　$\dfrac{\mathrm{d}y}{\mathrm{d}x}=u+x\dfrac{\mathrm{d}u}{\mathrm{d}x}$；

（2）代入方程 $\dfrac{\mathrm{d}y}{\mathrm{d}x}=g\left(\dfrac{y}{x}\right)$ 中，得 $u+x\dfrac{\mathrm{d}u}{\mathrm{d}x}=g(u)$，化为可分离变量的微分方程；

（3）分离变量　$\dfrac{\mathrm{d}u}{g(u)-u}=\dfrac{\mathrm{d}x}{x}$；

（4）两边积分　$\displaystyle\int\dfrac{\mathrm{d}u}{g(u)-u}=\int\dfrac{\mathrm{d}x}{x}$；

（5）求出积分后再代回原变量，便得到齐次方程的通解。

例 6 - 8　求微分方程 $y^2+x^2\dfrac{\mathrm{d}y}{\mathrm{d}x}=xy\dfrac{\mathrm{d}y}{\mathrm{d}x}$ 的通解。

解　原方程可化为 $\dfrac{\mathrm{d}y}{\mathrm{d}x}=\dfrac{y^2}{xy-x^2}=\dfrac{\left(\dfrac{y}{x}\right)^2}{\dfrac{y}{x}-1}$，即为齐次微分方程。

令 $\dfrac{y}{x}=u$，则 $y=ux$，$\dfrac{\mathrm{d}y}{\mathrm{d}x}=u+x\dfrac{\mathrm{d}u}{\mathrm{d}x}$，代入上式得

$$u+x\dfrac{\mathrm{d}u}{\mathrm{d}x}=\dfrac{u^2}{u-1}，$$

分离变量　　　　　　　　$\left(1-\dfrac{1}{u}\right)\mathrm{d}u=\dfrac{\mathrm{d}x}{x}$，

两端积分　　　　　　　　$u-\ln u=\ln x+C$　即　$u-\ln ux=C$。

将 u 换成 $\dfrac{y}{x}$，原方程的通解为　　$\dfrac{y}{x}-\ln y=C$。

第三节　一阶线性微分方程

一、一阶线性微分方程

方程　　　　　　　　　　$\dfrac{\mathrm{d}y}{\mathrm{d}x}+P(x)y=Q(x)$ 　　　　　　　　　(6 - 7)

称为**一阶线性微分方程**（first - order linear differential equation），其中 $P(x)$ 与 $Q(x)$ 为已知的连续函数。式中的 $Q(x)$ 称为非齐次项。

当 $Q(x)=0$ 时，称为一阶齐次线性微分方程

$$\dfrac{\mathrm{d}y}{\mathrm{d}x}+P(x)y=0 。 \tag{6 - 8}$$

当 $Q(x)\neq0$ 时，称方程（6 - 7）为一阶线性非齐次微分方程。

将微分方程（6 - 8）分离变量，得

$$\dfrac{\mathrm{d}y}{y}=-P(x)\mathrm{d}x 。$$

两边积分后，得到微分方程（6 - 8）的通解：

$$\ln y=-\int P(x)\mathrm{d}x+\ln C 。$$

$$y=Ce^{-\int P(x)\mathrm{d}x} 。$$

下面研究如何应用齐次微分方程（6 - 8）的通解，求非齐次微分方程（6 - 7）的通解。将微分方程（6 - 7）写成

$$\dfrac{\mathrm{d}y}{y}=\left[\dfrac{Q(x)}{y}-P(x)\right]\mathrm{d}x ，$$

两边积分

$$\ln y = \int \frac{Q(x)}{y} \mathrm{d}x - \int P(x) \, \mathrm{d}x \,,$$

$$y = e^{\int \frac{Q(x)}{y} \mathrm{d}x} \cdot e^{-\int P(x) \mathrm{d}x} \,。$$

函数式中，$e^{\int \frac{Q(x)}{y} \mathrm{d}x}$ 虽然无法求得，但由于 y 是 x 的函数，从而 $\frac{Q(x)}{y}$ 是 x 的函数，所以 $e^{\int \frac{Q(x)}{y} \mathrm{d}x}$ 仍是 x 的函数，记为 $C(x)$ ，则

$$y = C(x)e^{-\int P(x) \mathrm{d}x} \tag{6-9}$$

为微分方程（6-7）的解。将其与（6-8）的通解比较，非齐次微分方程（6-7）的通解相当于是将齐次微分方程（6-8）的通解中的任意常数 C，换成函数 $C(x)$。只要求出这个未知函数 $C(x)$，就得到微分方程（6-7）的解。将任意常数 C 换成待定函数 $C(x)$，求解微分方程的方法，称为常数变易法。

下面确定待定函数 $C(x)$，对式（6-9）求导，得

$$y' = C'(x)e^{-\int P(x) \mathrm{d}x} - P(x)C(x)e^{-\int P(x) \mathrm{d}x} = C'(x)e^{-\int P(x) \mathrm{d}x} - P(x)y \tag{6-10}$$

将式（6-9）、式（6-10）代入微分方程（6-7），得

$$C'(x)e^{-\int P(x) \mathrm{d}x} = Q(x) \,,$$

$$C'(x) = Q(x) \cdot e^{\int P(x) \mathrm{d}x} \,,$$

两边积分

$$C(x) = \int Q(x) \cdot e^{\int P(x) \mathrm{d}x} \, \mathrm{d}x + C \,。$$

代入式（6-9），得到非齐次微分方程（6-7）的通解公式：

$$y = e^{-\int P(x) \mathrm{d}x} \left[\int Q(x) \cdot e^{\int P(x) \mathrm{d}x} \, \mathrm{d}x + C \right] \tag{6-11}$$

式中，令 $C = 0$ ，得 $y = e^{-\int P(x) \mathrm{d}x} \int Q(x) \cdot e^{\int P(x) \mathrm{d}x} \, \mathrm{d}x$ ，为非齐次微分方程（6-7）的特解；而 $y = Ce^{-\int P(x) \mathrm{d}x}$ 为齐次微分方程（6-8）的通解。因此，一阶非齐次线性微分方程的通解为两项之和，一项是对应的齐次微分方程的通解，另一项是这个非齐次微分方程的一个特解。

在求解方程时，可以将式（6-11）直接作为通解公式使用，也可用常数变易法求解。用常数变易法求解一阶线性非齐次方程通解的步骤为：

（1）求出非齐次方程对应的齐次方程的通解；

（2）将齐次方程的通解中的任意常数 C 换为函数 $C(x)$，设出非齐次方程的解的形式；

（3）将所设的解代入非齐次方程，解出待定函数 $C(x)$，并写出非齐次方程的通解。

例 6-9　求微分方程 $x\dfrac{\mathrm{d}y}{\mathrm{d}x} - y = x^3$ 的通解。

解　方程可化为一阶线性微分方程

$$\frac{\mathrm{d}y}{\mathrm{d}x} - \frac{y}{x} = x^2 \,,$$

将与它相对应的齐次方程

$$\frac{\mathrm{d}y}{\mathrm{d}x} - \frac{y}{x} = 0 \,,$$

分离变量得

$$\frac{\mathrm{d}y}{y} = \frac{\mathrm{d}x}{x} \,,$$

积分后得齐次方程的通解：

$$\ln y = \ln x + \ln C \quad 即 \quad y = Cx \,。$$

应用常数变易法，有　$y = C(x)x$　和　$y' = C'(x)x + C(x)$ 。

代入原方程，得　$x[C'(x)x + C(x)] - C(x)x = x^3 \,,$

$$C'(x) = x \,,$$

取不定积分，得 $$C(x) = \frac{x^2}{2} + C。$$

于是原微分方程的通解为 $$y = \frac{x^3}{2} + Cx。$$

下面应用公式（6-11）求解例 6-9，方程中，$P(x) = -\frac{1}{x}$，$Q(x) = x^2$；而

$$\int P(x)\mathrm{d}x = -\int \frac{\mathrm{d}x}{x} = -\ln x,$$

$$\int Q(x) \cdot e^{\int P(x)\mathrm{d}x} \mathrm{d}x = \int x^2 e^{-\ln x}\mathrm{d}x = \int x\mathrm{d}x = \frac{x^2}{2} + C,$$

代入公式（6-9），得通解

$$y = e^{\ln x}\left(\frac{x^2}{2} + C\right) = \frac{x^3}{2} + Cx。$$

注意：（6-11）式作为一阶线性非齐次微分方程通解公式用时，应将方程化为式（6-7）的形式。

例 6-10 求方程 $(y^2 + 4x)y' - 2y = 0$ 的通解。

解 方程可化为 $\frac{\mathrm{d}y}{\mathrm{d}x} = \frac{2y}{4x + y^2}$，观察这个方程可知它不是因变量 y 的线性微分方程，但因为自变量和因变量是可以相互转换的，所以我们可以把 x 看作因变量，y 看作自变量，则原方程就是关于 x 及 $\frac{\mathrm{d}x}{\mathrm{d}y}$ 的一阶线性非齐次微分方程

$$\frac{\mathrm{d}x}{\mathrm{d}y} - \frac{2}{y}x = \frac{y}{2}。 \tag{6-12}$$

对应的齐次线性方程为 $$\frac{\mathrm{d}x}{\mathrm{d}y} - \frac{2}{y}x = 0，$$

分离变量 $$\frac{\mathrm{d}x}{x} = \frac{2}{y}\mathrm{d}y，$$

两端积分 $\ln x = 2\ln y + \ln C$，即 $x = Cy^2$。

再用常数变易法，设方程（6-12）的解为 $x = C(y)y^2$，

则 $x' = C'(y)y^2 + 2C(y)y$，将 x，x' 代入方程（6-12），得 $$C'(y) = \frac{1}{2y}，$$

两端积分 $$C(y) = \frac{1}{2}\ln y + C，$$

所以原方程的通解为 $$x = \left(\frac{1}{2}\ln y + C\right)y^2。$$

二、伯努利方程

一般形如

$$\frac{\mathrm{d}y}{\mathrm{d}x} + P(x)y = Q(x)y^n (n \neq 0, 1) \tag{6-13}$$

的微分方程，称为伯努利（$Bernoulli$）方程。

此方程不是一阶线性微分方程，但可通过变量代换将其化为一阶线性微分方程。

将（6-13）两边同时除以 y^n 得

$$y^{-n}\frac{\mathrm{d}y}{\mathrm{d}x} + P(x)y^{1-n} = Q(x)，$$

设 $u = y^{1-n}$，$\frac{\mathrm{d}u}{\mathrm{d}x} = (1-n)y^{-n}\frac{\mathrm{d}y}{\mathrm{d}x}$ 上式化为

$$\frac{1}{1-n}\frac{\mathrm{d}u}{\mathrm{d}x}+P(x)u=Q(x),$$

这是关于 u 的一阶线性微分方程；求得通解后，将 u 仍换成 y^{1-n}，便得到原微分方程的通解。

例 6-11   求微分方程 $y'+y=y^2e^{-x}$ 的通解。

解   两边同时除以 y^2，得 $y^{-2}\dfrac{\mathrm{d}y}{\mathrm{d}x}+y^{-1}=e^{-x}$

令 $u=y^{-1}$，由于 $\dfrac{d}{\mathrm{d}x}(y^{-1})=-y^{-2}\dfrac{\mathrm{d}y}{\mathrm{d}x}$，则原方程化为 u 的一阶线性微分方程

$$u'-u=-e^{-x}$$

应用公式（6-11）求方程的通解，$P(x)=-1,Q(x)=-e^{-x}$，

$$u=e^{-\int(-1)\mathrm{d}x}\left[\int(-e^{-x})\cdot e^{\int(-1)\mathrm{d}x}\,\mathrm{d}x+C\right]=\frac{1}{2}e^{-x}+Ce^{x},$$

将 u 仍换成 y^{-1}，得原微分方程的通解

$$\left(\frac{1}{2}e^{-x}+Ce^{x}\right)y=1。$$

第四节   可降阶的微分方程

二阶和二阶以上的微分方程称为高阶微分方程。其中某些特殊类型的高阶微分方程，可以用适当的变换转化成一阶的微分方程求解。

一、$y^{(n)}=f(x)$ 型的微分方程

微分方程

$$y^{(n)}=f(x) \tag{6-14}$$

的右端仅含有自变量，只要把 $y^{(n-1)}$ 作为新的未知函数，那么式（6-14）就是新未知函数的一阶微分方程。两边积分，就得到一个 $n-1$ 阶微分方程

$$y^{(n-1)}=\int f(x)\mathrm{d}x+C_1,$$

再两边积分 $y^{(n-2)}=\int\mathrm{d}x\int f(x)\mathrm{d}x+C_1x+C_2$

以此类推，n 次积分后，便得到方程（6-14）的含有 n 个任意常数的通解。

例 6-12   求微分方程 $y'''=2e^{2x}+\sin x$ 的通解。

解   对所给方程接连积分三次得

$$y''=\int(2e^{2x}+\sin x)\,\mathrm{d}x=e^{2x}-\cos x+C_1,$$

$$y'=\int(e^{2x}-\cos x+C_1)\,\mathrm{d}x=\frac{1}{2}e^{2x}-\sin x+C_1x+C_2,$$

$$y=\int(\frac{1}{2}e^{2x}-\sin x+C_1x+C_2)\,\mathrm{d}x=\frac{1}{4}e^{2x}+\cos x+\frac{C_1}{2}x^2+C_2x+C_3,$$

因为 $\dfrac{C_1}{2}$ 仍是任意常数，所以可以把方程的通解改写成

$$y=\frac{1}{4}e^{2x}+\cos x+C_1x^2+C_2x+C_3。$$

二、$y'' = f(x, y')$ 型的微分方程

$y'' = f(x, y')$ 这类微分方程的右端不显含未知函数 y。设 $y' = p(x)$，则 $y'' = p'(x)$，代入原方程后，得到函数 $p(x)$ 的一阶微分方程

$$p'(x) = f(x, p),$$

解这个微分方程，得到函数 $p(x)$。也就是函数 y 的一阶微分方程

$$\frac{\mathrm{d}y}{\mathrm{d}x} = p = p(x, C_1),$$

于是，原方程的通解为 $\qquad y = \int p(x, C_1)\mathrm{d}x + C_2$。

例 6-13　求微分方程 $xy'' + 2y' = x^2$ 满足初始条件：$x = 2$ 时，$y = -1, y' = 2$ 的特解。

解　设 $y' = p(x)$，则 $y'' = p'(x)$，代入原方程后，得一阶微分方程

$$xp' + 2p = x^2 \quad \text{或} \quad p' + 2x^{-1}p = x,$$

这是一阶线性微分方程，应用公式解得

$$p = \frac{C_1}{x^2} + \frac{x^2}{4},$$

以 $x = 2$，$p = y' = 2$ 代入，得 $C_1 = 4$。从而有

$$y' = p = \frac{4}{x^2} + \frac{x^2}{4},$$

该方程的通解为

$$y = -\frac{4}{x} + \frac{x^3}{12} + C_2。$$

以 $x = 2$，$y = -1$ 代入，得 $C_2 = \frac{1}{3}$。于是微分方程的特解为

$$y = -\frac{4}{x} + \frac{x^3}{12} + \frac{1}{3}。$$

三、$y'' = f(y, y')$ 型的微分方程

$y'' = f(y, y')$ 这类微分方程的右端不显含自变量 x。将 $y' = p(x)$ 代入原方程后，得到的微分方程中含两个未知函数，无法求解。如果将 $p(x)$ 看成以 y 为中间变量的复合函数，则 $y' = p[y(x)]$，两边对 x 求导

$$y'' = \frac{\mathrm{d}p}{\mathrm{d}x} = \frac{\mathrm{d}p}{\mathrm{d}y} \cdot \frac{\mathrm{d}y}{\mathrm{d}x} = p\frac{\mathrm{d}p}{\mathrm{d}y}。$$

代入原方程后，得到一阶微分方程

$$p\frac{\mathrm{d}p}{\mathrm{d}y} = f(y, p),$$

这是关于 y 和 p 的一阶微分方程，解这个微分方程，可以得到 p 关于 y 的函数 $\frac{\mathrm{d}y}{\mathrm{d}x} = p = p(y, C_1)$。

分离变量后积分，得到原微分方程的通解

$$\int \frac{\mathrm{d}y}{p(y, C_1)} = x + C_2。$$

例 6-14　求方程 $2yy'' - (y')^2 = 1$ 的通解。

解　方程属于 $y'' = f(y, y')$ 型。令 $y' = p(y)$，则 $y'' = p\frac{\mathrm{d}p}{\mathrm{d}y}$ 代入原方程，得

$$2yp\frac{\mathrm{d}p}{\mathrm{d}y}-p^2=1,$$

分离变量 $$\frac{2p\mathrm{d}p}{1+p^2}=\frac{\mathrm{d}y}{y},$$

两端积分 $$\ln(1+p^2)=\ln y+\ln C_1,$$

$$y'=p=\pm\sqrt{C_1y-1},$$

分离变量 $$\pm\frac{\mathrm{d}y}{\sqrt{C_1y-1}}=\mathrm{d}x,$$

两端积分 $$\pm\frac{2}{C_1}\sqrt{C_1y-1}=x+C_2,$$

原方程的通解为 $$y=\frac{1}{C_1}\Big[\frac{C_1^2}{4}(x+C_2)^2+1\Big].$$

第五节　二阶常系数齐次线性微分方程

一、二阶线性微分方程解的结构

微分方程 $$y''+p(x)y'+q(x)y=f(x) \tag{6-15}$$
称为**二阶线性微分方程**(second - order linear differential equation)。

若非齐次项 $f(x)\equiv0$，则称微分方程
$$y''+p(x)y'+q(x)y=0 \tag{6-16}$$
为齐次的，否则称为非齐次的。

定理 6-1 若 $y_1(x),y_2(x)$ 都是二阶齐次线性微分方程（6-16）的解，则 $y(x)=C_1y_1(x)+C_2y_2(x)$ 也是微分方程（6-16）的解，其中，C_1 和 C_2 为任意常数。

证 由于 $y_1(x),y_2(x)$ 都是微分方程（6-16）的解，所以
$$y''_1+p(x)y'_1+q(x)y_1=0,$$
$$y''_2+p(x)y'_2+q(x)y_2=0,$$
以 $y=C_1y_1(x)+C_2y_2(x)$ 及它的一阶和二阶导数
$$y'=C_1y'_1(x)+C_2y'_2(x)\text{ 和 }y''=C_1y''_1(x)+C_2y''_2(x)$$
代入微分方程（6-16）的左端，得
$$(C_1y''_1+C_2y''_2)+p(x)(C_1y'_1+C_2y'_2)+q(x)(C_1y_1+C_2y_2)$$
$$=C_1[y''_1+p(x)y'_1+q(x)y_1]+C_2[y''_2+p(x)y'_2+q(x)y_2]=0$$

根据定理6-1，将微分方程（6-16）的两个解 y_1,y_2 叠加起来，得到的函数 $y=C_1y_1+C_2y_2$ 也是微分方程（6-16）的解。虽然在 y 中含有两个任意常数，然而它不一定是微分方程的通解。若 $\frac{y_1}{y_2}=k(k\text{ 为常数})$ 时，
$$y=C_1y_1+C_2y_2=C_1ky_2+C_2y_2=(C_1k+C_2)y_2=Cy_2,$$

实际上只含有一个任意常数，因此，不是微分方程的通解。只有当 $\frac{y_1}{y_2}\neq k$ 时，C_1，C_2 才是两个相互独立的任意常数，$y=C_1y_1+C_2y_2$ 才是微分方程（6-16）的通解。

一般地，已知 $y_1(x)$ 与 $y_2(x)$ 是定义在区间 I 上的两个函数。若对任一 $x\in I$，$y_1(x)$ 与 $y_2(x)$ 之比为常数，就称 $y_1(x)$ 与 $y_2(x)$ 线性相关；若 $y_1(x)$ 与 $y_2(x)$ 之比不为常数，则称它们线性无关。例如，函数 $y_1=e^x$ 和 $y_2=e^{x+1}$ 在整个数轴上是线性相关的；$y_1=e^x$ 和 $y_2=x^2$ 在任何区间上都是线性无关的。于是给出下面的定理。

定理 6-2　若 $y_1(x)$，$y_2(x)$ 是二阶齐次线性微分方程（6-16）的两个线性无关的特解，则 $y(x) = C_1 y_1(x) + C_2 y_2(x)$ 是微分方程（6-16）的通解，其中，C_1 和 C_2 为任意常数。

定理 6-3　若 $y^*(x)$ 是非齐次线性微分方程（6-15）的一个特解，$Y(x)$ 是与它对应的齐次线性微分方程（6-16）的通解，则 $y(x) = Y(x) + y^*(x)$ 是二阶非齐次线性微分方程（6-15）的通解。

证　因为 y^* 为方程（6-15）的解，Y 为方程（6-16）的解，所以有

$$(y^*)'' + p(x)(y^*)' + q(x)y^* = f(x)，$$
$$Y'' + p(x)Y' + q(x)Y = 0。$$

将 $y = Y + y^*$ 代入方程（6-14）的左端，得

$$(Y + y^*)'' + p(x)(Y + y^*)' + q(x)(Y + y^*)$$
$$= (Y'' + p(x)Y' + q(x)Y) + [(y^*)'' + p(x)(y^*)' + q(x)y^*]$$
$$= 0 + f(x) = f(x)，$$

因此 $y = Y + y^*$ 是方程（6-14）的解。又因为其含有两个独立的任意常数，故 $y = Y + y^*$ 是方程（6-15）的通解。

定理 6-4　若 $y_1(x)$ 是非齐次线性微分方程

$$y'' + p(x)y' + q(x)y = f_1(x)$$

的解，$y_2(x)$ 是非齐次线性微分方程

$$y'' + p(x)y' + q(x)y = f_2(x)$$

的解，则 $y(x) = y_1(x) + y_2(x)$ 是非齐次线性微分方程

$$y'' + p(x)y' + q(x)y = f_1(x) + f_2(x)$$

的解。

定理 6-4 说明，当非齐次线性微分方程的非齐次项由几个函数相加组成时，可分成几个较简单的方程分别求解，然后将它们叠加组成原方程的解。此定理请读者自行证明。二阶以上的线性微分方程的解有着与此类似的性质。

二、二阶常系数齐次线性微分方程

二阶常系数齐次线性微分方程（second-order linear differential equation with constant co-efficients）的一般形式为

$$y'' + py' + qy = 0 \tag{6-17}$$

其中，p、q 为常数。

根据定理 6-2，如果能求出微分方程（6-17）的两个线性无关的特解，则它们的线性组合就是方程的通解。

要寻求齐次方程（6-17）的特解，首先观察方程的特点，方程左端是 y''，py' 和 qy 三项之和，而右端为零。当 y，y'，y'' 都是某一函数的倍数时，则有可能合并为 0。也就是说，适合于方程（6-17）的函数必须与其一阶导数、二阶导数只差一个常数因子，根据求导经验，我们自然会想到指数函数 $y = e^{rx}$（其中 r 为常数）。

设 $y = e^{rx}$ 是微分方程（6-17）的解，则将 $y = e^{rx}$，$y' = re^{rx}$ 和 $y'' = r^2 e^{rx}$ 代入微分方程（6-17）后，得

$$e^{rx}(r^2 + pr + q) = 0，$$

由于 $e^{rx} \neq 0$，必有

$$r^2 + pr + q = 0。 \tag{6-18}$$

通常称代数方程（6-18）为微分方程（6-17）的**特征方程**（characteristic equation），将特征方程（6-18）的根称为**特征根**（characteristic root）。它的两个根为

$$r_{1,2} = \frac{-p \pm \sqrt{p^2 - 4q}}{2} \, 。$$

下面根据判别式 $p^2 - 4q$ 的不同情况，讨论微分方程（6-17）通解的一般形式。

（1）当 $p^2 - 4q > 0$ 时，特征方程有两个不相等的实根 $r_1 \neq r_2$。此时 $\frac{e^{r_1 x}}{e^{r_2 x}} = e^{(r_1 - r_2)x} \neq$ 常数，微分方程（6-17）有两个线性无关的特解：$y_1 = e^{r_1 x}$ 和 $y_2 = e^{r_2 x}$。于是微分方程（6-17）的通解为

$$y = C_1 e^{r_1 x} + C_2 e^{r_2 x} \, 。$$

（2）当 $p^2 - 4q = 0$ 时，特征方程有两个相等的实根 $r_1 = r_2 = -\frac{p}{2} = r$。由特征方程只能得到微分方程（6-17）的一个特解：$y_1 = e^{rx} = e^{-\frac{p}{2}x}$。设 $y_2 = u(x)e^{rx}$ 为微分方程（6-17）的另一个特解，则当 $u(x)$ 不恒等于常数时，y_1 与 y_2 线性无关。为了确定 $u(x)$，求 y_2 的一阶导数、二阶导数

$$y'_2 = [u'(x) + ru(x)]e^{rx} \, ,$$
$$y''_2 = [u''(x) + 2ru'(x) + r^2 u(x)]e^{rx} \, 。$$

代入微分方程（6-17），整理后得

$$[u''(x) + (2r + p)u'(x) + (r^2 + pr + q)u(x)]e^{rx} = 0 \, ,$$
$$u''(x) + (2r + p)u'(x) + (r^2 + pr + q)u(x) = 0 \, 。$$

因为 r 是特征方程的根，且等于 $-\frac{p}{2}$，所以

$$u''(x) = 0 \, ,$$

两次积分后，　　　　$u(x) = Ax + B$　　　（A、B 为任意常数）

$u(x)$ 不能为常数，不妨取 $A = 1$，$B = 0$，则 $y_2 = xe^{rx}$ 是微分方程（6-16）的特解。于是微分方程（6-16）的通解为

$$y = (C_1 + C_2 x)e^{rx} \, 。$$

（3）当 $p^2 - 4q < 0$ 时，特征方程有一对共轭复根

$$r_{1,2} = \frac{-p \pm i\sqrt{4q - p^2}}{2} = \alpha \pm i\beta$$

由于 $\frac{e^{r_1 x}}{e^{r_2 x}} = e^{[(\alpha + i\beta) - (\alpha - i\beta)]x} = e^{2i\beta x} \neq$ 常数，所以微分方程（6-17）有两个线性无关的特解：$y_1 = e^{(\alpha + i\beta)x}$ 和 $y_2 = e^{(\alpha - i\beta)x}$。然而，这两个解为复数形式。为了便于应用，可以根据欧拉公式

$$e^{i\theta} = \cos\theta + i\sin\theta,$$

将 y_1、y_2 化为

$$y_1 = e^{(\alpha + i\beta)x} = e^{\alpha x}(\cos\beta x + i\sin\beta x) \, ,$$
$$y_2 = e^{(\alpha - i\beta)x} = e^{\alpha x}(\cos\beta x - i\sin\beta x) \, 。$$

由 y_1 和 y_2 组合得到的函数

$$\bar{y}_1 = \frac{y_1 + y_2}{2} = e^{\alpha x}\cos\beta x \, ,$$

$$\bar{y}_2 = \frac{y_1 - y_2}{2} = e^{\alpha x}\sin\beta x \, ,$$

也是微分方程（6-17）的解，且 $\dfrac{\bar{y}_1}{\bar{y}_2} = \cot\beta x$，不是常数。于是，微分方程（6-16）的通解为

$$y = e^{\alpha x}(C_1 \cos\beta x + C_2 \sin\beta x) \, 。$$

综合上述讨论，对于二阶常系数齐次线性微分方程，只要求出它的特征根，就能得到它的通解，不必进行积分。为了便于应用，将讨论结果列表总结如下：

表 6-1

特征方程的判别式	特征方程 $r^2+pr+q=0$ 的根	微分方程 $y''+py'+qy=0$ 的通解
$p^2-4q>0$	不等实根 $r_1\neq r_2$	$y=C_1e^{r_1x}+C_2e^{r_2x}$
$p^2-4q=0$	相等的实根 $r_1=r_2=-\dfrac{p}{2}$	$y=(C_1+C_2x)e^{rx}$
$p^2-4q<0$	共轭复根 $r_{1,2}=\alpha\pm i\beta$	$y=e^{\alpha x}(C_1\cos\beta x+C_2\sin\beta x)$

例 6-15　求微分方程 $y''-2y'-3y=0$ 满足初始条件 $y|_{x=0}=1$，$y'|_{x=0}=3$ 的特解。

解　与微分方程对应的特征方程为
$$r^2-2r-3=0,$$
解得两个不等实根：$r_1=-1$，$r_2=3$。所以，微分方程的通解为
$$y=C_1e^{-x}+C_2e^{3x}。$$
将初始条件代入 y 和它的导数 $y'=-C_1e^{-x}+3C_2e^{3x}$，得方程组
$$\begin{cases}C_1+C_2=1\\-C_1+3C_2=3\end{cases},$$
解得：$C_1=0$，$C_2=1$。于是所求特解为 $y=e^{3x}$。

例 6-16　求微分方程 $y''+2y'+5y=0$ 的通解。

解　与微分方程对应的特征方程为
$$r^2+2r+5=0,$$
解得共轭复根：$r_{1,2}=-1\pm2i$。于是微分方程的通解为
$$y=e^{-x}(C_1\cos2x+C_2\sin2x)。$$

例 6-17　求微分方程 $y''-y'+\dfrac{1}{4}y=0$ 的通解。

解　与微分方程对应的特征方程为
$$r^2-r+\frac{1}{4}=0,$$
解得特征根 $r_1=r_2=\dfrac{1}{2}$。于是微分方程的通解为
$$y=(C_1+C_2x)e^{\frac{x}{2}}。$$

三、二阶常系数线性非齐次微分方程

二阶常系数非齐次线性微分方程（second order constant coefficient non-homogeneous linear differential equation）的一般形式为
$$y''+py'+qy=f(x)，\tag{6-19}$$
其中，p、q 为常数，$f(x)$ 为不恒为零的函数，由定理 6-3 可知，二阶常系数线性非齐次方程（6-19）的通解等于它所对应的齐次方程的通解与它自己的一个特解之和。由于二阶常系数线性齐次方程通解的求法已经得到解决，所以这里只需讨论二阶常系数线性非齐次方程（6-19）的特解的求法。

显然，方程（6-19）的特解与方程中 $f(x)$ 的函数类型有关，这里仅就 $f(x)$ 为多项式 $P_m(x)$、三角函数 $\sin\beta x$，$\cos\beta x$、指数函数 e^{rx} 及其乘积等几种常见形式进行讨论。

1. $f(x)=P_m(x)e^{\lambda x}$ 型（其中 λ 为常数，$P_m(x)$ 为 m 次多项式）

由于 $f(x)$ 是多项式与指数函数的乘积，而这种乘积的导数仍是同一类型的函数，因此，根据方程的特点，我们推测方程（6-19）有形如 $y^*=Q(x)e^{\lambda x}$ 的解，其中 $Q(x)$ 是待定多项式。为验证推测是否正确，我们将

$$y^* = Q(x)e^{\lambda x}, (y^*)' = [Q'(x) + \lambda Q(x)]e^{\lambda x},$$

$$(y^*)'' = [Q''(x) + 2\lambda Q'(x) + \lambda^2 Q(x)]e^{\lambda x},$$

代入方程（6-18），并约去 $e^{\lambda x} \neq 0$，合并同类项得

$$Q''(x) + (2\lambda + p)Q'(x) + (\lambda^2 + p\lambda + q)Q(x) = P_m(x)。 \tag{6-20}$$

（1）若 λ 不是特征方程（6-18）的根，即 $\lambda^2 + p\lambda + q \neq 0$，欲使式（6-20）两端恒等，$Q(x)$ 也只能是 m 次多项式，即 $Q(x) = Q_m(x)$，于是方程（6-19）的特解可设为

$$y^* = Q_m(x)e^{\lambda x}。$$

（2）若 λ 是特征方程（6-18）的单根，即 $\lambda^2 + p\lambda + q = 0$，且 $2\lambda + p \neq 0$，此时（6-20）式变为

$$Q''(x) + (2\lambda + p)Q'(x) = P_m(x)。$$

由此可见 $Q'(x)$ 应为 m 次多项式，故设 $Q(x) = xQ_m(x)$，于是方程（6-18）的特解可设为

$$y^* = xQ_m(x)e^{\lambda x}。$$

（3）若 λ 是特征方程的重根，即 $\lambda^2 + p\lambda + q = 0$，且 $2\lambda + p = 0$，此时式（6-20）变为 $Q''(x) = P_m(x)$，由此可见 $Q''(x)$ 应为 m 次多项式，故设 $Q(x) = x^2 Q_m(x)$，于是方程（6-18）的特解可设为

$$y^* = x^2 Q_m(x)e^{\lambda x}。$$

综上所述，二阶常系数线性非齐次微分方程 $y'' + py' + q = P_m(x)e^{\lambda x}$ 的特解可设为

$$y^* = x^k Q_m(x)e^{\lambda x}, k = \begin{cases} 0, & \lambda \text{ 不是特征根} \\ 1, & \lambda \text{ 是特征单根} \\ 2, & \lambda \text{ 是特征重根} \end{cases},$$

其中 $Q_m(x)$ 是与 $P_m(x)$ 同次的待定多项式。将 y^* 代入（6-18）式确定多项式 $Q_m(x)$ 的各项系数，这种方法称为待定系数法。

例 6-18   求方程 $y'' - 3y' + 2y = 3xe^{-x}$ 的一个特解。

解   对应齐次方程的特征方程为 $r^2 - 3r + 2 = 0$，其特征根为 $r_1 = 1$，$r_2 = 2$。微分方程的右端 $f(x) = 3xe^{-x}$，由于 $\lambda = -1$ 不是特征根，且 $P_m(x) = 3x$ 为一次多项式，所以设原方程的特解为 $y^* = (Ax + B)e^{-x}$，则

$$(y^*)' = (A - B - Ax)e^{-x}, (y^*)'' = (B - 2A + Ax)e^{-x},$$

将 $y^*, (y^*)', (y^*)''$ 代入原方程，化简得

$$6Ax + (6B - 5A) = 3x,$$

$$\begin{cases} 6A = 3 \\ 6B - 5A = 0 \end{cases}, \text{ 解得 } A = \frac{1}{2}, B = \frac{5}{12},$$

故所求方程特解为

$$y^* = \left(\frac{1}{2}x + \frac{5}{12}\right)e^{-x} = \frac{1}{12}(6x + 5)e^{-x}。$$

例 6-19   求方程 $y'' + y' = 2x^2 - 3$ 的通解。

解   特征方程为 $r^2 + r = 0$，特征根为 $r_1 = 0$，$r_2 = -1$，所以对应齐次方程的通解为

$$Y = C_1 + C_2 e^{-x}。$$

$f(x) = 2x^2 - 3$，由于 $\lambda = 0$ 是特征方程的单根，故设原方程的特解为

$$y^* = x(Ax^2 + Bx + C) = Ax^3 + Bx^2 + Cx,$$

则 $(y^*)' = 3Ax^2 + 2Bx + C, (y^*)'' = 6Ax + 2B,$

将 $y^*, (y^*)', (y^*)''$ 代入原方程，合并同类项，得

$$3Ax^2 + (6A + 2B)x + (2B + C) = 2x^2 - 3。$$

$$\begin{cases} 3A = 2 \\ 6A + 2B = 0 \\ 2B + C = -3 \end{cases}, \quad 解得\ A = \frac{2}{3},\ B = -2,\ C = 1,$$

原方程一个特解为

$$y^* = \frac{2}{3}x^3 - 2x^2 + x,$$

因此所求通解为 $\qquad y = C_1 + C_2 e^{-x} + \frac{2}{3}x^3 - 2x^2 + x。$

2. $f(x) = e^{\alpha x}(P_m(x)\cos\beta x + P_n(x)\sin\beta x)$ 型（其中 $P_m(x)$ 为 m 次多项式，$P_n(x)$ 为 n 次多项式，α，β 均为常数）

类似于前面的讨论，二阶常系数线性非齐次微分方程

$$y'' + py' + qy = e^{\alpha x}(P_m(x)\cos\beta x + P_n(x)\sin\beta x)$$

的特解的形式可设为

$$y^* = x^k e^{\alpha x}(Q_l(x)\cos\beta x + R_l(x)\sin\beta x),$$

其中 $Q_l(x)$，$R_l(x)$ 为 l 次待定多项式，$l = \max(m,n)$，上式中的 k 确定如下：

$$k = \begin{cases} 0, & \alpha \pm i\beta\ \text{不是特征方程的根} \\ 1, & \alpha \pm i\beta\ \text{是特征方程的根} \end{cases}$$

$Q_l(x)$，$R_l(x)$ 仍用待定系数法求出。

例 6-20　求方程 $y'' - 2y' + 5y = \cos 2x$ 的通解。

解　特征方程为 $r^2 - 2r + 5 = 0$，特征根为 $r_{1,2} = 1 \pm 2i$，对应齐次方程的通解为
$$Y = e^x(C_1\cos 2x + C_2\sin 2x)。$$

由于 $f(x) = \cos 2x$，$\alpha \pm i\beta = 0 \pm 2i$ 不是特征根，所以设方程的特解为
$$y^* = A\cos 2x + B\sin 2x,$$

则 $\qquad (y^*)' = -2A\sin 2x + 2B\cos 2x,\quad (y^*)'' = -4A\cos 2x - 4B\sin 2x$

代入方程并整理得

$$(A - 4B)\cos 2x + (4A + B)\sin 2x = \cos 2x,$$

比较系数得

$$\begin{cases} A - 4B = 1 \\ 4A + B = 0 \end{cases}, \quad 解得\quad A = \frac{1}{17}, B = -\frac{4}{17},$$

所以方程的一个特解为

$$y^* = \frac{1}{17}\cos 2x - \frac{4}{17}\sin 2x = \frac{1}{17}(\cos 2x - 4\sin 2x)。$$

原方程的通解为

$$y = e^x(C_1\cos 2x + C_2\sin 2x) + \frac{1}{17}(\cos 2x - 4\sin 2x)。$$

例 6-21　求方程 $y'' - 2y' + 5y = e^x\sin 2x$ 的通解。

解　特征方程为 $r^2 - 2r + 5 = 0$，特征根为 $r_{1,2} = 1 \pm 2i$，对应齐次方程的通解为
$$Y = e^x(C_1\cos 2x + C_2\sin 2x)。$$

由于 $f(x) = e^x\sin 2x$，$\alpha \pm i\beta = 1 \pm 2i$ 是特征根，所以设方程的特解为
$$y^* = xe^x(A\cos 2x + B\sin 2x),$$

则 $\qquad (y^*)' = e^x[(A + Ax + 2Bx)\cos 2x + (B + Bx - 2Ax)\sin 2x]$

$\qquad (y^*)'' = e^x[(2A + 4B + 4Bx - 3Ax)\cos 2x + (2B - 4A - 4Ax - 3Bx)\sin 2x]$

代入方程整理得

$$4B\cos 2x - 4A\sin 2x = \sin 2x。$$

$$\begin{cases} 4B=0 \\ -4A=1 \end{cases}, \quad 解得 \quad A=-\frac{1}{4}, \ B=0。$$

所以方程的一个特解为

$$y^* = -\frac{1}{4}xe^x\cos2x。$$

方程的通解为

$$y = e^x(C_1\cos2x + C_2\sin2x) - \frac{1}{4}xe^x\cos2x。$$

综上所述，求二阶常系数线性非齐次微分方程 $y'' + py' + qy = f(x)$ 通解的步骤如下：

（1）求出对应齐次方程 $y'' + py' + qy = 0$ 通解 Y。

（2）求非齐次方程 $y'' + py' + qy = f(x)$ 的一个特解 y^*。根据 $f(x)$ 与特征根的不同情况，假设方程的特解 y^* 的形式，并用待定系数法求出特解 y^*。

（3）写出非齐次方程 $y'' + py' + qy = f(x)$ 的通解 $y = Y + y^*$。

第六节   微分方程在医学上的应用

一、微分方程组

在解决实际问题时，我们常会遇到几个微分方程联立在一起共同确定多个有同一自变量的函数的情况，这些联立在一起的微分方程称为微分方程组。下面我们简单介绍用消元法求解微分方程组。

例 6 - 22   求微分方程组 $\begin{cases} \dfrac{\mathrm{d}x}{\mathrm{d}t} = 3x - 2y \\ \dfrac{\mathrm{d}y}{\mathrm{d}t} = 2x - y \end{cases}$ 满足初始条件 $\begin{cases} x|_{t=0} = 1 \\ y|_{t=0} = 0 \end{cases}$ 的特解。

解   由第一个方程可得

$$y = \frac{3}{2}x - \frac{1}{2}\frac{\mathrm{d}x}{\mathrm{d}t},$$

两边对 t 求导

$$\frac{\mathrm{d}y}{\mathrm{d}t} = \frac{3}{2}\frac{\mathrm{d}x}{\mathrm{d}t} - \frac{1}{2}\frac{\mathrm{d}^2x}{\mathrm{d}t^2},$$

将它们代入第二个方程整理得

$$\frac{\mathrm{d}^2x}{\mathrm{d}t^2} - 2\frac{\mathrm{d}x}{\mathrm{d}t} + x = 0。$$

解得 $\qquad x = (C_1 + C_2t)e^t$。

两端对 t 求导

$$\frac{\mathrm{d}x}{\mathrm{d}t} = C_2e^t + (C_1 + C_2t)e^t = (C_1 + C_2 + C_2t)e^t。$$

$$y = \frac{3}{2}(C_1 + C_2t)e^t - \frac{1}{2}(C_1 + C_2 + C_2t)e^t = (C_1 - \frac{1}{2}C_2 + C_2t)e^t$$

故所求微分方程组的通解为 $\begin{cases} x = (C_1 + C_2t)e^t \\ y = (C_1 - \frac{1}{2}C_2 + C_2t)e^t \end{cases}$。

将初始条件 $\begin{cases} x|_{t=0} = 1 \\ y|_{t=0} = 0 \end{cases}$ 代入微分方程组的通解后，求得 $\begin{cases} C_1 = 1 \\ C_2 = 2 \end{cases}$，

所以微分方程组的特解为
$$\begin{cases} x = (1+2t)e^t \\ y = 2te^t \end{cases}。$$

二、流行病传播模型

这里只列举最简单的一类流行病模型——无移除的流行病数学模型。这类模型假定：

（1）感染通过一个团体内成员之间的接触而传播，感染者不因死亡、痊愈或隔离而被移除；

（2）团体是封闭的，总人数为 N，不妨假定开始只有一个感染者；

（3）团体中各成员之间接触机会均等，因此易感染者转化为感染者的变化率与当时的易感染人数和感染人数的乘积成正比。

设时刻 t 的易感染人数为 S、感染人数为 I，根据以上假定即可建立以下微分方程：
$$\begin{cases} \dfrac{\mathrm{d}I}{\mathrm{d}t} = \beta SI \\[2mm] \dfrac{\mathrm{d}S}{\mathrm{d}t} = -\beta SI \\[2mm] S + I = N \end{cases},$$

初始条件 $I\mid_{t=0} = 1$，β 为感染率（常数）。

将 $I = N - S$ 代入第一个方程得
$$\frac{\mathrm{d}I}{\mathrm{d}t} = \beta I(N-I)。$$

分离变量后两边积分
$$\int \frac{\mathrm{d}I}{I(N-I)} = \int \beta \mathrm{d}t,$$
$$\frac{1}{N}\ln \frac{I}{N-I} = \beta t + C。$$

因为 $I\mid_{t=0} = 1$，代入上式得
$$C = -\frac{\ln(N-1)}{N},$$

从而得
$$\frac{1}{N}\ln \frac{I}{N-I} = \beta t - \frac{\ln(N-1)}{N},$$

即得感染人群的模型为
$$I = \frac{N}{1 + (N-1)e^{-N\beta t}}。$$

此模型为 Logistic 模型。

另一方面，为了得到易感染人群转化为感染人群的变化情况模型，解方程
$$\frac{\mathrm{d}S}{\mathrm{d}t} = -\beta S(N-S),$$

分离变量后两边积分
$$\int \frac{\mathrm{d}S}{S(N-S)} = -\int \beta \mathrm{d}t,$$

得
$$\frac{1}{N}\ln \frac{S}{N-S} = -\beta t + C。$$

因为 $S\mid_{t=0} = (N-I)\mid_{t=0} = N-1$，代入上式得

$$C = \frac{\ln(N-1)}{N} \text{ ,}$$

从而得

$$\frac{1}{N} \ln \frac{S}{N-S} = -\beta t + \frac{\ln(N-1)}{N} \text{ ,}$$

$$S = \frac{N(N-1)}{(N-1) + e^{\beta Nt}} \text{ 。}$$

这个结果描述了易感染人数随时间变化的动态关系。实践中常常对流行曲线更感兴趣，该曲线给出了新病例发生（即易感染人数减少）的速率：

$$-\frac{dS}{dt} = \frac{\beta (N-1) N^2 e^{\beta Nt}}{\left[(N-1) + e^{\beta Nt} \right]^2} \text{ 。}$$

三、人口增长阻滞模型

人口的增长率受出生率和死亡率的控制，而出生率和死亡率又受自然环境、物质资源、卫生条件、社会制度等诸多因素的影响，是一个很复杂的问题。我们用微分方程研究人口的自然增长规律。

设 t 时刻人群的个体数为 y，显然 y 是时间 t 的函数。用 n、m 分别表示该人群的出生率和死亡率，则人口总的增长率为

$$\frac{dy}{dt} = (n-m)y \text{ 。}$$

显然，如果出生率大于死亡率，则人口总数将不断增加，反之，人口总数将逐渐减少。最简单的数学模型为：假设 n、m 为常数，且 $n-m=a$，$a>0$，则上式为

$$\frac{dy}{dt} = ay \text{ ,}$$

解此方程，设 $y(0)$ 为初始人口数，则

$$y = y(0)e^{at} \text{ 。}$$

这是一个指数增长方程式，随着时间的增加，人口总数将无限制地增加，这显然是不符合人口增加的实际情况的。为了获得较为符合实际的人口增长模型，我们假定出生率和死亡率都是人口总数的函数，且是线性函数。这就是说，当人口总数增加时，出生率将随着人口总数的增加而减少，而死亡率却随着人口总数的增加而增加，即

$$n = a - by, \quad m = p + qy,$$

式中 a，b，p，q 均为正的常数，则

$$n - m = (a - by) - (p + qy) = (a - p) - (b + q)y \text{ ,}$$

$$= (b + q)\left(\frac{a-p}{b+q} - y\right) = \lambda(B - y) \text{ 。}$$

式中 $\lambda = b + q$，$B = \frac{a-p}{b+q}$，则得到

$$\frac{dy}{dt} = \lambda y(B - y) \text{ 。}$$

上式即为著名的阻滞方程。现在我们来解上面的微分方程。先分离变量得

$$\frac{dy}{y(B-y)} = \lambda dt \text{ ,}$$

利用有理函数积分的方法有

$$\frac{1}{B}\int\left(\frac{1}{y} + \frac{1}{B-y}\right)dy = \int \lambda dt \text{ ,}$$

$$\ln y - \ln(B - y) = B\lambda t + C \text{ ,}$$

$$\ln \frac{y}{B-y} = B\lambda t + C,$$

$$\frac{y}{B-y} = e^{B\lambda t + C} = \frac{1}{k} e^{B\lambda t}, \left(\diamondsuit \frac{1}{k} = e^C \right)_\circ$$

所以，微分方程的通解为

$$y = \frac{\frac{1}{k} B e^{B\lambda t}}{1 + \frac{1}{k} e^{B\lambda t}} = \frac{B}{1 + k e^{-B\lambda t}}_\circ$$

此模型反映了人群增长开始时是缓慢的，接着加速，最后又变慢。

四、药物动力学室模型

在药物动力学中，常用简化的室模型来研究药物在体内的吸收、分布、代谢和排泄的时间过程。如果将整个机体设想成若干个房室，认为药物在体内的吸收、分布、代谢和排泄的时间过程在房室之间进行，并假设药物在房室中的分布是均匀的，这样的药代动力学模型叫室模型。室模型中最简单的是一室模型，它是把机体设想为一个同质单元来处理的。

1. 快速静脉推注

一次快速静脉推注给药后，药物立即分布到血液、其他体液及组织中，并达到动态平衡，在这种情况下，称药物的体内分布符合一室模型。当药物进入机体后，其在体内某一部位的药物减少（转运至其他部位或原型代谢）速率$\frac{dC}{dt}$与该部位药物浓度 C 的关系可用微分方程表示为

$$\frac{dC}{dt} = -kC^N, (N \geqslant 0)$$

这时称药物在体内的变化符合 N 级速率过程，其中 k 为比例常数，负号表示体内药物不断减少。

如果用某药进行静脉推注，其血药浓度下降是一级速率过程，第一次注射后，经一小时浓度降至初始浓度的$\frac{\sqrt{2}}{2}$，问要使血药浓度不低于初始浓度的一半，需经过多长时间进行第二次注射？

设 t 时刻血药浓度为 $C = C(t)$，设 $C|_{t=0} = C_0$，则由题意知，

$$\frac{dC}{dt} = -kC (k \text{ 为一级速率常数}),$$

$$C = C_0 e^{-kt}_\circ$$

将 $C|_{t=1} = \frac{\sqrt{2}}{2} C_0$ 代 入 得 $k = \ln\sqrt{2}$，

$$C = C_0 e^{-(\ln\sqrt{2})t} = C_0 (e^{\ln\frac{1}{2}})^{\frac{t}{2}} = C_0 \left(\frac{1}{2} \right)^{\frac{t}{2}}_\circ$$

当 $C = \frac{C_0}{2}$ 时，$t = 2$。即经过 2 小时要进行第二次注射。

2. 静脉滴注

假设某药物以恒定的速率 k_0 进行静脉滴注，按一级速率过程（速率常数为 $k > 0$）消除，我们研究药量在血液中的含量的变化规律。

设在时刻 t 的药量为 $x = x(t)$，则在体内药量变化的速度应该是输入速度与消除药量的速度之差，得方程如下

$$\frac{\mathrm{d}x}{\mathrm{d}t} = k_0 - kx \text{。}$$

若初值条件为 $x\mid_{t=0}=0$，由一阶线性方程的解法，易得其解为

$$x = \frac{k_0}{k}(1 - \mathrm{e}^{-kt}) \text{。}$$

假定该药物的表观分布容积（室的理论容积）是 V，则血药浓度为

$$C(t) = \frac{x}{V} = \frac{k_0}{Vk}(1 - \mathrm{e}^{-kt}) \text{，}$$

$$C_\infty = \lim_{t\to\infty} C(t) = \frac{k_0}{Vk} \text{。}$$

当滴注时间 $t\to+\infty$ 时，血药浓度将达到一个恒定水平，称其为稳态血药浓度。

知识链接

　　常微分方程的由来与发展　常微分方程是由人类生产实践的需要而产生的。其雏形的出现甚至比微积分的发明还早。纳皮尔发明对数、伽利略研究自由落体运动、笛卡儿在光学问题中由切线性质定出镜面的形状等，实际上都需要建立和求解微分方程。牛顿和莱布尼茨在建立微分方程与积分运算时，就指出了它们的互逆性，实际上是解决了最简单的微分方程 $y=f'(x)$ 的求解问题。此外，牛顿、莱布尼茨也都用无穷级数和待定系数法解出了某些初等微分方程。

　　常微分方程发展过程中所经历的四个重要时期。

　　1. 常微分方程的经典阶段——以通解为主要研究内容；

　　2. 常微分方程的适定性理论阶段——以定解问题的适定性理论为研究内容；

　　3. 常微分方程的解析理论阶段——以解析理论为研究内容；

　　4. 常微分方程的定性理论阶段——以定性与稳定性理论为研究内容。

　　微分方程是一门十分有用又十分有魅力的学科，自 1693 年微分方程概念的提出到动力系统的长足发展，常微分方程经历漫长而又迅速的发展，极大丰富了数学家园的内容。随着社会技术的发展和需求，微分方程会有更大的发展，如偏微分方程的迅速发展。可以预测：随着依赖数学为基础的其他学科的发展，微分方程还会继续扩展。

习　题　六

一、选择题

1. 下列所给方程中，不是微分方程的是

　　A. $xy'=2y$ 　　　　　　　　　　　　B. $x^2+y^2=C^2$

　　C. $y''+y=0$ 　　　　　　　　　　　D. $(7x-6y)\mathrm{d}x+(x+y)\mathrm{d}y=0$

2. 微分方程 $5y^4y'+xy''-2y'''=0$ 的阶数是

　　A. 1 　　　　　　B. 2 　　　　　　C. 3 　　　　　　D. 4

3. 下列所给的函数，是微分方程 $y''+y=0$ 的通解的是

　　A. $y=C_1\cos x$ 　　　　　　　　　　B. $y=C_2\sin x$

　　C. $y=\cos x+C\sin x$ 　　　　　　　D. $y=C_1\cos x+C_2\sin x$

4. 下列所给方程中，是一阶线性微分方程的是

A. $\dfrac{\mathrm{d}y}{\mathrm{d}x} + \dfrac{y}{x} = 3(\ln x)y^2$　　　　　　B. $\dfrac{\mathrm{d}y}{\mathrm{d}x} - \dfrac{2y}{x+1} = (x+1)^{\frac{5}{2}}$

C. $\dfrac{\mathrm{d}y}{\mathrm{d}x} = (x+y)^2$　　　　　　　　D. $(x-y)\mathrm{d}x + (x+y)\mathrm{d}y = 0$

5. 方程 $y''' = \sin x$ 的通解是

A. $y = \cos x + \dfrac{1}{2}C_1 x^2 + C_2 x + C_3$　　　B. $y = \cos x + C_1$

C. $y = \sin x + \dfrac{1}{2}C_1 x^2 + C_2 x + C_3$　　　D. $y = 2\sin 2x$

6. y_1, y_2 是 $y'' + py' = 0$ 的两个解，则其通解是

A. $y = C_1 y_1 + y_2$　　　　　　　　B. $y = C_1 y_1 + C_2 y_2$

C. $y = C_1 y_1 + C_2 y_2$，其中 y_1 与 y_2 线性相关　　D. $y = C_1 y_1 + C_2 y_2$，其中 y_1 与 y_2 线性无关

7. 下列函数中，不是微分方程 $y'' + y = 0$ 的解的是

A. $y = \sin x$　　　　　　　　　　B. $y = \cos x$

C. $y = e^x$　　　　　　　　　　　D. $y = \sin x + \cos x$

8. 下列微分方程中，通解是 $y = C_1 e^{-x} + C_2 e^{3x}$ 的方程是

A. $y'' - 2y' - 3y = 0$　　　　　　　B. $y'' - 2y' + 5y = 0$

C. $y'' + y' - 2y = 0$　　　　　　　D. $y'' - 2y' + y = 0$

9. 微分方程 $y'' + y' = x^2$ 的一个特解应具有形式

A. Ax^2　　　　　　　　　　　　B. $Ax^2 + Bx$

C. $Ax^2 + Bx + C$　　　　　　　　D. $x(Ax^2 + Bx + C)$

10. 微分方程 $y'' + 2y' - 3y = e^x \sin x$ 的一个特解应具有形式

A. $e^x(A\cos x + B\sin x)$　　　　　B. $Ae^x \sin x$

C. $xe^x(A\sin x + B\cos x)$　　　　　D. $Axe^x \sin x$

二、填空题

1. 函数 $y = 5x^2$ 是否是微分方程 $xy' = 2y$ 的解？_____。

2. 微分方程 $\dfrac{\mathrm{d}x}{y} + \dfrac{\mathrm{d}y}{x} = 0$，$y|_{x=3} = 4$ 的解是_____。

3. 微分方程 $\dfrac{\mathrm{d}y}{\mathrm{d}x} + y = e^{-x}$ 的通解为_____。

4. 微分方程 $y'' = x + \sin x$ 的通解为_____。

5. 微分方程 $y'' = y' + x$ 的通解为_____。

6. 微分方程 $y'' + y' - 2y = 0$ 的通解为_____。

7. 微分方程 $y'' - 4y' + 4y = 0$ 的通解为_____。

8. 微分方程 $y'' + 4y = 0$ 的通解为_____。

9. 微分方程 $y'' - 5y' + 6y = xe^{3x}$ 的一个特解形式为_____。

10. 微分方程 $y'' - y = \sin x$ 的一个特解形式为_____。

三、计算题

1. 求下列微分方程的通解或特解：

（1）$\sec^2 x \tan y \, \mathrm{d}x + \sec^2 y \tan x \, \mathrm{d}y = 0$；　　（2）$y' - xy' = \dfrac{1}{2}(y^2 + y')$；

(3) $\dfrac{\mathrm{d}y}{\mathrm{d}x}=10^{x+y}$；

(4) $(y^2+1)\dfrac{\mathrm{d}y}{\mathrm{d}x}+x^3=0$；

(5) $y'=e^{2x-y}$，$y|_{x=0}=0$；

(6) $y'\sin x=y\ln y$，$y|_{x=\frac{\pi}{2}}=e$；

(7) $y'+y\cos x=e^{-\sin x}$；

(8) $x\dfrac{\mathrm{d}y}{\mathrm{d}x}=y\ln\dfrac{y}{x}$；

(9) $y'=\dfrac{x}{y}+\dfrac{y}{x}$，$y|_{x=1}=2$；

(10) $xy'+y=x^2+3x+2$；

(11) $y'+y\tan x=\sin 2x$；

(12) $\dfrac{\mathrm{d}y}{\mathrm{d}x}+3y=8$，$y|_{x=0}=2$；

(13) $\dfrac{\mathrm{d}y}{\mathrm{d}x}+\dfrac{y}{x}=\dfrac{\sin x}{x}$，$y|_{x=\pi}=1$；

(14) $(y+x\ln y)\dfrac{\mathrm{d}y}{\mathrm{d}x}=y\ln y$；

(15) $\dfrac{\mathrm{d}y}{\mathrm{d}x}-3xy=xy^2$；

(16) $\dfrac{\mathrm{d}y}{\mathrm{d}x}-y=xy^5$。

2. 求下列二阶微分方程的通解或特解：

(1) $y'''=xe^x$；

(2) $y''=y'+x$；

(3) $y''=2yy'$；

(4) $y''=\dfrac{1}{2}(y')^2$；

(5) $y''+x(y')^2=0$。

3. 求下列二阶常系数线性微分方程的通解或特解：

(1) $y''-y'-2y=0$；

(2) $4\dfrac{\mathrm{d}^2x}{\mathrm{d}t^2}-20\dfrac{\mathrm{d}x}{\mathrm{d}t}+25x=0$；

(3) $y''-4y'+3y=0$，$y'|_{x=0}=10$，$y|_{x=0}=6$；

(4) $y''+25y=0$，$y'|_{x=0}=5$，$y|_{x=0}=2$；

(5) $2y''+y'-y=2e^x$；

(6) $y''+2y'+3y=3\cos 2x$。

4. 细菌在适当的条件下，其增长速率与当时的数量成正比，已知 2 小时后细菌的数目是原有的 2 倍，问多少时间后细菌的数目是原有的 3 倍？

5. 在口服药片的疗效研究中，需要了解药片的溶解浓度，已知它是时间 t 的函数，记为 x，经测定，微溶药片（如阿司匹林）在时刻 t 的溶解速度与药片的表面积 A 和浓度差（x_s-x）的乘积成正比（x_s 是药溶液的饱和浓度；当把药片嵌在管内，使它仅有一面与溶液接触时，A 便是常数），求药片的溶解浓度。

6. 设有一质量为 m 的质点作直线运动，从速度等于零的时刻起，有一个与运动方向一致、大小与时间成正比（比例系数为 k_1）的力作用于它，此外质点还受一个与速度成正比（比例系数为 k_2）的阻力作用，求该质点运动速度与时间的函数关系。

7. 一质点的加速度为 $a=2v-5s$，以初速度 $v|_{t=0}=12\mathrm{m/s}$ 由原点出发，求该质点的运动方程。

（彭继世）

第七章　线性代数基础

亲体基因遗传方式通常是在常染色体遗传中，后代是从每个亲体的基因对中各继承一个基因，形成自己的基因对，基因对也称基因型。如果所考虑的遗传特征是由两个基因 A 和 a 控制的，那么就有三种基因对，记为 AA、Aa 和 aa。现有一农场的植物园中，某种植物的基因型为 AA、Aa 或 aa，农场计划采用 AA 型植物与每种基因型植物相结合的方案培育植物后代，下面给出双亲体基因型的所有可能的结合，使其后代形成每种基因的概率，如表 7 - 1 所示。经过若干年后三种基因型分布如何？

表 7 - 1　后代基因型概率

后代基因型	双亲基因型		
	AA - AA	AA - Aa	AA - aa
AA	1	1/2	0
Aa	0	1/2	1
Aa	0	0	0

亲体基因遗传方式决定了后代基因型的分布状况，在本章的第四节矩阵的相似性中将讨论植物园的这种植物几年后的三种基因型的分布情形，并分析若干年后三种基因型分布是怎样的，通过分析会发现若干年后该植物的基因型只剩下 AA 型而其他两种不再存在。

线性代数（linear algebra）是代数学的一个分支，主要处理线性关系问题。线性关系意即数学对象之间的关系是以一次形式来表达的。本章主要介绍线性代数的基本知识，第一节介绍行列式的定义及计算行列式的方法；第二节和第四节介绍矩阵定义及矩阵相关特性；第三节介绍向量及其线性相关性的判定方法，及向量空间的概念以及利用矩阵求解线性方程组的计算方法；最后一节介绍生物医学相关的实例分析。线性方程组和矩阵特性在生物医学相关应用中占有重要的地位，相关的实例分析可以使我们体会到线性代数的魅力和威力。

第 一 节　行　列　式

行列式是研究数学的重要工具之一。例如线性方程组的解、三维空间中多个平面或多个点的相关位置、初等代数等，用行列式来计算是很便利的。本节主要讨论 n 阶行列式及行列式在初等代数等方面的应用。

一、二阶及三阶行列式

在初等数学中，为求解二元**线性方程组**（system of linear equations）

$$\begin{cases} a_{11}x_1 + a_{12}x_2 = b_1, \\ a_{21}x_1 + a_{22}x_2 = b_2, \end{cases}$$

定义二阶**行列式**(determinant)

$$D = \begin{vmatrix} a_{11} & a_{12} \\ a_{21} & a_{22} \end{vmatrix} = a_{11}a_{22} - a_{12}a_{21}, D_1 = \begin{vmatrix} b_1 & a_{12} \\ b_2 & a_{22} \end{vmatrix} = b_1 a_{22} - b_2 a_{12}, D_2 = \begin{vmatrix} a_{11} & b_1 \\ a_{21} & b_2 \end{vmatrix} = a_{11}b_2 - a_{21}b_1,$$

当 D≠0 时，用消元法解得 $x_1 = D_1/D$，$x_2 = D_2/D$。

　　同样，对于三元线性方程组 $\begin{cases} a_{11}x_1 + a_{12}x_2 + a_{13}x_3 = b_1, \\ a_{21}x_1 + a_{22}x_2 + a_{23}x_3 = b_2, \\ a_{31}x_1 + a_{32}x_2 + a_{33}x_3 = b_3, \end{cases}$

可定义三阶行列式

$$D = \begin{vmatrix} a_{11} & a_{12} & a_{13} \\ a_{21} & a_{22} & a_{23} \\ a_{31} & a_{32} & a_{33} \end{vmatrix} = a_{11} \begin{vmatrix} a_{22} & a_{23} \\ a_{32} & a_{33} \end{vmatrix} - a_{12} \begin{vmatrix} a_{21} & a_{23} \\ a_{31} & a_{33} \end{vmatrix} + a_{13} \begin{vmatrix} a_{21} & a_{22} \\ a_{31} & a_{32} \end{vmatrix},$$

其规律为：把三阶行列式的第一行的各元素乘以划去该元素所在的行和列之后剩下的二阶行列式，而后作它们的代数和（正负号取舍为首项为正，正负相间）。这就是三阶行列式按第一行展开的展开式。类似可定义其他 3 个三阶行列式 $D_j(j=1,2,3)$，其中 D_j 是 D 的第 j 列元素 a_{1j}、a_{2j}、a_{3j} 被方程组的常数项 b_1、b_2、b_3 分别取代而得的行列式。当方程组的系数行列式 $D \neq 0$ 时，用消元法解得 $x_1 = D_1/D$，$x_2 = D_2/D$，$x_3 = D_3/D$。

　　自然地会想到，上述方法能否推广到一般的 n 元线性方程组？为此先介绍 n 阶行列式的概念。

二、n 阶行列式的定义

1. n 阶全排列及其逆序数

定义 7 - 1　把 $1, 2, \cdots, n$ 这 n 个自然数以任意顺序排成一行，称为一个 n 阶**全排列**(total permutation)。在一个全排列中如果有两个数的先后次序与自然次序不同，则称存在一个**逆序**(inverse order)，而所有不同的逆序的总和，称为这个全排列的**逆序数**(number of inverse order)。全排列 $(i_1, i_2, \cdots, i_n)$ 的逆序数用 $\tau(i_1, i_2, \cdots, i_n)$ 表示。逆序数分别为偶数和奇数的排列依次称为**偶排列**(even permutation) 和**奇排列**(odd permutation)。规定依自然顺序的全排列 $(1, 2, \cdots, n)$ 的逆序数 0 为偶数。

　　依此定义，为了计算逆序数 $\tau(i_1, i_2, \cdots, i_n)$，对于任一 $i_j(j=1,2,\cdots,n)$，如果比 i_j 小且排在 i_j 后面的数有 t_j 个，则称 i_j 的逆序数为 t_j。于是 $\tau = \sum_{j=1}^{n} t_j$。

例 7 - 1　求全排列 $(3, 1, 4, 2)$ 的逆序数。

解　依定义 $t_1 = 2$，$t_2 = 0$，$t_3 = 1$，$t_4 = 0$，得 $\tau(3,1,4,2) = 2 + 0 + 1 + 0 = 3$。

2. 对换及其性质

定义 7 - 2　把一个全排列中的某两个数对调，而保持其余数位置不变，这种由一个全排列得到另一个全排列的方法，称为**对换**(transposition)。

命题 7 - 1　对换改变全排列的奇偶性。

证　最简单的对换是邻换：$i_j \leftrightarrow i_{j+1}$。邻换前后的全排列中，其他元素的逆序数保持不变，而 i_j 与 i_{j+1} 的逆序数之和相差 1。因此，邻换改变全排列的奇偶性。一般的对换：$i_j \leftrightarrow i_{j+r}(1 \leqslant r \leqslant n-j)$，可看成由 i_j 向后作 r 次邻换之后，再由 i_{j+r} 向前作 $r-1$ 次邻换，共计 $2r-1$ 次邻换而完成。由于邻换改变奇偶性，故对换也改变全排列的奇偶性。

　　因此，可以通过把全排列的第一个元素与最后一个元素对换的方法在 n 阶的全体偶排列和全体的奇排列之间建立一个一一对应关系。

推论 1　在所有不同的 $n(n \geq 2)$ 阶全排列中，偶排列和奇排列各占一半（$n!/2$），并且，由偶（奇）排列对换成自然排列 $(1,2,\cdots,n)$ 的次数为偶（奇）数。

3.n 阶行列式的定义

定义 7－3　n 阶行列式，是由排成 n 行 n 列的 n^2 个数 $a_{ij}(i,j=1,2,\cdots,n)$，依下式所确定的一个数，记作

$$D=D(a_{ij})=\begin{vmatrix} a_{11} & a_{12} \cdots & a_{1n} \\ a_{21} & a_{22} \cdots & a_{2n} \\ a_{n1} & a_{n2} \cdots & a_{nn} \end{vmatrix}=\sum_{(j_1,j_2,\cdots,j_n)}(-1)^{\tau(j_1,j_2,\cdots,j_n)}a_{1j_1}a_{2j_2}\cdots a_{nj_n}\,.$$

这里，a_{ij} 表示行列式位于第 i 行第 j 列的元素，其下标 i，j 分别称为行指标和列指标；而和式 $\sum$ 表示对所有 n 阶全排列求和，共有 $n!$ 项，其中每一项为行列式中既不同行又不同列的 n 个元素的乘积并冠以正负号，正负号取决于这 n 个元素的列指标所构成的全排列的逆序数。

容易验证，当 $n=2$，3 时，上述定义等价于二阶、三阶行列式的定义式。

定理 7－1　$n!D(a_{ij}) = \sum(-1)^{\tau(i_1,i_2,\cdots,i_n)+\tau(j_1,j_2,\cdots,j_n)}a_{i_1j_1}a_{i_2j_2}\cdots a_{i_nj_n} \triangleq M(a_{ij})$ 其中和式 $\sum$ 表示对所有行指标构成的全排列 $(i_1,i_2,\cdots,i_n)$ 和列指标构成的全排列 $(j_1,j_2,\cdots,j_n)$ 求和。

证　n 阶行列式定义式 $D(a_{ij})$ 的展开式中的任一项 $(-1)^{\tau(j_1,j_2,\cdots,j_n)}a_{1j_1}a_{2j_2}\cdots a_{nj_n}$ 或写成 $(-1)^{\tau(1,2,\cdots,n)+\tau(j_1,j_2,\cdots,j_n)}a_{1j_1}a_{2j_2}\cdots a_{nj_n}$，在和式 $M(a_{ij})$ 中都有 $n!$ 项与之对应相等：$(-1)^{\tau(i_1,i_2,\cdots,i_n)+\tau(l_1,l_2,\cdots,l_n)}a_{i_1l_1}a_{i_2l_2}\cdots a_{i_nl_n}$，其中行指标排列 $(i_1,i_2,\cdots,i_n)$ 是任意一个全排列，并且如果它是由 $(1,2,\cdots,n)$ 经 k 次对换而成，则列指标排列 $(l_1,l_2,\cdots,l_n)$ 是由 $(j_1,j_2,\cdots,j_n)$ 经同样的 k 次对换而成。由已证命题及其推论可得 $(-1)^{\tau(i_1,i_2,\cdots,i_n)} = (-1)^k$，$(-1)^{\tau(l_1,l_2,\cdots,l_n)} = (-1)^{\tau(j_1,j_2,\cdots,j_n)+k}$，于是 $(-1)^{\tau(i_1,i_2,\cdots,i_n)+\tau(l_1,l_2,\cdots,l_n)}a_{i_1l_1}a_{i_2l_2}\cdots a_{i_nl_n} = (-1)^{\tau(j_1,j_2,\cdots,j_n)}a_{1j_1}a_{2j_2}\cdots a_{nj_n}$。因此，$M(a_{ij}) = n!D(a_{ij})$。

类似地，考虑列指标全排列时的情况，可得

$$M(a_{ij}) = n!\sum_{(i_1,i_2,\cdots,i_n)}(-1)^{\tau(i_1,i_2,\cdots,i_n)}a_{i_11}a_{i_22}\cdots a_{i_nn}\,.$$

由此得到 n 阶行列式的如下等价定义：

推论 2　$D(a_{ij}) = \sum\limits_{(i_1,i_2,\cdots,i_n)}(-1)^{\tau(i_1,i_2,\cdots,i_n)}a_{i_11}a_{i_22}\cdots a_{i_nn}$。

例 7－2　对如下三角形行列式可验证下述结论（其中未写出的元素全为 0），

$$\begin{vmatrix} a_{11} & & & \\ a_{21} & a_{22} & & \\ \vdots & \vdots & \ddots & \\ a_{n1} & a_{n2} & \cdots & a_{nn} \end{vmatrix} = \begin{vmatrix} a_{11} & a_{12} & \cdots & a_{1n} \\ & a_{22} & \cdots & a_{2n} \\ & & \ddots & \vdots \\ & & & a_{nn} \end{vmatrix} = a_{11}a_{22}\cdots a_{nn};$$

$$\begin{vmatrix} & & & a_{1n} \\ & & a_{2n-1} & a_{2n} \\ & \iddots & \vdots & \vdots \\ a_{n1} & \cdots & a_{nn-1} & a_{nn} \end{vmatrix} = \begin{vmatrix} a_{11} & a_{12} & \cdots & a_{1n} \\ a_{21} & a_{22} & \iddots & \\ \vdots & \iddots & & \\ a_{n1} & & & \end{vmatrix} = (-1)^{\frac{n}{2}(n-1)}a_{1n}a_{2n-1}\cdots a_{n1}\,.$$

三、行列式的性质和计算

定义 7－4　把行列式 $D(a_{ij})$ 的所有行换成同序号的列而构成的行列式，称为 $D(a_{ij})$ 的**转置**（transpose），记作 $D^T(a_{ij}) = D(a_{ji})$。在 $D(a_{ij})$ 中划去第 s 行和第 t 列之后所剩下的一个 $n-1$ 阶行列式 M_{st} 称为元素 a_{st} 的**余子式**（cofactor），并称 $A_{st} = (-1)^{s+t}M_{st}$ 为 a_{st} 的**代数余子式**

(algebraic cofactor)。

行列式有下列基本性质：

性质 1   行列式与其转置相等：$D(a_{ij}) = D^T(a_{ij})$，即

$$\begin{vmatrix} a_{11} & a_{12} & \cdots & a_{1n} \\ a_{21} & a_{22} & \cdots & a_{2n} \\ \cdots & \cdots & \cdots & \cdots \\ a_{n1} & a_{n2} & \cdots & a_{nn} \end{vmatrix} = \begin{vmatrix} a_{11} & a_{21} & \cdots & a_{n1} \\ a_{12} & a_{22} & \cdots & a_{n2} \\ \cdots & \cdots & \cdots & \cdots \\ a_{1n} & a_{2n} & \cdots & a_{nn} \end{vmatrix} 。$$

证   取 $b_{ij} = a_{ji}(i,j = 1,2,\cdots,n)$，则由行列式的两种等价定义式，得 $D(b_{ij})$ $= \sum\limits_{(j_1,j_2,\cdots,j_n)} (-1)^{\tau(j_1,j_2,\cdots,j_n)} b_{1j_1} b_{2j_2} \cdots b_{nj_n} = \sum\limits_{(j_1,j_2,\cdots,j_n)} (-1)^{\tau(j_1,j_2,\cdots,j_n)} a_{j_1 1} a_{j_2 2} \cdots a_{j_n n} = D(a_{ij})$。因此，行列式对行成立的性质，对列也成立。

性质 2   互换行列式的任意两行（列），则行列式改变正负号，即

$$\begin{vmatrix} a_{11} & a_{12} & \cdots & a_{1n} \\ \cdots & \cdots & \cdots & \cdots \\ a_{s1} & a_{s2} & \cdots & a_{sn} \\ \cdots & \cdots & \cdots & \cdots \\ a_{t1} & a_{t2} & \cdots & a_{tn} \\ \cdots & \cdots & \cdots & \cdots \\ a_{n1} & a_{n2} & \cdots & a_{nn} \end{vmatrix} = - \begin{vmatrix} a_{11} & a_{12} & \cdots & a_{1n} \\ \cdots & \cdots & \cdots & \cdots \\ a_{t1} & a_{t2} & \cdots & a_{tn} \\ \cdots & \cdots & \cdots & \cdots \\ a_{s1} & a_{s2} & \cdots & a_{sn} \\ \cdots & \cdots & \cdots & \cdots \\ a_{n1} & a_{n2} & \cdots & a_{nn} \end{vmatrix} 。$$

证   不妨设第 s 行与第 t 行互换。令右端 $= -D(b_{ij})$，其中 $b_{sl} = a_{tl}, b_{tl} = a_{sl}$；当 $k \neq s,t$ 时，$b_{kl} = a_{kl}(l = 1,2,\cdots,n)$。则由行列式的定义及命题 7-1 可得，右端

$$= - \sum\limits_{(j_1,\cdots,j_s,\cdots,j_t,\cdots,j_n)} (-1)^{\tau(j_1,\cdots,j_s,\cdots,j_t,\cdots,j_n)} b_{1j_1} \cdots b_{sj_s} \cdots b_{tj_t} \cdots b_{nj_n}$$

$$= - \sum\limits_{(j_1,\cdots,j_s,\cdots,j_t,\cdots,j_n)} (-1)^{\tau(j_1,\cdots,j_s,\cdots,j_t,\cdots,j_n)} a_{1j_1} \cdots a_{tj_s} \cdots a_{sj_t} \cdots a_{nj_n}$$

$$= - \sum\limits_{(j_1,\cdots,j_s,\cdots,j_t,\cdots,j_n)} (-1)^{\tau(j_1,\cdots,j_s,\cdots,j_t,\cdots,j_n)} a_{1j_1} \cdots a_{sj_t} \cdots a_{tj_s} \cdots a_{nj_n}$$

$$= \sum\limits_{(j_1,\cdots,j_t,\cdots,j_s,\cdots,j_n)} (-1)^{\tau(j_1,\cdots,j_t,\cdots,j_s,\cdots,j_n)} a_{1j_1} \cdots a_{sj_t} \cdots a_{tj_s} \cdots a_{nj_n} = D(a_{ij}) = 左端。$$

推论 3   行列式若有两行（列）相同，则此行列式等于零。

性质 3   用常数 k 同乘行列式某一行（列）的所有元素，等于用 k 乘此行列式，

$$\begin{vmatrix} a_{11} & a_{12} & \cdots & a_{1n} \\ \cdots & \cdots & \cdots & \cdots \\ ka_{i1} & ka_{i2} & \cdots & ka_{in} \\ \cdots & \cdots & \cdots & \cdots \\ a_{n1} & a_{n2} & \cdots & a_{nn} \end{vmatrix} = k \begin{vmatrix} a_{11} & a_{12} & \cdots & a_{1n} \\ \cdots & \cdots & \cdots & \cdots \\ a_{i1} & a_{i2} & \cdots & a_{in} \\ \cdots & \cdots & \cdots & \cdots \\ a_{n1} & a_{n2} & \cdots & a_{nn} \end{vmatrix} 。$$

证   由行列式的定义式，左端 $= \sum\limits_{(j_1,\cdots,j_i,\cdots,j_n)} (-1)^{\tau(j_1,\cdots,j_i,\cdots,j_n)} a_{1j_1} \cdots (ka_{ij_i}) \cdots a_{nj_n}$

$= k \sum\limits_{(j_1,\cdots,j_i,\cdots,j_n)} (-1)^{\tau(j_1,\cdots,j_i,\cdots,j_n)} a_{1j_1} \cdots a_{ij_i} \cdots a_{nj_n} = kD(a_{ij}) = 右端。$

推论 4   行列式若有两行（列）的对应元素成比例，则此行列式等于零。

性质 4   如果行列式某一行（列）的每个元素都可以表示为两（m）个数之和，则此行列式可以表示为相应的两（m）个行列式之和，即

$$\begin{vmatrix} a_{11} & a_{12} & \cdots & a_{1n} \\ \cdots & \cdots & \cdots & \cdots \\ a_{i1}+b_{i1} & a_{i2}+b_{i2} & \cdots & a_{in}+b_{in} \\ \cdots & \cdots & \cdots & \cdots \\ a_{n1} & a_{n2} & \cdots & a_{nn} \end{vmatrix} = \begin{vmatrix} a_{11} & a_{12} & \cdots & a_{1n} \\ \cdots & \cdots & \cdots & \cdots \\ a_{i1} & a_{i2} & \cdots & a_{in} \\ \cdots & \cdots & \cdots & \cdots \\ a_{n1} & a_{n2} & \cdots & a_{nn} \end{vmatrix} + \begin{vmatrix} a_{11} & a_{12} & \cdots & a_{1n} \\ \cdots & \cdots & \cdots & \cdots \\ b_{i1} & b_{i2} & \cdots & b_{in} \\ \cdots & \cdots & \cdots & \cdots \\ a_{n1} & a_{n2} & \cdots & a_{nn} \end{vmatrix} 。$$

证 由行列式的定义，左端 $= \displaystyle\sum_{(j_1,\cdots,j_i,\cdots,j_n)} (-1)^{\tau(j_1,\cdots,j_i,\cdots,j_n)} a_{1j_1} \cdots (a_{ij_i} + b_{ij_i}) \cdots a_{nj_n}$

$= \displaystyle\sum_{(j_1,\cdots,j_i,\cdots,j_n)} (-1)^{\tau(j_1,\cdots,j_i,\cdots,j_n)} a_{1j_1} \cdots a_{ij_i} \cdots a_{nj_n} + \sum_{(j_1,\cdots,j_i,\cdots,j_n)} (-1)^{\tau(j_1,\cdots,j_i,\cdots,j_n)} a_{1j_1} \cdots b_{ij_i} \cdots a_{nj_n} = $ 右端。

性质 5 用一个常数同乘以行列式某一行（列）的每个元素后，加在另一个行（列）的对应元素上，行列式的值不变，即

$$\begin{vmatrix} a_{11} & a_{12} & \cdots & a_{1n} \\ \cdots & \cdots & \cdots & \cdots \\ a_{i1} & a_{i2} & \cdots & a_{in} \\ \cdots & \cdots & \cdots & \cdots \\ a_{j1}+ka_{i1} & a_{j2}+ka_{i2} & \cdots & a_{jn}+ka_{in} \\ \cdots & \cdots & \cdots & \cdots \\ a_{n1} & a_{n2} & \cdots & a_{nn} \end{vmatrix} = \begin{vmatrix} a_{11} & a_{12} & \cdots & a_{1n} \\ \cdots & \cdots & \cdots & \cdots \\ a_{i1} & a_{i2} & \cdots & a_{in} \\ \cdots & \cdots & \cdots & \cdots \\ a_{j1} & a_{j2} & \cdots & a_{jn} \\ \cdots & \cdots & \cdots & \cdots \\ a_{n1} & a_{n2} & \cdots & a_{nn} \end{vmatrix} 。$$

证 由行列式的定义及性质 4 和性质 2 的推论可得，

$$\text{左端} = \begin{vmatrix} a_{11} & a_{12} & \cdots & a_{1n} \\ \cdots & \cdots & \cdots & \cdots \\ a_{i1} & a_{i2} & \cdots & a_{in} \\ \cdots & \cdots & \cdots & \cdots \\ a_{j1} & a_{j2} & \cdots & a_{jn} \\ \cdots & \cdots & \cdots & \cdots \\ a_{n1} & a_{n2} & \cdots & a_{nn} \end{vmatrix} + k \begin{vmatrix} a_{11} & a_{12} & \cdots & a_{1n} \\ \cdots & \cdots & \cdots & \cdots \\ a_{i1} & a_{i2} & \cdots & a_{in} \\ \cdots & \cdots & \cdots & \cdots \\ a_{i1} & a_{i2} & \cdots & a_{in} \\ \cdots & \cdots & \cdots & \cdots \\ a_{n1} & a_{n2} & \cdots & a_{nn} \end{vmatrix} = D(a_{ij}) + k \times 0 = \text{右端}。$$

性质 6 设 A_{ij} 为行列式中元素 a_{ij} 的代数余子式 $(i, j = 1, 2, \cdots, n)$，并记

$\delta_{ik} = \begin{cases} 1, i = k \\ 0, i \neq k \end{cases}$，则 $\displaystyle\sum_{j=1}^{n} a_{ij} A_{kj} = D(a_{ij}) \delta_{ik}$，$\displaystyle\sum_{i=1}^{n} a_{ij} A_{ik} = D(a_{ij}) \delta_{jk}$。

证 为了验证前一个公式当 $i = k$ 时成立，可利用行列式性质 2 和 4 $(m=n)$。为此，把 $D(a_{ij})$ 中第 i 行的每个元素 a_{ij} 表示为 a_{ij} 与 $n-1$ 个 0 之和，相应地，$D(a_{ij})$ 可表示为 n 个行列式之和：

$$D(a_{ij}) = \sum_{j=1}^{n} \begin{vmatrix} a_{11} & \cdots & a_{1j} & \cdots & a_{1n} \\ \cdots & \cdots & \cdots & \cdots & \cdots \\ 0 & \cdots & a_{ij} & \cdots & 0 \\ \cdots & \cdots & \cdots & \cdots & \cdots \\ a_{n1} & \cdots & a_{nj} & \cdots & a_{nn} \end{vmatrix} = \sum_{j=1}^{n} (-1)^{n-i} \begin{vmatrix} a_{11} & \cdots & a_{1j} & \cdots & a_{1n} \\ \cdots & \cdots & \cdots & \cdots & \cdots \\ a_{n1} & \cdots & a_{nj} & \cdots & a_{nn} \\ 0 & \cdots & a_{ij} & \cdots & 0 \end{vmatrix}$$

$$= \sum_{j=1}^{n} (-1)^{n-i} (-1)^{n-j} \begin{vmatrix} a_{11} & \cdots & a_{1n} & a_{1j} \\ \cdots & \cdots & \cdots & \cdots \\ \cdots & \cdots & \cdots & \cdots \\ a_{n1} & \cdots & a_{nn} & a_{nj} \\ 0 & \cdots & 0 & a_{ij} \end{vmatrix} = \sum_{j=1}^{n} (-1)^{i+j} a_{ij} M_{ij} = \sum_{j=1}^{n} a_{ij} A_{ij} ；$$

当 $i \neq k$ 时，不失一般性，设 $1 \leqslant i < k \leqslant n$。构造一个行列式使其第 i、k 两行的元素分别对应相

等，并仿上把第 k 行的每个元素 a_{ij} 表示为 a_{ij} 与 $n-1$ 个 0 之和，则

$$0=\begin{vmatrix} a_{11} & \cdots & a_{1j} & \cdots & a_{1n} \\ \cdots & \cdots & \cdots & \cdots & \cdots \\ a_{i1} & \cdots & a_{ij} & \cdots & a_{in} \\ \cdots & \cdots & \cdots & \cdots & \cdots \\ a_{i1} & \cdots & a_{ij} & \cdots & a_{in} \\ \cdots & \cdots & \cdots & \cdots & \cdots \\ a_{n1} & \cdots & a_{nj} & \cdots & a_{nn} \end{vmatrix}=\sum_{j=1}^{n}\begin{vmatrix} a_{11} & \cdots & a_{1j} & \cdots & a_{1n} \\ \cdots & \cdots & \cdots & \cdots & \cdots \\ a_{i1} & \cdots & a_{ij} & \cdots & a_{in} \\ \cdots & \cdots & \cdots & \cdots & \cdots \\ 0 & \cdots & a_{ij} & \cdots & 0 \\ \cdots & \cdots & \cdots & \cdots & \cdots \\ a_{n1} & \cdots & a_{nj} & \cdots & a_{nn} \end{vmatrix}=\sum_{j=1}^{n}(-1)^{k+j}a_{ij}M_{kj}=\sum_{j=1}^{n}a_{ij}A_{kj}$$

即前一个公式当 $i\neq k$ 时也成立。因此，前一个公式成立。类似地考虑列的情况，可以验证后一个公式也成立。此性质也称为行列式按行（列）展开法则。

当 $n\geq 4$ 时，依据定义计算 n 阶行列式是不方便的。在化简行列式时经常会用到上述行列式的性质和以下三种行列式的运算：

（1）交换行列式的第 i、j 两行（列），记作 $r_i\leftrightarrow r_j(c_i\leftrightarrow c_j)$；

（2）用非零常数 k 乘以第 i 行（列）的每个元素，记作 $kr_i(kc_i)$；

（3）用常数 k 乘以第 j 行（列）的每个元素后，加在第 i 行（列）的对应元素上，记作 $r_i+kr_j(c_i+kc_j)$。

用数学归纳法容易证明，用行列式的运算（3）可以把任何一个行列式化为一个三角形行列式。下面举例说明行列式的计算方法。

例 7 - 3　用①降阶法，②化为上三角形法，计算行列式 $D=\begin{vmatrix} 1 & 0 & 1 & 2 \\ 3 & -1 & -1 & 0 \\ 1 & 2 & 5 & 4 \\ 1 & 2 & -1 & 5 \end{vmatrix}$。

解　①按第一行展开，$D=\begin{vmatrix} -1 & -1 & 0 \\ 2 & 5 & 4 \\ 2 & -1 & 5 \end{vmatrix}-0+\begin{vmatrix} 3 & -1 & 0 \\ 1 & 2 & 4 \\ 1 & 2 & 5 \end{vmatrix}-2\begin{vmatrix} 3 & -1 & -1 \\ 1 & 2 & 5 \\ 1 & 2 & -1 \end{vmatrix}$

$=-\left[\begin{vmatrix} 5 & 4 \\ -1 & 5 \end{vmatrix}-\begin{vmatrix} 2 & 4 \\ 2 & 5 \end{vmatrix}+0\right]+\left[3\begin{vmatrix} 2 & 4 \\ 2 & 5 \end{vmatrix}+\begin{vmatrix} 1 & 4 \\ 1 & 5 \end{vmatrix}\right]-2\left[3\begin{vmatrix} 2 & 5 \\ 2 & -1 \end{vmatrix}+\begin{vmatrix} 1 & 5 \\ 1 & -1 \end{vmatrix}-\begin{vmatrix} 1 & 2 \\ 1 & 2 \end{vmatrix}\right]$

$=-(29-2)+(6+1)-2(-36-6)=-27+7+84=64$。

$②D\underset{i=2,3,4}{\overset{r_i-a_{i1}r_1}{=}}\begin{vmatrix} 1 & 0 & 1 & 2 \\ 0 & -1 & -4 & -6 \\ 0 & 2 & 4 & 2 \\ 0 & 2 & -2 & 3 \end{vmatrix}\underset{i=3,4}{\overset{r_i+a_{i1}r_2}{=}}\begin{vmatrix} 1 & 0 & 1 & 2 \\ 0 & -1 & -4 & -6 \\ 0 & 0 & -4 & -10 \\ 0 & 0 & -10 & -9 \end{vmatrix}\overset{r_4-\frac{5}{2}r_3}{=}\begin{vmatrix} 1 & 0 & 1 & 2 \\ 0 & -1 & -4 & -6 \\ 0 & 0 & -4 & -10 \\ 0 & 0 & 0 & 16 \end{vmatrix}$

$=1\times(-1)\times(-4)\times16=64$。

例 7 - 4　计算 n 阶行列式 $D_n=\begin{vmatrix} a & b & \cdots & b \\ b & a & \cdots & b \\ \cdots & \cdots & \cdots & \cdots \\ b & b & \cdots & a \end{vmatrix}$。

解　这个行列式的特点是各行（列）的元素之和都是 $a+(n-1)b$。把其他各行都加在第一行上，提出公因子之后，把第一行的 $-b$ 倍加在其余各行上，得到一个上三角形行列式：

$$D_n=[a+(n-1)b]\begin{vmatrix} 1 & 1 & \cdots & 1 \\ b & a & \cdots & b \\ \cdots & \cdots & \cdots & \cdots \\ b & b & \cdots & a \end{vmatrix}\underset{i=2,\cdots,n}{\overset{r_i-br_1}{=}}[a+(n-1)b]\begin{vmatrix} 1 & 1 & \cdots & 1 \\ 0 & a-b & \cdots & 0 \\ \cdots & \cdots & \cdots & \cdots \\ 0 & 0 & \cdots & a-b \end{vmatrix}$$

$$= (a-b)^{n-1}[a+(n-1)b]。$$

例 7-5　计算 n 阶三对角行列式 $D_n = \begin{vmatrix} a+b & ab & & \\ 1 & a+b & \ddots & \\ & \ddots & \ddots & ab \\ & & 1 & a+b \end{vmatrix}$。

解　当 $n \geq 2$ 时，按第一行展开，得 $D_n = (a+b)D_{n-1} - abD_{n-2}$，于是
$D_n - aD_{n-1} = b(D_{n-1} - aD_{n-2}) = \cdots = b^{n-2}(D_2 - aD_1) = b^{n-2}[(a+b)^2 - ab - a(a+b)] = b^n$
由 D_n 关于 a 与 b 的对称性，得 $D_n - bD_{n-1} = a^n$。因此当 $a \neq b$ 时可解得 $D_n = (a^{n+1} - b^{n+1})/$ $(a-b)$；当 $a = b$ 时，应用**罗必达法则**（L' Hopital Rule）得 $D_n = \lim_{a \to b}(a^{n+1} - b^{n+1})/(a-b) = (n+1)a^n$。

例 7-6　试证范德蒙德（Vandermonde）行列式

$$D_n = \begin{vmatrix} 1 & 1 & \cdots & 1 \\ x_1 & x_2 & \cdots & x_n \\ x_1^2 & x_2^2 & \cdots & x_n^2 \\ \cdots & \cdots & \cdots & \cdots \\ x_1^{n-1} & x_2^{n-1} & \cdots & x_n^{n-1} \end{vmatrix} = \prod_{1 \leq i < j \leq n}(x_j - x_i)，$$

其中记号 $\prod$ 表示全体同类因子的乘积。

证　用数学归纳法：$n=2$，$D_2 = x_2 - x_1$ 结论成立。假设结论对 D_{n-1} 成立则

$$D_n \underset{i=n,n-1,\cdots,2}{\overset{r_i - x_n r_{i-1}}{=\!=\!=}} \begin{vmatrix} 1 & 1 & \cdots & 1 & 1 \\ x_1 - x_n & x_2 - x_n & \cdots & x_{n-1} - x_n & 0 \\ x_1(x_1 - x_n) & x_2(x_2 - x_n) & \cdots & x_{n-1}(x_{n-1} - x_n) & 0 \\ \cdots & \cdots & \cdots & \cdots & \cdots \\ x_1^{n-2}(x_1 - x_n) & x_2^{n-2}(x_2 - x_n) & \cdots & x_{n-1}^{n-2}(x_{n-1} - x_n) & 0 \end{vmatrix}$$

$$= (-1)^{1+n}(x_1 - x_n)(x_2 - x_n)\cdots(x_{n-1} - x_n) \begin{vmatrix} 1 & 1 & \cdots & 1 \\ x_1 & x_2 & \cdots & x_{n-1} \\ x_1^2 & x_2^2 & \cdots & x_{n-1}^2 \\ \cdots & \cdots & \cdots & \cdots \\ x_1^{n-2} & x_2^{n-2} & \cdots & x_{n-1}^{n-2} \end{vmatrix}$$

$$= (x_n - x_{n-1})(x_n - x_{n-2})\cdots(x_n - x_1) \prod_{1 \leq i < j \leq n-1}(x_j - x_i) = \prod_{1 \leq i < j \leq n}(x_j - x_i)。$$

根据归纳法原理，结论对任意不小于 2 的自然数 n 都成立。

例 7-7　设 $D = \begin{vmatrix} a_{11} & \cdots & a_{1m} & & & \\ \cdots & \cdots & \cdots & & O & \\ a_{m1} & \cdots & a_{mm} & & & \\ c_{11} & \cdots & c_{1m} & b_{11} & \cdots & b_{1n} \\ \cdots & \cdots & \cdots & \cdots & \cdots & \cdots \\ c_{n1} & \cdots & c_{nm} & b_{n1} & \cdots & b_{nn} \end{vmatrix}$，$\begin{aligned} D_1 &= \begin{vmatrix} a_{11} & \cdots & a_{1m} \\ \cdots & \cdots & \cdots \\ a_{m1} & \cdots & a_{mm} \end{vmatrix}, \\ D_2 &= \begin{vmatrix} b_{11} & \cdots & b_{1n} \\ \cdots & \cdots & \cdots \\ b_{n1} & \cdots & b_{nn} \end{vmatrix}, \end{aligned}$

试证 $D = D_1 \cdot D_2$。

证　对 D_1 作运算 $r_i + kr_j$，把 D_1 化为下三角形行列式，设为 $D_1 = \begin{vmatrix} p_{11} & & \\ \vdots & \ddots & \\ p_{m1} & \cdots & p_{mm} \end{vmatrix} = p_{11}\cdots p_{mm}$；

对 D_2 作运算 $c_i + kc_j$，把 D_2 化为下三角形行列式，设 $D_2 = \begin{vmatrix} q_{11} & & \\ \vdots & \ddots & \\ q_{n1} & \cdots & q_{nn} \end{vmatrix} = q_{11}\cdots q_{nn}$。于是，对 D

的前 m 行作运算 r_i+kr_j，对 D 的后 n 列作运算 c_i+kc_j，可把 D 化为下三角形行列式

$$D=\begin{vmatrix} p_{11} & & & & & \\ \vdots & \ddots & & & O & \\ p_{m1} & \cdots & p_{mm} & & & \\ c_{11} & \cdots & c_{1m} & q_{11} & & \\ \cdots & \cdots & \cdots & \vdots & \ddots & \\ c_{n1} & \cdots & c_{nm} & q_{n1} & \cdots & q_{nn} \end{vmatrix}=p_{11}\cdots p_{mm}\cdot q_{11}\cdots q_{nn}=D_1\cdot D_2。$$

类似可得

$$\begin{vmatrix} a_{11} & \cdots & a_{1m} & c_{11} & \cdots & c_{1n} \\ \cdots & \cdots & \cdots & \cdots & \cdots & \cdots \\ a_{m1} & \cdots & a_{mm} & c_{m1} & \cdots & c_{mn} \\ & & & b_{11} & \cdots & b_{1n} \\ & O & & \cdots & \cdots & \cdots \\ & & & b_{n1} & \cdots & b_{nn} \end{vmatrix}=D_1\cdot D_2,$$

$$\begin{vmatrix} c_{11} & \cdots & c_{1n} & a_{11} & \cdots & a_{1m} \\ \cdots & \cdots & \cdots & \cdots & \cdots & \cdots \\ c_{m1} & \cdots & c_{mn} & a_{m1} & \cdots & a_{mm} \\ b_{11} & \cdots & b_{1n} & & & \\ \cdots & \cdots & \cdots & & O & \\ b_{n1} & \cdots & b_{nn} & & & \end{vmatrix}=\begin{vmatrix} & & & a_{11} & \cdots & a_{1m} \\ & O & & \cdots & \cdots & \cdots \\ & & & a_{m1} & \cdots & a_{mm} \\ b_{11} & \cdots & b_{1n} & c_{11} & \cdots & c_{1m} \\ \cdots & \cdots & \cdots & \cdots & \cdots & \cdots \\ b_{n1} & \cdots & b_{nn} & c_{n1} & \cdots & c_{nm} \end{vmatrix}=(-1)^{mn}D_1\cdot D_2。$$

这些公式通称为**拉普拉斯**(Laplace's formula) 公式。

四、克拉默法则

$$n \text{ 元线性方程组} \begin{cases} a_{11}x_1+a_{12}x_2+\cdots+a_{1n}x_n=b_1, \\ a_{21}x_1+a_{22}x_2+\cdots+a_{2n}x_n=b_2, \\ \cdots\cdots\cdots\cdots\cdots\cdots\cdots\cdots\cdots\cdots \\ a_{n1}x_1+a_{n2}x_2+\cdots+a_{nn}x_n=b_n, \end{cases} \text{当 } b_1=b_2=\cdots=b_n=0 \text{ 时，称为齐次线性}$$

方程组(system of homogeneous linear equations)；否则，至少有一个 $b_i\neq0$，称为**非齐次的线性方程组**(non - homogeneous linear equations)。以 $D=D(a_{ij})$ 表示其**系数行列式**(determinant of coefficient)。D_i 表示以 $b_1,b_2,\cdots,b_n$ 分别代替 D 中第 i 列元素 $a_{1i},a_{2i},\cdots,a_{ni}$ 所得到 n 阶行列式 $(i=1,2,\cdots,n)$，则有如下结论：

克拉默法则(Cramer's rule) 设含有 n 个方程的 n 元线性方程组的系数行列式 $D\neq0$，则方程组有唯一解 $x_1=D_1/D$，$x_2=D_2/D$，$\cdots$，$x_n=D_n/D$。

证 如果上述方程组有解，其解设为 $x_1,x_2,\cdots,x_n$。在方程组各等式两端依次同乘以系数行列式中第一列元素的代数余子式 $A_{11},A_{21},\cdots,A_{n1}$，而后分别相加，并由行列式性质 6 得左端 $=x_1\sum_{i=1}^{n}a_{i1}A_{i1}+x_2\sum_{i=1}^{n}a_{i2}A_{i1}+\cdots+x_n\sum_{i=1}^{n}a_{in}A_{i1}=x_1D$，

右端 $=b_1A_{11}+b_2A_{21}+\cdots+b_nA_{n1}=D_1$，因此，$x_1D=D_1$；当 $D\neq0$ 时，得 $x_1=D_1/D$。同理得 $x_2=D_2/D,\cdots,x_n=D_n/D$，因而方程的解是唯一的且满足上述关系。

下面验证，当 $D\neq0$ 时，$x_1=D_1/D$，$x_2=D_2/D,\cdots,x_n=D_n/D$ 为方程组的解，即 $a_{i1}D_1/D+a_{i2}D_2/D+\cdots+a_{in}D_n/D=b_i(i=1,2,\cdots,n)$。为此，按第一行展开其中有两行元素分别对应相等的下述 $n+1$ 阶行列式，并由行列式性质 2，得

$$0=\begin{vmatrix} b_i & a_{i1} & \cdots & a_{in} \\ b_1 & a_{11} & \cdots & a_{1n} \\ \cdots & \cdots & \cdots & \cdots \\ b_n & a_{n1} & \cdots & a_{nn} \end{vmatrix}=b_iD+\sum_{k=1}^{n}(-1)^{1+k+1}\cdot(-1)^{k-1}a_{ik}D_k=b_iD-\sum_{k=1}^{n}a_{ik}D_k。$$

因此 $a_{i1}D_1/D+a_{i2}D_2/D+\cdots+a_{in}D_n/D=b_i(i=1,2,\cdots,n)$。

推论5 如果含有 n 个方程的 n 元线性方程组无解或至少有两组不同的解，则其系数行列式 $D=0$。

例7-8 用克拉默法则求解线性方程组 $\begin{cases} x_2+x_3+x_4=1, \\ x_1+x_3+x_4=2, \\ x_1+x_2+x_4=3, \\ x_1+x_2+x_3=4。 \end{cases}$

解 用行变换化系数行列式为上三角形：

$$D=\begin{vmatrix} 0 & 1 & 1 & 1 \\ 1 & 0 & 1 & 1 \\ 1 & 1 & 0 & 1 \\ 1 & 1 & 1 & 0 \end{vmatrix}\underset{i=1,2,3}{\overset{r_i-r_4}{=\!=}}\begin{vmatrix} -1 & 0 & 0 & 1 \\ 0 & -1 & 0 & 1 \\ 0 & 0 & -1 & 1 \\ 1 & 1 & 1 & 0 \end{vmatrix}\underset{i=1,2,3}{\overset{r_4+r_i}{=\!=}}\begin{vmatrix} -1 & 0 & 0 & 1 \\ 0 & -1 & 0 & 1 \\ 0 & 0 & -1 & 1 \\ 0 & 0 & 0 & 3 \end{vmatrix}=-3；\text{同理得}$$

$$D_1=\begin{vmatrix} 1 & 1 & 1 & 1 \\ 2 & 0 & 1 & 1 \\ 3 & 1 & 0 & 1 \\ 4 & 1 & 1 & 0 \end{vmatrix}=-7, \quad D_2=\begin{vmatrix} 0 & 1 & 1 & 1 \\ 1 & 2 & 1 & 1 \\ 1 & 3 & 0 & 1 \\ 1 & 4 & 1 & 0 \end{vmatrix}=-4, \quad D_3=\begin{vmatrix} 0 & 1 & 1 & 1 \\ 1 & 0 & 2 & 1 \\ 1 & 1 & 3 & 1 \\ 1 & 1 & 4 & 0 \end{vmatrix}=-1,$$

$$D_4=\begin{vmatrix} 0 & 1 & 1 & 1 \\ 1 & 0 & 1 & 2 \\ 1 & 1 & 0 & 3 \\ 1 & 1 & 1 & 4 \end{vmatrix}=2。\text{由克拉默法则得} x_1=D_1/D=7/3,$$

$x_2=D_2/D=4/3$，$x_3=D_3/D=1/3$，$x_4=D_4/D=-2/3$。

例7-9 当 λ 取何值时，下列齐次线性方程组有非零解？

$$\begin{cases} \lambda x_1+2x_2-2x_3=0, \\ 2x_1+(\lambda+3)x_2-4x_3=0, \\ -2x_1-4x_2+(\lambda+3)x_3=0。 \end{cases}$$

解 由克拉默法则，若系数行列式

$$D=\begin{vmatrix} \lambda & 2 & -2 \\ 2 & \lambda+3 & -4 \\ -2 & -4 & \lambda+3 \end{vmatrix}\overset{r_2+r_3}{=\!=}\begin{vmatrix} \lambda & 2 & -2 \\ 0 & \lambda-1 & \lambda-1 \\ -2 & -4 & \lambda+3 \end{vmatrix}=(\lambda-1)\begin{vmatrix} \lambda & 2 & -2 \\ 0 & 1 & 1 \\ -2 & -4 & \lambda+3 \end{vmatrix}$$

$$=(\lambda-1)\left[\begin{vmatrix} \lambda & -2 \\ -2 & \lambda+3 \end{vmatrix}-\begin{vmatrix} \lambda & 2 \\ -2 & -4 \end{vmatrix}\right]=(\lambda-1)[\lambda(\lambda+3)-4+4\lambda-4]=(\lambda-1)^2(\lambda+8)\neq0$$

齐次方程组只有零解 $x_1=0$，$x_2=0$，$x_3=0$；当 $\lambda=1$ 或 $\lambda=-8$ 时，齐次方程组至少有一组非零解。

知识链接

线性代数的由来　线性代数是代数学的一个分支，主要处理线性关系问题。解线性方程组的问题是最简单的线性问题。线性代数作为一个独立的分支在 20 世纪才形成，然而它的历史却非常久远。最古老的线性问题是线性方程组的解法，在中国古代的数学著作《九章算术·方程》章中，已经作了比较完整的叙述，其中所述方法实质上相当于现代的对方程组的增广矩阵的行施行初等变换，消去未知量的方法。由于费马和笛卡儿的工作，现代意义的线性代数基本上出现于 17 世纪。直到 18 世纪末，线性代数的领域还只限于平面与空间。19 世纪上半叶才完成了到 n 维线性空间的过渡。随着研究线性方程组和变量的线性变换问题的深入，行列式和矩阵在 18—19 世纪期间先后产生，为处理线性问题提供了有力的工具，从而推动了线性代数的发展。"代数"这个词在中文中出现较晚，在清代时才传入中国，当时被人们译成"阿尔热巴拉"，直到 1859 年，清代著名的数学家、翻译家李善兰才将它翻译成为"代数学"，之后一直沿用。

第二节　矩阵基础

一、矩阵的定义

定义 7-5　由 $m \times n$ 个数排成 m 行 n 列的数表

$$A = \begin{pmatrix} a_{11} & a_{12} & \cdots & a_{1n} \\ a_{21} & a_{22} & \cdots & a_{2n} \\ \cdots & \cdots & \cdots & \cdots \\ a_{m1} & a_{m2} & \cdots & a_{mn} \end{pmatrix},$$

简记为 $A_{m \times n}$ 或 $(a_{ij})_{m \times n}$，称为 $m \times n$ **矩阵**(matrix)，其中 a_{ij} 称为 A 的第 i 行第 j 列的元素，元素为实数的矩阵称为实矩阵，元素为复数的称为复矩阵。

当 $m=1$ 时称矩阵 $A_{1 \times n}$ 为 n 维**行向量**(row vector)；当 $n=1$ 时，称 $A_{m \times 1}$ 为 m 维**列向量**(column vector)。当 $m=n$ 时称 A 为 n 阶矩阵或**方阵**(square matrix)，记为 A_n。行数相同且列数也相同的矩阵称为同型矩阵。对所有元素，满足条件 $a_{ij}=b_{ij}$ 的两个同型矩阵 $A=(a_{ij})_{m \times n}$ 和 $B=(b_{ij})_{m \times n}$ 称为相等，记作 $A=B$；而满足条件 $b_{ij}=-a_{ij}$ 的矩阵 B 称为 A 的负矩阵，记作 $B=-A$。元素全为 0 的矩阵称为**零矩阵**(null matrix)，记作 $O_{m \times n}$。一个方阵从左上角到右下角的连线称为**主对角线**(principal diagonal)，而从左下角到右上角的连线称为**副对角线**(secondary diagonal)。主对角线之外元素全为 0 的 n 阶方阵 A 称为**对角矩阵**(diagonal matrix)，记作 $A=\mathrm{diag}(a_{11},a_{22},\cdots,a_{nn})$；主对角线上元素全为 1 的 n 阶对角形矩阵，称为**单位矩阵**(unit matrix)，记作 E_n。主对角线一侧所有元素全为 0 的方阵，称为**三角形矩阵**(triangular matrix)。

例 7-10　n 个自变量 x_1，x_2，$\cdots$，x_n 与 m 个因变量 y_1，y_2，$\cdots$，y_m 之间的线性函数

$$\begin{cases} y_1 = a_{11}x_1 + a_{12}x_2 + \cdots + a_{1n}x_n, \\ y_2 = a_{21}x_1 + a_{22}x_2 + \cdots + a_{2n}x_n, \\ \cdots\cdots\cdots\cdots\cdots\cdots\cdots\cdots\cdots \\ y_m = a_{m1}x_1 + a_{m2}x_2 + \cdots + a_{mn}x_n, \end{cases}$$

称为由 $x_1,x_2,\cdots,x_n$ 到 $y_1,y_2,\cdots,y_m$ 的**线性变换**(linear transformation)；其中 a_{ij} 为常数，所构

成的矩阵 $A=(a_{ij})_{m\times n}$ 称为这个线性变换的**系数矩阵**(coefficient matrix)。线性变换与其系数矩阵之间存在一一对应关系。

例 7-11　在离散数学中，以 $V=\{v_1,v_2,\cdots,v_n\}$ 为顶点集合而以 $E=\{e_1,e_2,\cdots,e_m\}$ 为边集合的无向图，记为 $G=(V,E)$。如果令 m_{ij} 为边 e_i 与顶点 v_j 的关联次数，可得到 G 的**关联矩阵**(incidence matrix) $M(G)=(m_{ij})_{m\times n}$；如果令 a_{ij} 为连接顶点 v_i 与 v_j 的边数，可得到 G 的**邻接矩阵**(adjacent matrix)。一个无向图与它的关联矩阵和邻接矩阵之间都存在一一对应关系。如图 7-1 中无向图 G 的关联矩阵和邻接矩阵分别为

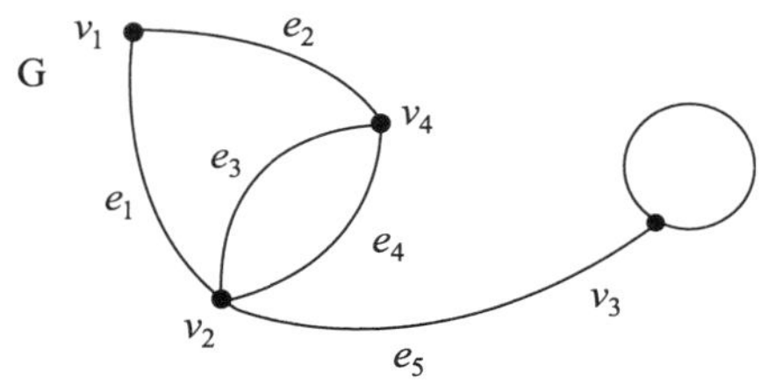

图 7-1

$$M(G)=\begin{pmatrix} 1 & 1 & 0 & 0 \\ 1 & 0 & 0 & 1 \\ 0 & 1 & 0 & 1 \\ 0 & 1 & 0 & 1 \\ 0 & 1 & 1 & 0 \\ 0 & 0 & 2 & 0 \end{pmatrix},\quad A(G)=\begin{pmatrix} 0 & 1 & 0 & 1 \\ 1 & 0 & 1 & 2 \\ 0 & 1 & 1 & 0 \\ 1 & 2 & 0 & 0 \end{pmatrix}$$

类似可建立有向图与其关联矩阵及邻接矩阵之间的一一对应关系，从而把关于图（网络）的研究转化为对矩阵的研究。

二、矩阵的运算

1. 矩阵的加法与数乘

定义 7-6　两个同型矩阵 $A=(a_{ij})_{m\times n}$ 与 $B=(b_{ij})_{m\times n}$ 的和，规定为矩阵 $A+B=(a_{ij}+b_{ij})_{m\times n}$。

矩阵的加法满足：

(1) $A+B=B+A$；

(2) $(A+B)+C=A+(B+C)$；

(3) $A+O=A$。

两个同型矩阵 $A=(a_{ij})_{m\times n}$ 与 $B=(b_{ij})_{m\times n}$ 的差，规定为矩阵 $A-B=A+(-B)$。

定义 7-7　数 λ 与矩阵 $A=(a_{ij})_{m\times n}$ 的乘积，规定为矩阵 $\lambda A=(\lambda a_{ij})_{m\times n}$。

矩阵数乘满足① $(\lambda_1\lambda_2)A=\lambda_1(\lambda_2 A)=\lambda_2(\lambda_1 A)$；② $(\lambda_1+\lambda_2)A=\lambda_1 A+\lambda_2 A$，$\lambda(A+B)=\lambda A+\lambda B$。

2. 矩阵的乘法

定义 7-8　矩阵 $A=(a_{ij})_{m\times s}$ 与矩阵 $B=(b_{ij})_{s\times n}$ 的乘积，记 AB，规定为 $m\times n$ 矩阵 $C=AB=(c_{ij})_{m\times n}$，其中 $c_{ij}=a_{i1}b_{1j}+a_{i2}b_{2j}+\cdots+a_{is}b_{sj}(i=1,2,\cdots m;j=1,2,\cdots n)$。

依此定义，一个 s 维行向量（$1\times s$ 矩阵）与一个 s 维列向量（$s\times 1$ 矩阵）的乘积是一个数，而乘积矩阵 $A_{m\times s}B_{s\times n}=C_{m\times n}$ 的元素 $c_{i\times j}$ 等于左矩阵 $A_{m\times s}$ 的第 i 行向量与右矩阵 $B_{s\times n}$ 的第 j 列向量的乘积。因而并非任何两个矩阵都可以做乘法。当且仅当 A 为 $n\times s$ 而 B 为 $s\times n$ 矩阵，AB 和 BA 都有定义并且为 n 阶方阵和 s 阶方阵。

例 7-12　设 $A=\begin{pmatrix} 2 & 1 \\ 1 & -2 \end{pmatrix}$，$B=\begin{pmatrix} 1 & 0 & -1 \\ -1 & 2 & 1 \end{pmatrix}$，则

$$AB=\begin{pmatrix} 2\times 1+1\times(-1) & 2\times 0+1\times 2 & 2\times(-1)+1\times 1 \\ 1\times 1+(-2)\times(-1) & 1\times 0+(-2)\times 2 & 1\times(-1)+(-2)\times 1 \end{pmatrix}=\begin{pmatrix} 1 & 2 & -1 \\ 3 & -4 & -3 \end{pmatrix},$$

而 BA 无定义。

例 7-13   设 $A=\begin{pmatrix} 1 & 1 \\ -1 & -1 \end{pmatrix}$, $B=\begin{pmatrix} 2 & -2 \\ -2 & 2 \end{pmatrix}$, $C=\begin{pmatrix} -1 & 0 \\ 1 & 0 \end{pmatrix}$, 则 $AB=\begin{pmatrix} 0 & 0 \\ 0 & 0 \end{pmatrix}$,

$BA=\begin{pmatrix} 4 & 4 \\ -4 & -4 \end{pmatrix}$, $AC=\begin{pmatrix} 0 & 0 \\ 0 & 0 \end{pmatrix}$, $BC=\begin{pmatrix} -4 & 0 \\ 4 & 0 \end{pmatrix}$, $(AB)C=\begin{pmatrix} 0 & 0 \\ 0 & 0 \end{pmatrix}$, $A(BC)=\begin{pmatrix} 0 & 0 \\ 0 & 0 \end{pmatrix}$

由此可见矩阵乘法与数的乘法的区别：一般来说 $AB\neq BA$；由等式 $AB=AC$ 并且 $A\neq O$，不能推出 $B=C$。

当运算可行时，矩阵的乘法满足：

(1) 结合律 $(AB)C=A(BC)$, $\lambda(AB)=(\lambda A)B=A(\lambda B)$, λ 为数；

(2) 分配律 $A(B+C)=AB+AC$, $(B+C)A=BA+CA$。

以 (1) 为例证明之。设 $A_{m\times l}B_{l\times k}=U_{m\times k}=(u_{ij})$, $B_{l\times k}C_{k\times n}=V_{l\times n}=(v_{ij})$,

$(AB)C=S_{m\times n}=(s_{ij})$, $A(BC)=T_{m\times n}=(t_{ij})$。则 $u_{ij}=\sum_{x=1}^{l}a_{ix}b_{xj}$, $v_{ij}=\sum_{y=1}^{k}b_{iy}c_{yj}$,

$s_{ij}=\sum_{y=1}^{k}u_{iy}c_{yj}=\sum_{y=1}^{k}\sum_{x=1}^{l}a_{ix}b_{xy}c_{yj}$, $t_{ij}=\sum_{x=1}^{l}a_{ix}v_{xj}=\sum_{x=1}^{l}a_{ix}\sum_{y=1}^{k}b_{xy}c_{yj}=\sum_{y=1}^{k}\sum_{x=1}^{l}a_{ix}b_{xy}c_{yj}$,

因此 $s_{ij}=t_{ij}$, $i=1,2,\cdots,m$, $j=1,2,\cdots,n$, 所以 $S=T$ 即 $(AB)C=A(BC)$。

此外，容易验证：$O_{m\times s}A_{s\times n}=O_{m\times n}$, $A_{m\times s}O_{s\times n}=O_{m\times n}$; $E_m A_{m\times n}=A_{m\times n}$, $A_{m\times n}E_n=A_{m\times n}$。

当 A 为方阵时，可规定 A 的幂：$A^1=A$, $A^2=AA$, $\cdots$, $A^{k+1}=AA^k=A^kA$ (k 为自然数)。由于矩阵的乘法满足结合律，故矩阵的幂运算满足幂律：设 k、l 为自然数，则 $A^kA^l=A^{k+l}$, $(A^k)^l=A^{kl}$。由于矩阵的乘法不满足交换律，所以一般情况下，$(AB)^k\neq A^kB^k$。

3. 矩阵的转置和共轭

定义 7-9   把矩阵 $A=(a_{ij})_{m\times n}$ 的行换成同序数的列所得到的 $n\times m$ 矩阵称为 A 的**转置矩阵**(transposed matrix)，记为 A^T, 即 $A^T=(a_{ji})_{n\times m}$。满足条件 $A^T=A$ 的方阵称为**对称矩阵**(symmetric matrix)。

矩阵的转置运算满足：① $(A^T)^T=A$; ② $(A+B)^T=A^T+B^T$; ③ $(\lambda A)^T=\lambda A^T$, λ 为数; ④ $(AB)^T=B^TA^T$。

以④为例证明之。设 $A=(a_{ij})_{m\times s}$, $B=(b_{ij})_{s\times n}$, 则 AB 为 $m\times n$ 矩阵, B^T 为 $n\times s$ 矩阵, A^T 为 $s\times m$ 矩阵, B^TA^T 为 $n\times m$ 矩阵, 从而与 $(AB)^T$ 为同型矩阵。若记 $(AB)^T=(c_{ij})_{n\times m}$, $B^TA^T=(d_{ij})_{n\times m}$, 依定义有 $c_{ij}=(AB)^T$ 的第 i 行第 j 列元素 $=(AB)$ 的第 j 行第 i 列元素 $=(A$ 的第 j 行$)\cdot(B$ 的第 i 列$)=(B$ 的第 i 列$)\cdot(A$ 的第 j 行$)=(B^T$ 的第 i 行$)\cdot(A^T$ 的第 j 列$)=d_{ij}$, $i=1,2,\cdots,n,j=1,2,\cdots,m$。因此，$(AB)^T=B^TA^T$。

例 7-14   设 $A=(a_{ij})$ 为 n 阶实矩阵，试证 A^TA 为 n 阶实对阵矩阵且当 $A\neq O_n$ 时 $A^TA\neq O_n$。

证   记 $A^TA=B=(b_{ij})_{n\times n}$, 由性质①和④, $B^T=A^T(A^T)^T=A^TA=B$, 于是 B 即 A^TA 为 n 阶实对称矩阵。当 $A\neq O_n$ 时，不妨设 $a_{rs}\neq 0$, 由 $b_{ij}=\sum_{k=1}^{n}a_{ki}a_{kj}$, 得 $b_{ss}=\sum_{k=1}^{n}a_{ks}^2\geqslant a_{rs}^2>0$, 故 $A^TA=B\neq O_n$。

定义 7-10   设 $A=(a_{ij})_{m\times n}$ 为复矩阵，其中 a_{ij} 为复数，以 $\overline{a_{ij}}$ 表示 a_{ij} 的共轭复数，称矩阵 $\overline{A}=(\overline{a_{ij}})_{m\times n}$ 为 A 的**共轭矩阵**(conjugate matrix)。

矩阵的共轭运算满足：① $\overline{A+B}=\overline{A}+\overline{B}$; ② $\overline{\lambda A}=\overline{\lambda}\,\overline{A}$, λ 为数; ③ $\overline{AB}=\overline{A}\,\overline{B}$。

4. 方阵的行列式和方阵的伴随矩阵

定义 7-11   由方阵 A 各元素位置不变所构成的行列式，称为矩阵 A 的行列式，以 $|A|$ 或 $\det A$ 表示。

n 阶方阵 A 的行列式满足性质：① $|A^T|=|A|$; ② $|\lambda A|=\lambda^n|A|$, λ 为数; ③ $|AB|=$

$|BA|=|A||B|$。

以③为例证明之。设 $A=(a_{ij})_{n\times n}$，$B=(b_{ij})_{n\times n}$。由拉普拉斯公式得 $|A||B|=$ $\begin{vmatrix} A & O_n \\ -E_n & B \end{vmatrix}$。对此式右端的 $2n$ 阶行列式作等值变换：$r_i+a_{ij}r_{n+j}(i,j=1,2,\cdots,n)$，得

$|A||B|=\begin{vmatrix} O_n & C \\ -E_n & B \end{vmatrix}=(-1)^{n\times n}|-E_n||C|=(-1)^{n\times(n+1)}|C|=|C|$，其中 $C=(c_{ij})_{n\times n}$，c_{ij} $=a_{i1}b_{1j}+a_{i2}b_{2j}+\cdots+a_{in}b_{nj}(i,j=1,2,\cdots,n)$，即 $C=AB$。于是有 $|A||B|=|AB|$，并且由此得 $|BA|=|B||A|=|A||B|$。

定义 7-12 由行列式 $|A|$ 的每个元素 a_{ij} 的代数余子式 A_{ij} 所构成的如下矩阵

$$A^*=(A_{ji})_{n\times n}=\begin{bmatrix} A_{11} & A_{21} & \cdots & A_{n1} \\ A_{12} & A_{22} & \cdots & A_{n2} \\ \cdots & \cdots & \cdots & \cdots \\ A_{1n} & A_{2n} & \cdots & A_{nn} \end{bmatrix}$$

称为 n 阶方阵 $A=(a_{ij})_{n\times n}$ 的**伴随矩阵**（adjoint matrix）。

例 7-15 试证 $AA^*=A^*A=|A|E$。

证 设 $A=(a_{ij})_{n\times n}$，$AA^*=(b_{ij})_{n\times n}$，由行列式性质 6，得

$$b_{ij}=a_{i1}A_{j1}+a_{i2}A_{j2}+\cdots+a_{in}A_{jn}=|A|\delta_{ij}(i,j=1,2,\cdots,n)。$$

因此 $AA^*=(|A|\delta_{ij})_{n\times n}=|A|(\delta_{ij})_{n\times n}=|A|E$；类似可得 $A^*A=|A|E$。

5. 方阵的逆矩阵

定义 7-13 设 A 为 n 阶矩阵，若存在 n 阶矩阵 B，使得 $AB=BA=E$，则称 A 是可逆的，B 是 A 的**逆矩阵**（inverse matrix），记作 $B=A^{-1}$。可逆方阵又称为**非奇异矩阵**（nonsingular matrix）。

如果矩阵 A 是可逆的，则 A 的逆矩阵是唯一的。这是因为，设 B 和 C 都是 A 的逆矩阵，则 $B=EB=(CA)B=C(AB)=CE=C$。

定理 7-2 方阵 A 是可逆的充分必要条件为 $|A|\neq0$。当 $|A|\neq0$ 时，$A^{-1}=A^*/|A|$，这里 A^* 是 A 的伴随矩阵。

证 若 A 可逆，则存在 A^{-1}，使 $AA^{-1}=E$。由方阵行列式性质③得 $|A||A^{-1}|=1$，故，$|A|\neq0$。而当 $|A|\neq0$ 时，由例 7-15 得 A 是可逆的且 $A^{-1}=A^*/|A|$。

由此，当 n 阶方阵 A、B 满足 $AB=E$ 或 $BA=E$ 时，则可推出 $B=A^{-1}$ 及 $A=B^{-1}$。

可以验证，方阵的逆运算满足性质：

(1) 若 A 可逆，则 A^{-1} 可逆且 $(A^{-1})^{-1}=A$；

(2) 若 A 可逆，数 $\lambda\neq0$，则 λA 可逆且 $(\lambda A)^{-1}=A^{-1}/\lambda$；

(3) 若方阵 A 和 B 都可逆，则 AB 可逆且 $(AB)^{-1}=B^{-1}A^{-1}$；

(4) 若 A 可逆，则 A^T 和 A^* 都可逆且 $(A^T)^{-1}=(A^{-1})^T$，$(A^*)^{-1}=A/|A|$。

比如往证 $(A^T)^{-1}=(A^{-1})^T$，对等式 $(A^T)(A^T)^{-1}=E$ 两端取转置，得 $[(A^T)^{-1}]^TA=E$，因此 $A^{-1}=[(A^T)^{-1}]^T$，取转置，得 $(A^{-1})^T=(A^T)^{-1}$。

当 A 可逆时，还可定义 A 的零幂及负幂：$A^0=E$，$A^{-k}=(A^{-1})^k$，（k 为自然数）。于是对任意整数 k、l，方阵 A 的幂律成立：$A^kA^l=A^{k+l}$，$(A^k)^l=A^{kl}$。

例 7-16 判断矩阵 $A=\begin{bmatrix} 1 & 2 & 3 \\ 1 & 1 & -1 \\ 0 & 3 & 5 \end{bmatrix}$ 是否可逆；若可逆，求 A^{-1}。

解 因为 $|A|=7\neq0$，所以 A 可逆。分别计算 $|A|$ 中各元素 a_{ij} 的代数余子式 A_{ij}：

$A_{11}=\begin{vmatrix} 1 & -1 \\ 3 & 5 \end{vmatrix}=8$，$A_{12}=-\begin{vmatrix} 1 & -1 \\ 0 & 5 \end{vmatrix}=-5$，$A_{13}=\begin{vmatrix} 1 & 1 \\ 0 & 3 \end{vmatrix}=3$，$A_{21}=-\begin{vmatrix} 2 & 3 \\ 3 & 5 \end{vmatrix}=-1$，

$$A_{22}=\begin{vmatrix} 1 & 3 \\ 0 & 5 \end{vmatrix}=5, \quad A_{23}=-\begin{vmatrix} 1 & 2 \\ 0 & 3 \end{vmatrix}=-3, \quad A_{31}=\begin{vmatrix} 2 & 3 \\ 1 & -1 \end{vmatrix}=-5, \quad A_{32}=-\begin{vmatrix} 1 & 3 \\ 1 & -1 \end{vmatrix}=4,$$

$$A_{33}=\begin{vmatrix} 1 & 2 \\ 1 & 1 \end{vmatrix}=-1, \quad A^*=(A_{ji})_{3\times3},$$

$$A^{-1}=A^*/|A|=\begin{pmatrix} 8 & -1 & -5 \\ -5 & 5 & 4 \\ 3 & -3 & -1 \end{pmatrix}/7=\begin{pmatrix} 8/7 & -1/7 & -5/7 \\ -5/7 & 5/7 & 4/7 \\ 3/7 & -3/7 & -1/7 \end{pmatrix}.$$

例 7-17　设 A 为 n 阶可逆矩阵，$X=(x_{ij})_{n\times m}$ 为待定矩阵，则对任意的 $n\times m$ 矩阵 B，矩阵方程 $AX=B$ 都有唯一解 $X=A^{-1}B$。特别当 $m=1$ 时，得 n 元线性方程组 $Ax=b$ 有唯一解 $x=A^{-1}b$。

三、矩阵的初等变换和矩阵的秩

1. 矩阵的初等变换

定义 7-14　矩阵的以下三种行变换称为矩阵的初等变换：

(1) 第 i、j 两行互换（记作 $r_i\leftrightarrow r_j$）；

(2) 以非零数 k 乘以第 i 行（记作 kr_i）；

(3) 把第 j 行的 k 倍加在第 i 行上（记作 r_i+kr_j）。

把定义中的"行"换成"列"（r 换成 c），就得到矩阵初等列变换的定义。

矩阵的初等行变换和初等列变换，称为矩阵的**初等变换**(elementary transformation)。

不难看出，矩阵的初等变换都是可逆的，并且其逆变换为同一类型的初等变换。以初等行变换为例：$r_i\leftrightarrow r_j$ 的逆变换为其本身；kr_i 的逆变换为 $(1/k)r_i$；r_i+kr_j 的逆变换为 $r_i+(-k)r_j$。

如果一个 $m\times n$ 矩阵 A 经过有限次初等变换化为 B，则称矩阵 A 与 B **等价**(equivalence)，记作 $A\sim B$。矩阵的等价关系满足性质：①反身性 $A\sim A$；②对称性 若 $A\sim B$，则 $B\sim A$；③传递性 $A\sim B$ 且 $B\sim C$，则 $A\sim C$。

例 7-18　$A=\begin{pmatrix} 1 & 2 & -1 & -2 & 1 \\ 2 & -1 & 1 & -2 & 2 \\ 1 & -3 & 2 & 0 & 2 \\ 3 & 1 & 0 & -4 & 3 \end{pmatrix} \overset{\begin{subarray}{l} r_2+(-2)r_1 \\ r_3+(-1)r_1 \\ r_4+(-3)r_1 \end{subarray}}{\sim} \begin{pmatrix} 1 & 2 & -1 & -2 & 1 \\ 0 & -5 & 3 & 2 & 0 \\ 0 & -5 & 3 & 2 & 1 \\ 0 & -5 & 3 & 2 & 0 \end{pmatrix}$

$\overset{\begin{subarray}{l} r_3+(-1)r_2 \\ r_4+(-1)r_2 \\ (-1/5)\times r_2 \end{subarray}}{\sim} \begin{pmatrix} 1 & 2 & -1 & -2 & 1 \\ 0 & 1 & -3/5 & -2/5 & 0 \\ 0 & 0 & 0 & 0 & 1 \\ 0 & 0 & 0 & 0 & 0 \end{pmatrix} \overset{\begin{subarray}{l} r_1+(-1)r_3 \\ r_1+(-1)r_2 \end{subarray}}{\sim} \begin{pmatrix} 1 & 0 & 1/5 & -6/5 & 0 \\ 0 & 1 & -3/5 & -2/5 & 0 \\ 0 & 0 & 0 & 0 & 1 \\ 0 & 0 & 0 & 0 & 0 \end{pmatrix}$。

在上例矩阵 A 的初等行变换化简过程中，带有虚线的矩阵叫做行阶梯形矩阵，其特点是：可以画一条阶梯线，线下方的元素全为 0；每个台阶只有一行，台阶数为非零行的行数，阶梯线的竖线后面第一个元素为非零元。其中最后一个行阶梯形矩阵又叫做行最简形矩阵，其特点是：每个非零行的第一个非零元为 1，并且这些非零元所在的列的其余元素全为 0。

用归纳法容易证明，任何一个矩阵都可经过有限次初等行变换化为行阶梯形矩阵和行最简形矩阵，并且它的行最简形矩阵是唯一的。

行最简形矩阵经过初等列变换，可化为更简单的形式，叫做**标准形矩阵**(matrix of standard form)。如上例：

$$A=\begin{pmatrix} 1 & 0 & 1/5 & -6/5 & 0 \\ 0 & 1 & -3/5 & -2/5 & 0 \\ 0 & 0 & 0 & 0 & 1 \\ 0 & 0 & 0 & 0 & 0 \end{pmatrix} \overset{\begin{subarray}{l} c_3+(-1/5)c_1 \\ c_4+(6/5)c_1 \end{subarray}}{\sim} \begin{pmatrix} 1 & 0 & 0 & 0 & 0 \\ 0 & 1 & -3/5 & -2/5 & 0 \\ 0 & 0 & 0 & 0 & 1 \\ 0 & 0 & 0 & 0 & 0 \end{pmatrix}$$

$$\underset{\substack{c_4+(2/5)c_2}}{\overset{\substack{c_3+(3/5)c_2}}{\sim}} \begin{pmatrix} 1 & 0 & 0 & 0 & 0 \\ 0 & 1 & 0 & 0 & 0 \\ 0 & 0 & 0 & 0 & 1 \\ 0 & 0 & 0 & 0 & 0 \end{pmatrix} \overset{c_3 \leftrightarrow c_5}{\sim} \begin{pmatrix} 1 & 0 & 0 & 0 & 0 \\ 0 & 1 & 0 & 0 & 0 \\ 0 & 0 & 1 & 0 & 0 \\ 0 & 0 & 0 & 0 & 0 \end{pmatrix} = F。$$

标准形 F 中除去左上角的子块为 E_r 之外，其余元素全为 0，而 r 既是与 A 等价的行最简形矩阵中非零行的行数，又是与 A 等价的列最简形矩阵非零列的列数，因而 F 是所有与 A 等价的矩阵类中形状最简单的矩阵。

2. 矩阵的秩及线性方程组有解的条件

定义 7-15　从 $m \times n$ 矩阵 A 中任取 k 行 k 列（$k \leqslant \min \{m, n\}$），位于这些行与列相交处的 k^2 个元素保持相对次序不变所构成的 k 阶行列式，称为 A 的 k **阶子式**（subdeterminant of order k）。A 的所有不为零的子式的最高阶数 r，称为 A 的**秩**（rank），记作 $R(A) = r$。规定零矩阵的秩为 0。

显然，对于 $m \times n$ 矩阵 A，$R(A^T) = R(A) \leqslant \min\{m, n\}$，并且如果 A 的所有 $r+1$ 阶子式全为零，依据行列式性质 6 可知 $R(A) \leqslant r$。对于 n 阶可逆矩阵 B，则有 $R(B) = n$，所以可逆矩阵也称为满秩矩阵。

定理 7-3　若 $A \sim B$，则 $R(A) = R(B)$。

证　由于矩阵的初等列变换对应于其转置矩阵的初等行变换，并且 $R(A) = R(A^T)$，故只需证明每一次初等行变换不改变矩阵的秩。设 $R(A) = r$。

先看 A 经 $r_i \leftrightarrow r_j$ 或 $kr_j(k \neq 0)$ 化为 B 的情况。此时 B 的任何子式，或为 A 的子式，或为 A 的子式作了行对换，或为 A 的相对应的子式的 k 倍，从而与 A 的某子式有相同的零值和非零值，因此 $R(B) = R(A) = r$。

再看 A 经 $r_i + kr_j$ 化为 B 的情况。此时不含第 i 行的，或含第 i 行也含第 j 行的 A、B 的任何对应子式都分别相等。而含 i 行但不含 j 行的 B 的任意 s 阶子式可以表示为两个 s 阶子式之和，$\overline{D_s} = D_s + k\hat{D}_s$，其中 D_s 为 A 的一个 s 阶子式，而第二个行列式为 A 的某个 s 阶子式作了形如 kr_j 及 $r_i \leftrightarrow r_j$ 的行变换，从而当 $s > r$ 时，这两个行列式都为零，因此 $R(B) \leqslant R(A) = r$。

以上证明了当 A 经过一次初等行变换化为 B 时，$R(B) \leqslant R(A)$。由于初等行变换是可逆的，B 也可经初等行变换化为 A，并且 $R(A) \leqslant R(B)$。因此，$R(A) = R(B)$。命题得证。

显然，一个行阶梯形矩阵的秩等于它的非零行的行数。因此，要判断一个矩阵的秩时，除了找出它的最高非零阶数子式方法之外，还可把它用初等行变换先化为行阶梯形，而后由行阶梯形中非零行的行数确定原矩阵的秩。

例 7-19

$$A = \begin{pmatrix} 1 & 1 & 0 & 0 \\ 2 & 1 & 1 & 0 \\ 0 & 2 & 1 & 1 \\ 0 & 0 & 3 & 1 \end{pmatrix} \overset{r_2+(-2)r_1}{\sim} \begin{pmatrix} 1 & 1 & 0 & 0 \\ 0 & -1 & 1 & 0 \\ 0 & 2 & 1 & 1 \\ 0 & 0 & 3 & 1 \end{pmatrix} \overset{r_3+2r_2}{\sim} \begin{pmatrix} 1 & 1 & 0 & 0 \\ 0 & -1 & 1 & 0 \\ 0 & 0 & 3 & 1 \\ 0 & 0 & 3 & 1 \end{pmatrix} \overset{r_4+(-1)r_3}{\sim} \begin{pmatrix} 1 & 1 & 0 & 0 \\ 0 & -1 & 1 & 0 \\ 0 & 0 & 3 & 1 \\ 0 & 0 & 0 & 0 \end{pmatrix} = B$$

因 A 经初等行变换化为有三个非零行的行阶梯形矩阵 B，故 $R(A) = R(B) = 3$。

m 个方程 n 个未知量的线性方程组可以写成矩阵形式 $Ax = b$，其中 $x = (x_1, x_2, \cdots, x_n)^T$，$b = (b_1, b_2, \cdots, b_m)^T$，而 $A = (a_{ij})_{m \times n}$ 和 $B = (A, b)$ 分别称为方程组的系数矩阵和**增广矩阵**（augmented matrix）。增广矩阵包含了线性方程组的全部信息，对它作初等行变换，得到同解方程组，而增广矩阵的行最简形，则表示所有同解方程组中的最简单形式，其中没有多余的方程式。

定理 7-4　n 元齐次线性方程组 $A_{m \times n}x = 0$ 有非零解的充分必要条件是其系数矩阵的秩小于 n，即 $R(A_{m \times n}) < n$。

证 用反证法证必要性。设方程组有非零解但 $R(A_{m \times n}) = n$ 。则 $m \geqslant n$ 且 $A_{m \times n}$ 中应有一个 n 阶非零子式 D_n 对应 n 阶满秩方阵 A_n，即 $|A_n| = D_n \neq 0$。由于 A_n 的行向量也是 $A_{m \times n}$ 的行向量，从而线性方程组 $A_n x = 0$ 是原方程组的一部分。由克拉默法则可知方程组 $A_n x = 0$ 只有零解，这与原方程组有非零解相矛盾。故 $R(A_{m \times n}) < n$。

充分性 设 $R(A_{m \times n}) = r < n$。则 $A_{m \times n}$ 的行最简形矩阵只有 r 个非零行，从而它代表的原方程组的同解方程组可有 $n - r$ 个自由未知量。任取一个自由未知量为非零常数，其余自由未知量为 0，可以得到原方程组的一个非零解。

定理 7 - 5 n 元非齐次线性方程组 $A_{m \times n} x = b$ 有解的充分必要条件为其系数矩阵的秩等于增广矩阵的秩，即 $R(A_{m \times n}) = R(A_{m \times n}, b)$。

证 用反证法证必要性。设 $A_{m \times n} x = b$ 有解且 $R(A_{m \times n}) < R(A_{m \times n}, b)$。则增广矩阵的行最简形的最后一个非零行应为 $n + 1$ 维行向量 $(0, \cdots, 0, 1)$，它对应于方程式 $0 x_n = 1$，从而原方程组无解，矛盾。因此 $R(A_{m \times n}) = R(A_{m \times n}, b)$。

充分性 设 $R(A_{m \times n}) = R(A_{m \times n}, b) = r$。此时增广矩阵的行最简形中有 r 个非零行，它所代表的原方程组的同解方程组含有 r 个方程式，且 $r \leqslant n$。把此 r 行中每行的第一个非零元所对应的未知量作为非自由未知量 $x_{i1}, x_{i2}, \cdots, x_{ir}$，而其余的 $n - r$ 个未知量作为自由未知量，并令它们分别取常数 $c_1, c_2, \cdots, c_{n-r}$，代入由行最简形矩阵所代表的同解方程组，即可确定非自由未知量，从而得到原方程组的含有 $n - r$ 个独立的任意常数的解 $x = (x_1, x_2, \cdots, x_n)^T$ 的表达式。

例 7 - 20   验证非齐次线性方程组 $\begin{cases} 3x_1 + x_2 + 2x_3 = 0, \\ x_1 + x_3 = 1, \\ x_2 - x_3 = 0, \end{cases}$ 无解。

解 对增广矩阵 $B = (A, b)$ 实施初等行变换化为行最简形，得

$$B = \begin{pmatrix} 3 & 1 & 2 & 0 \\ 1 & 0 & 1 & 1 \\ 0 & 1 & -1 & 0 \end{pmatrix} \overset{r_1 \leftrightarrow r_2}{\sim} \begin{pmatrix} 1 & 0 & 1 & 1 \\ 3 & 1 & 2 & 0 \\ 0 & 1 & -1 & 0 \end{pmatrix} \overset{r_2 + (-3)r_1}{\sim} \begin{pmatrix} 1 & 0 & 1 & 1 \\ 0 & 1 & -1 & -3 \\ 0 & 1 & -1 & 0 \end{pmatrix}$$

$$\overset{r_3 + (-1)r_2}{\sim} \begin{pmatrix} 1 & 0 & 1 & 1 \\ 0 & 1 & -1 & -3 \\ 0 & 0 & 0 & 3 \end{pmatrix} \overset{r_1 + (-1/3)r_3}{\underset{\substack{r_2 + r_3 \\ (1/3)r_3}}{\sim}} \begin{pmatrix} 1 & 0 & 1 & 0 \\ 0 & 1 & -1 & 0 \\ 0 & 0 & 0 & 1 \end{pmatrix},$$

因 $R(A) = 2 \neq R(B) = 3$，故原方程组无解。

3. 初等矩阵

定义 7 - 16   由单位矩阵 E 经过一次初等变换所得的矩阵称为**初等矩阵**(elementary matrix)。初等矩阵有以下三种，分别对应于相应的初等变换：

$$E(i, j) = \begin{pmatrix} 1 & & & & & & \\ & \ddots & & & & & \\ & & 0 & \cdots & 1 & & \\ & & \vdots & & \vdots & & \\ & & 1 & \cdots & 0 & & \\ & & & & & \ddots & \\ & & & & & & 1 \end{pmatrix} \begin{matrix} \\ \\ i\,行 \\ \\ j\,行 \\ \\ \end{matrix}, E(i(k)) = \begin{pmatrix} 1 & & & & \\ & \ddots & & & \\ & & k & & \\ & & & \ddots & \\ & & & & 1 \end{pmatrix} i\,行,$$

$$E(ij(k)) = \begin{pmatrix} 1 & & & & & & \\ & \ddots & & & & & \\ & & 1 & \cdots & k & & \\ & & & \ddots & \vdots & & \\ & & & & 1 & & \\ & & & & & \ddots & \\ & & & & & & 1 \end{pmatrix} \begin{matrix} \\ \\ i\,行 \\ \\ \\ j\,行 \\ \\ \end{matrix}。$$

（1）由单位矩阵 E 交换第 i、j 两行（列）得到初等矩阵 $E(i,j)$；

（2）由单位矩阵 E 的第 i 行（列）乘以非零常数 k，得到初等矩阵 $E(i(k))$；

（3）由单位矩阵 E 的第 j 行（i 列）乘以数 k 后加于第 i 行（j 列），得到初等矩阵 $E(i,j(k))$。

由初等变换的可逆性得到初等矩阵的可逆性，并且有
$$E(i,j)^{-1}=E(i,j),E(i(k))^{-1}=E(i(1/k)),E(i,j(k))^{-1}=E(i,j(-k))。$$

在矩阵的初等变换与初等矩阵之间，存在着一种本质而美妙的关系：

对矩阵 $A_{m\times n}$ 实施某种初等行（列）变换得到的矩阵，等于用同种的 $m(n)$ 阶初等矩阵左（右）乘 $A_{m\times n}$。

定理 7-6 n 阶矩阵 A 为可逆的充分必要条件是，存在有限个 n 阶初等矩阵 P_1，P_2，$\cdots$，P_t，使得 $A=P_1P_2\cdots P_t$。

证 A 为可逆的充要条件是 A 为满秩，也即 A 的行最简形矩阵为 E_n：$A\sim E_n$。由初等行变换和初等矩阵的关系，存在初等矩阵 $Q_i,i=1,\cdots,t$，使 $Q_t\cdots Q_2Q_1A=E_n,A=(Q_t\cdots Q_2Q_1)^{-1}=Q_1^{-1}Q_2^{-1}\cdots Q_t^{-1}=P_1P_2\cdots P_t$，这里 $P_i=Q_i^{-1}$ 为 n 阶初等矩阵。

推论 $m\times n$ 矩阵 $A\sim B$ 的充分必要条件是，存在 m 阶可逆矩阵 P 及 n 阶可逆矩阵 Q，使得 $B=PAQ$。

由定理 7-6 可得到一种利用初等行（列）变换求逆矩阵的方法。

设 n 阶方阵 A 可逆，则存在有限个 n 阶初等矩阵 Q_1，$\cdots$，Q_t，使得 $A^{-1}=Q_t\cdots Q_1$。对任给的 $n\times m$ 矩阵 B，对 $n\times(n+m)$ 矩阵 $(A\ B)$ 作初等行变换：$Q_t\cdots Q_1(A\vdots B)=A^{-1}(A\vdots B)=(E\vdots A^{-1}B)$，这些初等行变换把 A 化成 E，同时把 B 化为 $A^{-1}B$。特别当 $B=E_n$ 时，可得到 A^{-1}。此过程中，如出现虚线左边的某行（列）元素全为 0 时，则方阵 A 不可逆。类似地可以得到利用初等列变换求逆矩阵的方法。

例 7-21 用初等行变换法求矩阵的逆矩阵。

$$A=\begin{bmatrix}2&1&0\\1&0&1\\-3&2&-5\end{bmatrix},(A\vdots E)\overset{r_1\leftrightarrow r_2}{\sim}\begin{bmatrix}1&0&1&\vdots&0&1&0\\2&1&0&\vdots&1&0&0\\-3&2&-5&\vdots&0&0&1\end{bmatrix}\overset{r_2+(-2)r_1}{\underset{r_3+3r_1}{\sim}}\begin{bmatrix}1&0&1&\vdots&0&1&0\\0&1&-2&\vdots&1&-2&0\\0&2&-2&\vdots&0&3&1\end{bmatrix}$$

$$\overset{r_3+(-2)r_2}{\sim}\begin{bmatrix}1&0&1&\vdots&0&1&0\\0&1&-2&\vdots&1&-2&0\\0&0&2&\vdots&-2&7&1\end{bmatrix}\overset{(1/2)r_3}{\sim}\begin{bmatrix}1&0&1&\vdots&0&1&0\\0&1&-2&\vdots&1&-2&0\\0&0&1&\vdots&-1&7/2&1/2\end{bmatrix}$$

$$\overset{r_1+(-1)r_3}{\underset{r_2+2r_3}{\sim}}\begin{bmatrix}1&0&0&\vdots&1&-5/2&-1/2\\0&1&0&\vdots&-1&5&1\\0&0&1&\vdots&-1&7/2&1/2\end{bmatrix},A^{-1}=\begin{bmatrix}1&-5/2&-1/2\\-1&5&1\\-1&7/2&1/2\end{bmatrix}。$$

4. 分块矩阵及其初等变换

定义 7-17 用一些虚的横线和纵线把矩阵 $A=(a_{ij})_{m\times n}$ 分成若干块小矩阵，每一块称为 A 的子块，以子块为元素的矩阵称为**分块矩阵**（block matrix）。

特别地，$A=\begin{bmatrix}\alpha_1^T\\\alpha_2^T\\\vdots\\\alpha_m^T\end{bmatrix}$，其中 $\alpha_i^T=(a_{i1},a_{i2},\cdots,a_{in})$ 为 A 的第 i 行（$i=1,2,\cdots,m$），称为按 A 的行

向量分块；$A=(\beta_1,\beta_2,\cdots,\beta_n)$，其中 $\beta_j=\begin{bmatrix}a_{1j}\\a_{2j}\\\vdots\\a_{mj}\end{bmatrix}$ 为 A 的第 j 列（$j=1,2,\cdots,n$），称为按 A 的列向量分

块。而 A 的一般分块矩阵表示为 $A=\begin{pmatrix} A_{11} & \cdots & A_{1t} \\ \vdots & & \vdots \\ A_{s1} & \cdots & A_{st} \end{pmatrix}=(A_{ij})_{s\times t}$，其中

$A_{ij}(i=1,2,\cdots,s;j=1,2,\cdots,t)$ 为 $m_i\times n_j$ 矩阵，$m_1+\cdots+m_s=m,n_1+\cdots+n_t=n$。

不难验证，分块矩阵的运算满足下述性质：

（1）设 A、B 为同型矩阵且有同样的分块法，即 $A=(A_{ij})_{s\times t}$，$B=(B_{ij})_{s\times t}$，其中 A_{ij} 与 B_{ij} 为同型矩阵，则对于任意数 λ 及 μ 都有 $\lambda A+\mu B=(\lambda A_{ij}+\mu B_{ij})_{s\times t}$。

（2）设 A 为 $m\times k$ 矩阵，B 为 $k\times n$ 矩阵，并且分块表示为 $A=(A_{il})_{s\times r}$，$B=(B_{lj})_{r\times t}$，其中 A 的列分块法与 B 的行分块法相同，即子块 A_{il} 的列数等于 B_{lj} 的行数，则 $AB=(C_{ij})_{s\times t}$，其中子块 $C_{ij}=\sum\limits_{l=1}^{r}A_{il}B_{lj}$。

（3）设 $A=\begin{pmatrix} A_{11} & \cdots & A_{1t} \\ \vdots & & \vdots \\ A_{s1} & \cdots & A_{st} \end{pmatrix}$，则 $A^T=\begin{pmatrix} A_{11}^T & \cdots & A_{s1}^T \\ \vdots & & \vdots \\ A_{1t}^T & \cdots & A_{st}^T \end{pmatrix}$。

（4）设同型分块对角形方阵 $A=diag(A_{ii})_{s\times s}$，$B=diag(B_{ii})_{s\times s}$，其中子块 A_{ii} 与 B_{ii} 为同型方阵 $(i=1,2,\cdots,s)$，则 $AB=diag(A_{ii}B_{ii})_{s\times s}$，$|A|=|A_{11}|\cdots|A_{ss}|$，且当 $|A_{ii}|\neq 0$ $(i=1,2,\cdots,s)$时，A 可逆且 $A^{-1}=diag(A_{ii}^{-1})_{s\times s}$。

例 7-22 设按行向量分块的矩阵 $A_{m\times s}=\begin{pmatrix} \alpha_1^T \\ \alpha_2^T \\ \vdots \\ \alpha_m^T \end{pmatrix}_{m\times 1}$，按列向量分块的矩阵 $B_{s\times n}=(\beta_1,$

$\beta_2,\cdots,\beta_n)_{1\times n}$，则 $AB=(\alpha_i^T\beta_j)_{m\times n}$。

例 7-23 m 阶对角形方阵 $\Lambda_m=diag(\lambda_i)_{m\times m}$ 左乘按行向量分块矩阵 $A_{m\times n}$，得 $\Lambda_m A_{m\times n}=$

$\begin{pmatrix} \lambda_1 & & \\ & \ddots & \\ & & \lambda_m \end{pmatrix}\begin{pmatrix} \alpha_1^T \\ \vdots \\ \alpha_m^T \end{pmatrix}=\begin{pmatrix} \lambda_1\alpha_1^T \\ \vdots \\ \lambda_m\alpha_m^T \end{pmatrix}$。$n$ 阶对角形方阵 $\Lambda_n=diag(\lambda_i)_{n\times n}$ 右乘按列向量分块的矩阵

$B_{m\times n}$，得

$$B_{m\times n}\Lambda_n=(\beta_1,\beta_2,\cdots,\beta_n)\begin{pmatrix} \lambda_1 & & \\ & \ddots & \\ & & \lambda_n \end{pmatrix}=(\lambda_1\beta_1,\lambda_2\beta_2,\cdots,\lambda_n\beta_n)。$$

例 7-24 设 A、B 为 n 阶可逆方阵，求 $\begin{pmatrix} A & O \\ C & B \end{pmatrix}^{-1}$。

解 因 $\begin{vmatrix} A & O \\ C & B \end{vmatrix}=|A||B|\neq 0$，故 $\begin{pmatrix} A & O \\ C & B \end{pmatrix}$ 可逆。设 $\begin{pmatrix} A & O \\ C & B \end{pmatrix}^{-1}=\begin{pmatrix} X_1 & X_2 \\ X_3 & X_4 \end{pmatrix}$。$X_i$ 为 n 阶方阵。则 $\begin{pmatrix} A & O \\ C & B \end{pmatrix}\begin{pmatrix} X_1 & X_2 \\ X_3 & X_4 \end{pmatrix}=\begin{pmatrix} AX_1 & AX_2 \\ CX_1+BX_3 & CX_2+BX_4 \end{pmatrix}=\begin{pmatrix} E_n & O \\ O & E_n \end{pmatrix}$，

因此 $AX_1=E_n$，$AX_2=O$，$CX_1+BX_3=O$，$CX_2+BX_4=E_n$。由此解得

$X_1=A^{-1}$，$X_2=O$，$X_3=-B^{-1}CA^{-1}$，$X_4=B^{-1}$，故 $\begin{pmatrix} A & O \\ C & B \end{pmatrix}^{-1}=\begin{pmatrix} A^{-1} & O \\ -B^{-1}CA^{-1} & B^{-1} \end{pmatrix}$。

知识拓展

分块矩阵的初等变换　下面介绍形如 $\begin{pmatrix} A_{m\times s} & B_{m\times t} \\ C_{n\times s} & D_{n\times t} \end{pmatrix}$ 的分块矩阵的初等变换。

分块矩阵有如下三种初等行变换：

(1) 两行互换 $\begin{pmatrix} A & B \\ C & D \end{pmatrix} \sim \begin{pmatrix} C & D \\ A & B \end{pmatrix} = \begin{pmatrix} 0 & E_n \\ E_m & 0 \end{pmatrix} \begin{pmatrix} A & B \\ C & D \end{pmatrix}$

(2) 用可逆矩阵 P 左乘某一行，如 $\begin{pmatrix} A & B \\ C & D \end{pmatrix} \sim \begin{pmatrix} PA & PB \\ C & D \end{pmatrix} = \begin{pmatrix} P & 0 \\ 0 & E_n \end{pmatrix} \begin{pmatrix} A & B \\ C & D \end{pmatrix}$；

(3) 用矩阵 Q 左乘某一行加在另一行，如

$$\begin{pmatrix} A & B \\ C & D \end{pmatrix} \sim \begin{pmatrix} A & B \\ C+QA & D+QB \end{pmatrix} = \begin{pmatrix} E_m & 0 \\ Q & E_n \end{pmatrix} \begin{pmatrix} A & B \\ C & D \end{pmatrix}。$$

类似有如下三种初等列变换（设 t 阶矩阵 P 可逆，Q 为 $t\times s$ 矩阵）：

$$\begin{pmatrix} A & B \\ C & D \end{pmatrix} \sim \begin{pmatrix} B & A \\ D & C \end{pmatrix} = \begin{pmatrix} A & B \\ C & D \end{pmatrix} \begin{pmatrix} 0 & E_s \\ E_t & 0 \end{pmatrix};$$

$$\begin{pmatrix} A & B \\ C & D \end{pmatrix} \sim \begin{pmatrix} A & BP \\ C & DP \end{pmatrix} = \begin{pmatrix} A & B \\ C & D \end{pmatrix} \begin{pmatrix} E_s & 0 \\ 0 & P \end{pmatrix};$$

$$\begin{pmatrix} A & B \\ C & D \end{pmatrix} \sim \begin{pmatrix} A+BQ & B \\ C+DQ & D \end{pmatrix} = \begin{pmatrix} A & B \\ C & D \end{pmatrix} \begin{pmatrix} E_s & 0 \\ Q & E_t \end{pmatrix}。$$

分块矩阵及其初等变换可使问题得到化简，兹举几例以说明。

例1　设 A、B、C、D 为 n 阶矩阵且 A 可逆，试证 $\begin{vmatrix} A & B \\ C & D \end{vmatrix} = |A| \cdot |D - CA^{-1}B|$。

解　由分块矩阵的第三种初等行变换，得 $\begin{pmatrix} A & B \\ 0 & D-CA^{-1}B \end{pmatrix} = \begin{pmatrix} E & 0 \\ -CA^{-1} & E \end{pmatrix} \begin{pmatrix} A & B \\ C & D \end{pmatrix}$，

取行列式得 $|A| \cdot |D-CA^{-1}B| = \begin{vmatrix} A & B \\ C & D \end{vmatrix}$。

例2　设 A、B 分别为 $m\cdot k$、$k\times n$ 矩阵，试证 $R(A) + R(B) \leqslant R(AB) + k$。

解　由分块矩阵的初等变换法，$\begin{pmatrix} E_m & -A \\ 0 & E_k \end{pmatrix} \begin{pmatrix} A & 0 \\ E_k & B \end{pmatrix} = \begin{pmatrix} 0 & -AB \\ E_k & B \end{pmatrix}$，得

$$R(A) + R(B) = R\begin{pmatrix} A & 0 \\ 0 & B \end{pmatrix} \leqslant R\begin{pmatrix} A & 0 \\ E_k & B \end{pmatrix} = R\begin{pmatrix} 0 & -AB \\ E_k & B \end{pmatrix} = R(AB) + k。$$

第三节　向量组的线性相关性

一、向量组线性相关性的基本概念

1. 向量组及其表示法

若干个同型向量组成的集合称为向量组。如一个 $m\times n$ 矩阵 $A=(a_{ij})$ 可以作为 m 个有序的行向量 $\alpha_i^T = (a_{i1}, a_{i2}, \cdots, a_{in})$，$(i=1,2,\cdots,m)$ 组成的集合，也可以作为 n 个有序的列向量 $\beta_j = (a_{1j}, a_{2j}, \cdots, a_{nj})^T$，$(j=1,2,\cdots,n)$ 组成的集合。因此，在不发生混淆的情况下可以用矩阵 $A=(a_{ij})_{m\times n}$ 表示向量组。

2. 向量组的线性相关性

定义 7-18　给定向量组 $A:\alpha_1,\alpha_2,\cdots,\alpha_s$，称向量 $\alpha=k_1\alpha_1+k_2\alpha_2+\cdots+k_s\alpha_s$ 为向量组 A 的一个**线性组合**(linear combination)，其中数 $k_1,k_2,\cdots,k_s$ 为这个线性组合的系数；也称向量 α 可由该向量组**线性表示**(linear expression)。

向量 α 可由向量组 $A:\alpha_1,\alpha_2,\cdots,\alpha_s$ 线性表示，等价于线性方程组 $x_1\alpha_1+x_2\alpha_2+\cdots+x_s\alpha_s=\alpha$，也即 $Ax=\alpha$ 有解，由定理 7-5 可知其充分必要条件为 $R(A)=R(A,\alpha)$。

定义 7-19　给定向量组 $A:\alpha_1,\alpha_2,\cdots,\alpha_s$，若存在一组不全为零的数 $k_1,k_2,\cdots,k_s$，使 $k_1\alpha_1+k_2\alpha_2+\cdots+k_s\alpha_s=0$，则称该向量组**线性相关**(linearly dependence)；否则，称该向量组**线性无关**(linearly independence)。若 $s=1$，规定当 $\alpha_1=\mathbf{0}$ 时线性相关，$\alpha_1\neq\mathbf{0}$ 时线性无关。

显然，向量组 $A:\alpha_1,\alpha_2,\cdots,\alpha_s$ 线性相关，等价于线性方程组 $Ax=0$ 有非零解。由定理 7-4 可得：

定理 7-7　向量组 $A:\alpha_1,\alpha_2,\cdots,\alpha_s$ 线性相关的充分必要条件为矩阵 $A=(\alpha_1,\alpha_2,\cdots,\alpha_s)$ 的秩小于 s。该向量组线性无关的充分必要条件为矩阵 A 的秩等于 s。

例 7-25　试证：若向量组 $\alpha_1,\alpha_2,\cdots,\alpha_s,\alpha$ 线性相关，而向量组 $\alpha_1,\alpha_2,\cdots,\alpha_s$ 线性无关，则向量 α 可由向量组 $\alpha_1,\alpha_2,\cdots,\alpha_s$ 线性表示且表示法唯一。

证　由已知条件可知，存在一组不全为零的数 $k_0,k_1,\cdots,k_s$，使得 $k_0\alpha+k_1\alpha_1+k_2\alpha_2+\cdots+k_s\alpha_s=\mathbf{0}$，其中必有 $k_0\neq0$，否则向量组 $\alpha_1,\cdots,\alpha_s$ 线性相关。由此 $\alpha=-k_1/k_0\alpha_1-\cdots-k_s/k_0\alpha_s$，$\alpha$ 可由向量组线性表示。若有 $\alpha=b_1\alpha_1+\cdots+b_s\alpha_s$，则有等式 $b_1\alpha_1+\cdots+b_s\alpha_s=-k_1/k_0\alpha_1-\cdots-k_s/k_0\alpha_s$，移项合并同类项得 $(b_1+k_1/k_0)\alpha_1+\cdots+(b_s+k_s/k_0)\alpha_s=\mathbf{0}$；由条件 $\alpha_1,\cdots,\alpha_s$ 线性无关，得 $b_1+k_1/k_0=0,\cdots,b_s+k_s/k_0=0$，于是 $b_i=-k_i/k_0$，$i=1,\cdots,s$，即表示法唯一。

二、向量组的等价性和向量组的最大线性无关组

定义 7-20　设有向量组 $A:\alpha_1,\cdots,\alpha_r$ 和 $B:\beta_1,\cdots,\beta_s$，若向量组 B 中每个向量都可由向量组 A 线性表示，则称向量组 B 可由向量组 A 线性表示；若向量组 A、B 可以互相线性表示，则称向量组 A 和 B 等价。

若 $B:\beta_1,\cdots,\beta_s$ 可由 $A:\alpha_1,\cdots,\alpha_r$ 线性表示，则对 $\beta_j(j=1,2,\cdots,s)$，存在数 $k_{1j},\cdots,k_{rj}$，使得 $\beta_j=k_{1j}\alpha_1+\cdots+k_{rj}\alpha_r$，或写成 $B=(\beta_1,\cdots,\beta_s)=(\alpha_1,\cdots,\alpha_r)K=AK$，式中 $K=(k_{ij})_{r\times s}$ 为这一线性表示的系数矩阵。

由此可知，若有 $C_{m\times n}=A_{m\times r}B_{r\times n}$，则矩阵 $C_{m\times n}$ 的列向量组可由矩阵 $A_{m\times r}$ 的列向量组线性表示；类似，$C_{m\times n}$ 的行向量组可由矩阵 $B_{r\times n}$ 的行向量组线性表示。

设矩阵 $A_{m\times n}$ 可经初等行变换化为矩阵 $B_{m\times n}$，即存在 m 阶满秩矩阵 P_m 使得 $B_{m\times n}=P_mA_{m\times n}$ 且 $A_{m\times n}=P_m^{-1}B_{m\times n}$，则 $A_{m\times n}$ 与 $B_{m\times n}$ 的行向量组可相互线性表示，因而是等价的；类似，设矩阵 $A_{m\times n}$ 可经初等列变换化为矩阵 $B_{m\times n}$，则 $A_{m\times n}$ 与 $B_{m\times n}$ 的列向量组是等价的。

定义 7-21　设有向量组 A，若可在 A 中选出部分向量组 $A_r:\alpha_1,\cdots,\alpha_r$，使得 A_r 线性无关且 A 可由 A_r 线性表示，则称向量组 A_r 是向量组 A 的一个**最大线性无关组**(maximal linearly independent subset)，并称 r 为向量组的秩，记作 $R(A)=r$。只含零向量的向量组没有最大线性无关组，规定它的秩是零。

由此定义可知，一个向量组与它的任何一个最大线性无关组等价。

定理 7-8　矩阵的秩等于其列向量组的秩，也等于其行向量组的秩。

证　把矩阵用其列向量组 $A:\alpha_1,\cdots,\alpha_n$ 表示为矩阵 $A=(\alpha_1,\cdots,\alpha_n)$，设 $R(A)=r$ 且 A 中有 r 阶子式 $D_r\neq0$。根据定理 7-7 可知，D_r 所在的列向量组 $A_r:\alpha_{i1},\cdots,\alpha_{ir}$ 线性无关。又因为 A 中任意 $r+1$ 阶子式为零，故对向量组 A 中任一向量 α，向量组 $\alpha_{i1},\cdots,\alpha_{ir},\alpha$ 线性相关，由例 7-24

可得，α 可由向量组 A_r 线性表示，从而 A 可由 A_r 线性表示。依定义，A_r 是 A 的一个最大线性无关组，$r = R(A) = R(A)$。类似可证矩阵的秩等于其行向量组的秩。

定理 7-9　等价的向量组有相同的秩。

证　设等价的向量组 A 和 B 各自的最大线性无关组分别为 $A_r : \alpha_1, \cdots, \alpha_r$ 和 $B_s : \beta_1, \cdots, \beta_s$。因 A 与 A_r 等价且 B 与 B_s 等价，故 A_r 与 B_s 等价。若 $r < s$，则由于 B_s 可由 A_r 线性表示，存在系数矩阵 $K_{r \times s}$，使得 $(\beta_1, \cdots, \beta_s) = (\alpha_1, \cdots, \alpha_r) K_{r \times s}$，并且由于 $R(K_{r \times s}) \leqslant \min\{r, s\} = r < s$，得线性方程组 $K_{r \times s} x = 0$ 有非零解，从而线性方程组 $(\beta_1, \cdots, \beta_s) x = 0$ 有非零解，由此可推出向量组 B_s 线性相关，矛盾，由此 $r \geqslant s$。仿此可得 $s \geqslant r$。因此 $r = s$。

由上述定理的证明过程，可直接得出下面的结论：

推论　若向量组 B 可由向量组 A 线性表示，则 $R(B) \leqslant R(A)$。

例 7-26　试证 $R(A_{m \times k} B_{k \times n}) \leqslant \min\{R(A_{m \times k}), R(B_{k \times n})\}$。

解　由于乘积矩阵 $C = AB$ 的列向量组及行向量组可分别由矩阵 A 的列向量组及 B 的行向量组线性表示，由上述定理及推论可得

$$R(AB) = R(C) \leqslant \min\{R(A), R(B)\}$$

一般而言，对于一个给定的向量组 $A : \alpha_1, \cdots, \alpha_n$，要求它的一个最大线性无关组，可先作以 $\alpha_1, \cdots, \alpha_n$ 为列向量的矩阵 A，而后用初等行变换把 A 化为行最简形，取与各非零行中第一个非零元所在的列，设为 $i_1, \cdots, i_r$，则向量组 $A_r : \alpha_{i_1}, \cdots, \alpha_{i_r}$ 为 A 的一个最大线性无关组。下面求向量组 A 由 A_r 线性表示的表达式。

不失一般性，设 $A_r : \alpha_1, \cdots, \alpha_r$，矩阵 A 的行最简形矩阵为

$$B = (\beta_1, \cdots, \beta_n) = \begin{pmatrix} E_r & B_{12} \\ O_{21} & O_{22} \end{pmatrix},$$

则存在满秩矩阵 P，写成分块形式 $P = (P_r, P_{n-r})$，其中 P_r、P_{n-r} 分别含有 r、$n-r$ 个列向量。

$A = (\alpha_1, \cdots, \alpha_r, \alpha_{r+1}, \cdots, \alpha_n) = (A_r, A_{n-r}) = PB = (P_r, P_{n-r}) \begin{pmatrix} E_r & B_{12} \\ O_{21} & O_{22} \end{pmatrix} = (P_r, P_r B_{12})$，对比之下得 $A_r = P_r$，$A_{n-r} = P_r B_{12} = A_r B_{12}$，因此，$A = (A_r, A_{n-r}) = A_r(E_r, B_{12})$，由此得到向量组 A 由其最大线性无关组 A_r 线性表示的系数矩阵为 (E_r, B_{12})。可以看到，矩阵的行向量组经初等行变换后，其列向量组的线性关系得以保留。

例 7-27　设向量组 $A : \alpha_1 = (-1, -1, 0, 0)^T$，$\alpha_2 = (1, 2, 1, -1)^T$，$\alpha_3 = (0, 1, 1, -1)^T$，$\alpha_4 = (1, 3, 2, 1)^T$，$\alpha_5 = (1, 3, 2, 4)^T$。求 A 的秩及 A 的一个最大线性无关组，并把其余向量用此最大线性无关组线性表示。

解　以向量组 A 为列向量构造矩阵并由初等行变换化为行最简形 $B = (\beta_1, \beta_2, \beta_3, \beta_4, \beta_5)$。

$$A = (\alpha_1, \alpha_2, \alpha_3, \alpha_4, \alpha_5) = \begin{pmatrix} -1 & 1 & 0 & 1 & 1 \\ -1 & 2 & 1 & 3 & 3 \\ 0 & 1 & 1 & 2 & 2 \\ 0 & -1 & -1 & 1 & 4 \end{pmatrix} \overset{r_2 + (-1)r_1}{\sim} \begin{pmatrix} -1 & 1 & 0 & 1 & 1 \\ 0 & 1 & 1 & 2 & 2 \\ 0 & 1 & 1 & 2 & 2 \\ 0 & -1 & -1 & 1 & 4 \end{pmatrix} \overset{r_4 + 1 \cdot r_3}{\underset{(-1)r_1}{\overset{r_3 + (-1)r_2}{\sim}}}$$

$$\begin{pmatrix} 1 & -1 & 0 & -1 & -1 \\ 0 & 1 & 1 & 2 & 2 \\ 0 & 0 & 0 & 0 & 0 \\ 0 & 0 & 0 & 3 & 6 \end{pmatrix} \overset{(1/3)r_4}{\underset{r_1 + 1 \cdot r_2}{\overset{r_3 \leftrightarrow r_4}{\sim}}} \begin{pmatrix} 1 & 0 & 1 & 1 & 1 \\ 0 & 1 & 1 & 2 & 2 \\ 0 & 0 & 0 & 1 & 2 \\ 0 & 0 & 0 & 0 & 0 \end{pmatrix} \overset{r_1 + (-1)r_3}{\underset{r_2 + (-2)r_3}{\sim}} \begin{pmatrix} 1 & 0 & 1 & 0 & -1 \\ 0 & 1 & 1 & 0 & -2 \\ 0 & 0 & 0 & 1 & 2 \\ 0 & 0 & 0 & 0 & 0 \end{pmatrix} = B$$

矩阵 B 为 A 的行最简形，其非零行的第一个非零元所在的列 β_1，β_2，β_4 线性无关，且 $\beta_3 = \beta_1 + \beta_2$，$\beta_5 = -\beta_1 - 2\beta_2 + 2\beta_4$。由于矩阵 A 的列向量组与 B 的列向量组有对应相同的线性关系，且 β_1，β_2，β_4 为向量组 B 的一个最大线性无关组，故 α_1，α_2，α_4 为向量组 A 的一个最大线性无关

组，且

$$\alpha_3 = \alpha_1 + \alpha_2, \quad \alpha_5 = -\alpha_1 - 2\alpha_2 + 2\alpha_4。$$

三、向量空间及向量的内积

定义 7 - 22　设 V 为 n 维向量的非空集合且对加法及数乘两种运算封闭，即若 α、$\beta \in V$，λ 为常数，则 $\alpha + \beta \in V$，$\lambda\alpha \in V$，则称 V 为**向量空间**(vector space)；并称 V 的一个最大线性无关组为 V 的一个**基**(basis)，其中向量的个数称为 V 的秩。

两个向量空间 V_1 和 V_2，如果 $V_1 \subset V_2$，则称 V_1 为 V_2 的**子空间**(subspace)。显然，任一向量空间都是 n 维向量空间 R^n 的子空间；n 维向量组 $E_n: e_1 = (1, 0, \cdots, 0)^T, e_2 = (0, 1, \cdots, 0)^T, \cdots, e_n = (0, 0, \cdots, 1)^T$ 是 R^n 的一个最大线性无关组，也是 R^n 的一个基且该向量组的秩为 n。只含 n 维零向量的向量空间是任意 n 维向量空间的子空间，其秩为零。

设 α、β 为给定的两个 n 维向量，容易验证，集合 $V = \{x : x = \lambda\alpha + \mu\beta, \lambda, \mu$ 为数$\}$ 为向量空间，称为由向量 α、β 所生成的向量空间。一般由向量组 $\alpha_1, \alpha_2, \cdots, \alpha_s$ 所生成的向量空间记为 $V = \{x : x = \lambda_1\alpha_1 + \lambda_2\alpha_2 + \cdots + \lambda_s\alpha_s, \lambda_i$ 为数$\}$。当 $\alpha_1, \alpha_2, \cdots, \alpha_r$ 是 V 的一个基时，V 中任一向量 α 可由 $\alpha_1, \alpha_2, \cdots, \alpha_r$ 唯一表示为 $\alpha = k_1\alpha_1 + k_2\alpha_2 + \cdots + k_r\alpha_r$，称 $(k_1, k_2, \cdots, k_r)^T$ 为 α 在这个基下的**坐标**(coordinate)。

定义 7 - 23　设有实向量 $x = (x_1, x_2, \cdots, x_n)^T$，$y = (y_1, y_2, \cdots, y_n)^T$，令 $[x, y] = x^T y = x_1 y_1 + x_2 y_2 + \cdots + x_n y_n$，称为 x 与 y 的**内积**(inner product)；内积为零的两个向量称为是**正交的**(orthogonal)；令 $\|x\| = \sqrt{[x, x]} = \sqrt{x_1^2 + x_2^2 + \cdots + x_n^2}$，称为向量 x 的**模**(module)；模为 1 的向量称为**单位向量**(unit vector)。定义了内积的 n 维实向量空间 R^n 称为 n 维**欧几里得空间**(Euclid space)。

内积有如下性质（设 x，y，z 为 n 维实向量，λ 为实数）：①对称性 $[x, y] = [y, x]$；②线性性 $[\lambda x, y] = \lambda[x, y]$；③ Schwarz 不等式 $[x, y]^2 \leqslant [x, x][y, y]$。

以③为例证明之：由①、②可得，

$0 \leqslant [x + \lambda y, x + \lambda y] = [x, x] + 2\lambda[x, y] + \lambda^2[y, y]$，这是一个 λ 的非负的二次三项式，其判别式非正：$(2[x, y])^2 - 4[y, y][x, x] \leqslant 0$，因此 $[x, y]^2 \leqslant [x, x][y, y]$。

向量的模满足性质：①非负性 $\|x\| \geqslant 0$，当且仅当 $x = 0$ 时等号成立；②齐次性 $\|\lambda x\| = |\lambda| \|x\|$；③三角不等式 $\|x + y\| \leqslant \|x\| + \|y\|$。

以③为例证明之：由 Schwarz 不等式，得

$$\|x + y\|^2 = [x + y, x + y]$$
$$= [x, x] + 2[x, y] + [y, y] \leqslant \|x\|^2 + 2\|x\|\|y\| + \|y\|^2 = (\|x\| + \|y\|)^2,$$

因此，$\|x + y\| \leqslant \|x\| + \|y\|$。

若 $\|x\| \cdot \|y\| \neq 0$，由 **Schwarz** 不等式有 $|[x, y]/(\|x\| \cdot \|y\|)| \leqslant 1$，由此可定义 $\theta = \arccos[x, y]/(\|x\| \cdot \|y\|)$，称为向量 x 与 y 的夹角。向量的模和夹角分别是三维欧几里得空间 R^3 中向量的长和向量之间夹角的推广。

当 $[x, y] = 0$ 时，称向量 x 与 y 正交。显然，n 维零向量与任何 n 维向量正交。正交向量组是指一组两两正交的非零向量。

定理 7 - 10　若向量组 $A: \alpha_1, \cdots, \alpha_r$ 是一个正交向量组，则向量组 A 线性无关。

证　设有数 $k_1, k_2, \cdots, k_r$ 使得 $k_1\alpha_1 + k_2\alpha_2 + \cdots + k_r\alpha_r = \mathbf{0}$，等式两端同与 α_i 做内积，并利用正交性的假设，得 $k_i[\alpha_i, \alpha_i] = 0$，由于 $[\alpha_i, \alpha_i] \neq 0$，得 $k_i = 0, i = 1, 2, \cdots, r$，因此，向量组 $A: \alpha_1, \cdots, \alpha_r$ 线性无关。

在研究向量空间的时候，常采用正交向量组作为向量空间的基，称为向量空间的**正交基**(orthogonal basis)；由 n 个单位向量构成的正交基，称为 R^n 的一个**规范正交基**(normal orthogonal basis）。

对于给定的线性无关的向量组 A：$\alpha_1,\cdots,\alpha_r$，可通过下面的**施密特**（Schmidt）正交规范化方法，先求出与 A：$\alpha_1,\cdots,\alpha_r$ 等价的正交向量组 B：$\beta_1,\beta_2,\cdots,\beta_r$，而后对其作规范化处理，即可得到与 A 等价的单位正交向量组 ε：$\varepsilon_1,\varepsilon_2,\cdots,\varepsilon_r$。

定理 7－11　设 $\alpha_1,\alpha_2\cdots,\alpha_r$ 是向量空间 V （$V\subset R^n$）的一个基，令 $\beta_1=\alpha_1,\beta_2=\alpha_2-\dfrac{[\alpha_2,\beta_1]}{[\beta_1,\beta_1]}\beta_1,\cdots,\beta_r=\alpha_r-\dfrac{[\alpha_r,\beta_1]}{[\beta_1,\beta_1]}\beta_1-\cdots-\dfrac{[\alpha_r,\beta_{r-1}]}{[\beta_{r-1},\beta_{r-1}]}\beta_{r-1}$，并取 $\varepsilon_i=\dfrac{1}{\parallel\beta\parallel_i}\beta_i,i=1,2,\cdots,r$，则向量组 $\varepsilon_1,\varepsilon_2,\cdots,\varepsilon_r$ 是 V 的一个规范正交基，其中向量组 $\beta_1,\beta_2,\cdots,\beta_j$，进而向量组 $\varepsilon_1,\varepsilon_2,\cdots,\varepsilon_j$ 是与向量组 $\alpha_1,\alpha_2,\cdots,\alpha_j,(j=1,2,\cdots,r)$ 等价的正交向量组。

证　用数学归纳法。当 $r=1$ 时，$\beta_1=\alpha_1\neq\mathbf{0}$，$\beta_1$ 与 α_1 等价，结论成立。当 $r=2$ 时，向量组 β_1，β_2 与向量组 α_1，α_2 等价，且 $[\beta_1,\beta_2]=0$，即 β_1，β_2 是与 α_1，α_2 等价的正交向量组，结论成立。假设结论当 $r=k-1$ 时成立，即 $\beta_1,\cdots,\beta_j$ 是与 $\alpha_1,\cdots,\alpha_j,(j=1,2,\cdots,k-1)$ 等价的正交向量组。则当 $r=k$ 时，分别用 $\beta_1,\cdots,\beta_{k-1}$ 与 $\beta_k=\alpha_k-\dfrac{[\alpha_k,\beta_1]}{[\beta_1,\beta_1]}\beta_1-\cdots-\dfrac{[\alpha_k,\beta_{k-1}]}{[\beta_{k-1},\beta_{k-1}]}\beta_{k-1}$ 做内积，得 $[\beta_i,\beta_k]=0,i=1,\cdots,k-1$，由于 $\alpha_1,\cdots,\alpha_{k-1},\alpha_k$ 线性无关，而 $\alpha_1,\cdots,\alpha_{k-1}$ 与 $\beta_1,\cdots,\beta_{k-1}$ 等价，故 $\alpha_k,\beta_1,\cdots,\beta_{k-1}$ 线性无关，从而 $\beta_k\neq\mathbf{0}$，故 $\beta_1,\cdots,\beta_k$ 为正交向量组，且与 $\alpha_1,\cdots,\alpha_k$ 等价。根据归纳法假设得，$\beta_1,\beta_2,\cdots,\beta_j$ 是与 $\alpha_1,\alpha_2,\cdots,\alpha_j,(j=1,2,\cdots,k)$ 等价的正交向量组。由归纳法原理，结论对于任意自然数 $j(1\leqslant j\leqslant r)$ 都是成立的。

例 7－28　用 Schmidt 方法化三维向量 $\alpha_1=(1,1,1)^T,\alpha_2=(1,2,3)^T,\alpha_3=(1,4,9)^T$，为 R^3 的一个规范正交基 $\varepsilon_1,\varepsilon_2,\varepsilon_3$。

解　$\beta_1=\alpha_1=(1,1,1)^T$，$\beta_2=\alpha_2-\dfrac{[\alpha_2,\beta_1]}{[\beta_1,\beta_1]}\beta_1=(1,2,3)^T-\dfrac{6}{3}(1,1,1)^T=(-1,0,1)^T$，

$$\beta_3=\alpha_3-\dfrac{[\alpha_3,\beta_1]}{[\beta_1,\beta_1]}\beta_1-\dfrac{[\alpha_3,\beta_2]}{[\beta_1,\beta_2]}\beta_2$$
$$=(1,4,9)^T-\dfrac{14}{3}(1,1,1)^T-\dfrac{8}{2}(-1,0,1)^T=\left(\dfrac{1}{3},-\dfrac{2}{3},\dfrac{1}{3}\right)。$$

$$\varepsilon_1=\dfrac{1}{\parallel\beta_1\parallel}\beta_1=\left(\dfrac{1}{\sqrt{3}},\dfrac{1}{\sqrt{3}},\dfrac{1}{\sqrt{3}}\right)^T,\varepsilon_2=\dfrac{1}{\parallel\beta_2\parallel}\beta_2=\left(-\dfrac{1}{\sqrt{2}},0,\dfrac{1}{\sqrt{2}}\right)^T,$$

$$\varepsilon_3=\dfrac{1}{\parallel\beta_3\parallel}\beta_3=\left(\dfrac{1}{\sqrt{6}},-\sqrt{\dfrac{2}{3}},\dfrac{1}{\sqrt{6}}\right)^T。$$

四、n 元线性方程组的解

设含有 m 个方程 n 个未知数的齐次线性方程组的向量方程形式为 $Ax=\mathbf{0}$，其中 $A=(a_{ij})_{m\times n}$ 为方程组的系数矩阵，$\boldsymbol{x}=(x_1,x_2,\cdots,x_n)^T$ 为未知向量。当 $R(A)=n$ 时，矩阵 A 的 n 个列向量是线性无关的，方程组只有零解；当 $R(A)<n$ 时，这 n 个列向量是线性相关的，除了零解之外，方程组还有非零解。

如果用 S 表示齐次线性方程组的全体解向量的集合，则因为 $\mathbf{0}\in S$，即 S 非空；并且 S 对加法及数乘运算封闭：对任意数 λ，当 α、$\beta\in S$ 时，由 $A(\alpha+\beta)=A\alpha+A\beta=\mathbf{0}+\mathbf{0}=\mathbf{0}$，$A(\lambda\alpha)=\lambda A\alpha=\lambda\mathbf{0}=\mathbf{0}$，可知 $\alpha+\beta\in S$，且 $\lambda\alpha\in S$；因此 S 是一个向量空间，称为齐次线性方程组 $Ax=\mathbf{0}$ 的**解空间**（solution space）。下面求 S 的一个基，即 S 的一个最大线性无关组。

当 $R(A)=n$ 时，$S=\{\mathbf{0}\}$，S 没有基。

当 $R(A)=r<n$ 时，不失一般性，可设 A 的前 r 个列向量线性无关（否则，可对 A 实施第一种初等列变换，相当于调整未知向量中相应分量的次序），于是可通过有限次的初等行变换，即存在 m 阶可逆矩阵 P_m，化矩阵 A 为行最简形

$$P_m A = B = \begin{pmatrix} E_r & C_{r \times (n-r)} \\ O_{(m-r) \times r} & O_{(m-r) \times (n-r)} \end{pmatrix}, \quad C_{r \times (n-r)} = \begin{pmatrix} c_{11} & \cdots & c_{1(n-r)} \\ \vdots & & \vdots \\ c_{r1} & \cdots & c_{r(n-r)} \end{pmatrix},$$

由此得同解方程组为 $Bx = 0$，即 $\begin{cases} x_1 = -c_{11} x_{r+1} - \cdots - c_{1(n-r)} x_n, \\ \cdots\cdots\cdots\cdots\cdots\cdots\cdots\cdots \\ x_r = -c_{r1} x_{r+1} - \cdots - c_{r(n-r)} x_n. \end{cases}$

取 $x_{r+1}, \cdots, x_n$ 为自由未知量，$x_1, \cdots, x_r$ 为非自由未知量并被自由未知量唯一确定，故向量组 $\xi_1 = (-c_{11}, \cdots, -c_{r1}, 1, 0, \cdots, 0)^T, \cdots, \xi_{n-r} = (-c_{1(n-r)}, \cdots, -c_{r(n-r)}, 0, 0, \cdots, 1)^T$，包含于 S 且线性无关；此外，对任意的 $\alpha = (a_1, \cdots, a_r, a_{r+1}, \cdots, a_n)^T \in S$，由于向量空间 S 的线性性质可知，$\beta = a_{r+1}\xi_1 + \cdots + a_n\xi_{n-r} \in S$；且因 α 和 β 中的各自由未知量对应相等，故有 $\alpha = \beta$，即原方程组的任一解向量可由向量组 ξ 线性表示。因此，ξ 是 S 的一个基且 $R(S) = n - r$。S 的一个基又称为原齐次线性方程组的一个**基础解系**(basis solution set)。综上所述可得：

定理 7 - 12 n 元齐次线性方程组 $Ax = 0$ 的全体解向量的集合 S 是一个秩为 $n - r$ 的向量空间，$r = R(A)$；并且当 $\xi_1, \cdots, \xi_{n-r}$ 为 S 的一个基时，原方程组的通解可以表示为 $x = c_1\xi_1 + \cdots + c_{n-r}\xi_{n-r}$，式中 $c_1, \cdots, c_{n-r}$ 为任意常数。

下面讨论含有 m 个方程 n 个未知量的非齐次线性方程组 $Ax = b$ 的解的构造，式中 b 为 m 维列向量。其解具有下述性质：

(1) 若 η_1，η_2 都是解，则 $x = \eta_1 - \eta_2$ 是对应的齐次线性方程组 $Ax = 0$ 的解。这是因为 $A(\eta_1 - \eta_2) = A\eta_1 - A\eta_2 = b - b = 0$。

(2) 若 η^* 为一个特解，而 ξ 为对应的齐次线性方程组 $Ax = 0$ 的任一解，则 $\xi + \eta^*$ 为方程 $Ax = b$ 的解。这是因为 $A(\xi + \eta^*) = A\xi + A\eta^* = 0 + b = b$。

由上述性质及定理 7 - 11 可得，若已求得 n 元非齐次线性方程组 $Ax = b$ 的一个特解 η^*，则该方程组的任一解 η 与 η^* 之差必可表示为 $\eta - \eta^* = c_1\xi_1 + \cdots + c_{n-r}\xi_{n-r}$，其中 $\xi_1, \cdots, \xi_{n-r}$ 为对应的齐次线性方程组的一个基础解系，$c_1, \cdots, c_{n-r}$ 为常数。因此，原非齐次线性方程组的通解可以表示为 $\eta = c_1\xi_1 + \cdots + c_{n-r}\xi_{n-r} + \eta^*$，$c_1, \cdots, c_{n-r}$ 为任意常数。

例 7 - 29   求解齐次线性方程组 $\begin{cases} x_1 + x_3 + 2x_4 - x_5 = 0, \\ x_2 - x_3 + x_4 - x_5 = 0, \\ x_1 + x_2 + 3x_4 - 2x_5 = 0, \\ 2x_1 + 2x_2 + 6x_4 - 3x_5 = 0. \end{cases}$

解   对系数矩阵实施初等行变换：

$$A = \begin{pmatrix} 1 & 0 & 1 & 2 & -1 \\ 0 & 1 & -1 & 1 & -1 \\ 1 & 1 & 0 & 3 & -2 \\ 2 & 2 & 0 & 6 & -3 \end{pmatrix} \overset{r}{\sim} \begin{pmatrix} 1 & 0 & 1 & 2 & -1 \\ 0 & 1 & -1 & 1 & -1 \\ 0 & 1 & -1 & 1 & -1 \\ 0 & 2 & -2 & 2 & -1 \end{pmatrix} \overset{r}{\sim} \begin{pmatrix} 1 & 0 & 1 & 2 & -1 \\ 0 & 1 & -1 & 1 & -1 \\ 0 & 0 & 0 & 0 & 0 \\ 0 & 0 & 0 & 0 & 1 \end{pmatrix}$$

$$\overset{r}{\sim} \begin{pmatrix} 1 & 0 & 1 & 2 & 0 \\ 0 & 1 & -1 & 1 & 0 \\ 0 & 0 & 0 & 0 & 1 \\ 0 & 0 & 0 & 0 & 0 \end{pmatrix}, R(A) = 3, 基础解系含有 n - R(A) = 2 个解向量。取 x_1、x_2、x_5 为非$$

自由未知量，得同解方程组为 $\begin{cases} x_1 = -x_3 - 2x_4, \\ x_2 = x_3 - x_4, \\ x_5 = 0, \end{cases}$ 取 $x_3 = 1$，$x_4 = 0$，得 $\xi_1 = (-1, 1, 1, 0, 0)^T$；

取 $x_3 = 0, x_4 = 1$，得 $\xi_2 = (-2, -1, 0, 1, 0)^T$。$\xi_1$，$\xi_2$ 为基础解系。原方程的通解为 $x = c_1\xi_1 + c_2\xi_2$，c_1、c_2 为任意常数。

例 7 - 30　求解非齐次线性方程组 $\begin{cases} x_1-x_2+x_4-x_5=1, \\ 2x_1+x_3-x_5=2, \\ 3x_1-x_2-x_3-x_4-x_5=0。 \end{cases}$

解　对增广矩阵实施初等行变换：

$$B=\begin{pmatrix} 1 & -1 & 0 & 1 & -1 & 1 \\ 2 & 0 & 1 & 0 & -1 & 2 \\ 3 & -1 & -1 & -1 & -1 & 0 \end{pmatrix} \overset{r}{\sim} \begin{pmatrix} 1 & -1 & 0 & 1 & -1 & 1 \\ 0 & 2 & 1 & -2 & 1 & 0 \\ 0 & 2 & -1 & -4 & 2 & -3 \end{pmatrix}$$

$$\overset{r}{\sim} \begin{pmatrix} 1 & -1 & 0 & 1 & -1 & 1 \\ 0 & 2 & 1 & -2 & 1 & 0 \\ 0 & 0 & 2 & 2 & -1 & 3 \end{pmatrix} \overset{r}{\sim} \begin{pmatrix} 1 & 0 & 0 & -1/2 & -1/4 & 1/4 \\ 0 & 1 & 0 & -3/2 & 3/4 & -3/4 \\ 0 & 0 & 1 & 1 & -1/2 & 3/2 \end{pmatrix} 。R(A)=R(B)=3 ，同$$

解方程组为 $\begin{cases} x_1=1/2x_4+1/4x_5+1/4, \\ x_2=3/2x_4-3/4x_5-3/4, \\ x_3=-x_4+1/2x_5+3/2。 \end{cases}$ 令 $x_4=x_5=0$ 得特解为 $\eta^*=(1/4,-3/4,3/2,0,0)^T$ ；求

解对应的齐次方程组 $\begin{cases} x_1=1/2x_4+1/4x_5, \\ x_2=3/2x_4-3/4x_5, \\ x_3=-x_4+1/2x_5, \end{cases}$ 分别令其自由未知量 $x_4=1$ ， $x_5=0$ 及 $x_4=0$ ， $x_5=1$ ，

得其基础解系为 $\xi_1=(1/2,3/2,-1,1,0)^T$ ， $\xi_2=(1/4,-3/4,1/2,0,1)^T$ 。故原非齐次线性方程组的通解为 $x=c_1\xi_1+c_2\xi_2+\eta^*$ ， c_1 、 c_2 为任意常数。

例 7 - 31　求解非齐次线性方程组 $\begin{cases} 3x_1+x_2+2x_3=0, \\ x_2-x_3=0, \\ x_1+x_3=1。 \end{cases}$

解　对增广矩阵实施初等行变换：$B=\begin{pmatrix} 3 & 1 & 2 & 0 \\ 0 & 1 & -1 & 0 \\ 1 & 0 & 1 & 1 \end{pmatrix} \overset{r}{\sim} \begin{pmatrix} 1 & 0 & 1 & 1 \\ 3 & 1 & 2 & 0 \\ 0 & 1 & -1 & 0 \end{pmatrix}$

$$\overset{r}{\sim} \begin{pmatrix} 1 & 0 & 1 & 1 \\ 0 & 1 & -1 & -3 \\ 0 & 1 & -1 & 0 \end{pmatrix} \overset{r}{\sim} \begin{pmatrix} 1 & 0 & 1 & 1 \\ 0 & 1 & -1 & -3 \\ 0 & 0 & 0 & 3 \end{pmatrix} 。R(A)=2<R(B)=3 ，故原方程组无解。$$

例 7 - 32　设 A 为 $m\times n$ 实矩阵，试证 $R(A^TA)=R(A)$ 。

证　若有 $x\in R^n$ ，使 $Ax=0$ ，则 $(A^TA)x=0$ ；若有 $x\in R^n$ ，使 $(A^TA)x=0$ ，则有 $x^T(A^TA)x=0$ ，或写成 $(Ax)^T(Ax)=[Ax，Ax]=\parallel Ax\parallel^2=0$ ，由此可得 $Ax=0$ 。于是齐次线性方程组 $Ax=0$ 与 $A^TAx=0$ 同解，它们的基础解系的向量个数相同，即 $n-R(A)=n-R(A^TA)$ 。因此 $R(A^TA)=R(A)$ 。

知识拓展

不相容线性方程组的最小二乘解　在科学研究中，人们经常用线性模型拟合给定的实验数据，但由于所研究问题本身的非线性因素或受到测量条件的限制，往往得到一个不相容（无解）的线性方程组。此时，可用各种准则定义其最优近似解，下面介绍的**最小二乘原理**(principal of least squares) 就是这样一种准则。

设 $A=(a_{ij})_{m\times n}$ 为实矩阵， $x=(x_1,\cdots,x_n)^T\in R^n$ ， $b=(b_1,\cdots,b_m)^T\in R^m$ 。由于线性方程组 $Ax=b$ 当 $R(A，b)=R(A)+1$ 时无解，即对于任意的 $x\in R^n$ ，都有

$$Ax - b \neq 0, \quad \|Ax - b\|^2 = [Ax - b, Ax - b] = \sum_{i=1}^m (a_{i1}x_1 + \cdots + a_{in}x_n - b_i)^2 > 0。$$

因此，可定义**目标函数**(objective function) 为 n 元非负函数 $f(x) = [Ax - b, Ax - b]$，要寻找 $x_0 \in R^n$，使目标函数取最小值，即 $f(x_0) \leqslant f(x)$，$x \in R^n$。满足这样条件的点 $x_0 = (x_{10}, \cdots, x_{n0})^T$ 称为不相容线性方程组 $Ax = b$ 的最小二乘解。

为求最小值点，先求驻点即多元函数的梯度 $\mathrm{grad} f = \left(\dfrac{\partial f}{\partial x_1}, \cdots, \dfrac{\partial f}{\partial x_n} \right)^T = 0$ 的点。

$f(x) = (Ax - b)^T(Ax - b) = (x^T A^T - b^T)(Ax - b) = x^T A^T A x - 2x^T A^T b + b^T b$，

$\mathrm{grad} f = 2A^T Ax - 2A^T b = 0$，得驻点应满足的线性方程组 $A^T Ax = A^T b$。由例 7 - 32 及例 7 - 26 可知 $R(A^T) = R(A) = R(A^T A) \leqslant R(A^T A, A^T b) = R[A^T(A, b)] \leqslant R(A^T)$，于是 $R(A^T A, A^T b) = R(A^T A)$。由此及定理 7 - 5 可知，驻点方程组有解，设 x_0 为一个解，则有 $A^T A x_0 = A^T b$。

下面验证所得驻点 x_0 为 $f(x)$ 的最小值点。对任意的 $x \in R^n$，因 $f(x) = [Ax - b, Ax - b] = [Ax_0 - b + Ax - Ax_0, Ax_0 - b + Ax - Ax_0] = [Ax_0 - b, Ax_0 - b] + 2[Ax_0 - b, Ax - Ax_0] + [Ax - Ax_0, Ax - Ax_0]$，$[Ax_0 - b, Ax - Ax_0] = (Ax_0 - b)^T(Ax - Ax_0) = (x_0^T A^T - b^T)(Ax - Ax_0) = x_0^T A^T A x_0 - x_0^T A^T A x_0 - x^T A^T b + x_0^T A^T b = x^T A^T b - x_0^T A^T b - x^T A^T b + x_0^T A^T b = 0$。

故 $f(x) = f(x_0) + \|Ax - Ax_0\|^2 \geqslant f(x_0)$，即 x_0 为 $f(x)$ 的最小值点也即不相容方程组 $Ax = b$ 的最小二乘解。

第四节   特征值与特征向量

一、矩阵的特征值与特征向量

定义 7 - 24   设 $A = (a_{ij})_{n \times n}$ 为实矩阵，λ 为一个数，如果线性方程组 $Ax = \lambda x$ 存在非零解向量 x，则称 λ 为 A 的**特征值**(eigenvalue)，x 称为与 λ 对应的**特征向量**(eigenvector)。

上式也可写为 $(\lambda E - A)x = 0$。这是一个 n 元齐次线性方程组，它有非零解的充分必要条件为，系数矩阵 $(\lambda E - A)$［称为 A 的**特征矩阵**(characteristic matrix)］的秩小于 n，或其行列式等于零，即 $|\lambda E - A| = 0$。

取 $f(\lambda) = |\lambda E - A| = \lambda^n + a_1 \lambda^{n-1} + \cdots + a_{n-1} \lambda + a_n$，这是一个 λ 的 n 次多项式，称为矩阵 A 的**特征多项式**(characteristic polynomial)，而方程 $f(\lambda) = 0$ 称为 A 的**特征方程**(characteristic equation)。根据代数学基本定理，一元 n 次方程在复数范围内有 n 个根（m 重根作为 m 个根），因此，n 阶矩阵有 n 个特征值，且共轭复数特征值成对出现。

关于特征多项式 $f(\lambda)$ 的系数，由行列式定义可得 $a_1 = -\sum\limits_{i=1}^n a_{ii}, a_n = (-1)^n |A|$，$a_i = (-1)^i \sum\limits_{1 \leqslant j_1 < \cdots < j_i \leqslant n} D_A \begin{pmatrix} j_1, \cdots, j_i \\ j_1, \cdots, j_i \end{pmatrix}$，其中 $D_A \begin{pmatrix} j_1, \cdots, j_i \\ j_1, \cdots, j_i \end{pmatrix}$ 为由 A 的第 $j_1, \cdots, j_i$ 行及第 $j_1, \cdots, j_i$ 列的元素所构成的 i 阶子式，也称为 i 阶**主子式**(principal minor)。因此，当且仅当 $|A| = 0$ 即 A 为奇异矩阵时，0 是 A 的特征值；并且，设 A 的秩为 $r(r < n)$，则 $a_{r+1} = \cdots = a_n = 0$，0 至少是 A 的 $n - r$ 重特征值。

设 $\lambda = \lambda_i$ 为矩阵 A 的特征值，解齐次线性方程组 $(\lambda_i E - A)x = 0$ 可求得非零解 $x = p_i$，则 p_i 就是 A 的与特征值 λ_i 对应的特征向量。当 λ_i 为实数时，p_i 可以取实向量；λ_i 为复数时，p_i

为复向量。根据线性方程组解的理论，当 $R(\lambda_i E - A) = r_i < n$ 时，与 λ_i 对应的特征向量的最大线性无关组有 $n - r_i$ 个向量，设为 $\boldsymbol{p}_1, \cdots, \boldsymbol{p}_{n-r_i}$，且当 $c_1, \cdots, c_{n-r_i}$ 不全为 0 时，A 的与 λ_i 对应的任一特征向量可以表示为 $c_1\boldsymbol{p}_1 + \cdots + c_{n-r_i}\boldsymbol{p}_{n-r_i}$。

n 阶矩阵 A 虽然有 n 个特征值（m 重根作为 m 个根），但却未必有 n 个线性无关的特征向量。A 的一个特征值 λ_i 可以对应于 $n - R(\lambda_i E - A)$ 个线性无关的特征向量，但 A 的一个特征向量只能与一个特征值相对应。这是因为，若 A 的特征向量 $\boldsymbol{p}$ 与不同的特征值 λ_1、λ_2 相对应，则有 $A\boldsymbol{p} = \lambda_1\boldsymbol{p}$ 且 $A\boldsymbol{p} = \lambda_2\boldsymbol{p}$，于是 $(\lambda_1 - \lambda_2)\boldsymbol{p} = \boldsymbol{0}$ 且 $\boldsymbol{p} \neq \boldsymbol{0}$，故必有 $\lambda_1 = \lambda_2$，矛盾。

依定义可以验证矩阵的特征值和特征向量具有以下性质：

（1）如果 $\boldsymbol{x}_1$ 和 $\boldsymbol{x}_2$ 是矩阵 A 的对应于同一个特征值 λ 的特征向量且 $\boldsymbol{x}_1 + \boldsymbol{x}_2 \neq \boldsymbol{0}$，则 $\boldsymbol{x}_1 + \boldsymbol{x}_2$ 也是 A 的对应于特征值 λ 的特征向量。

这是因为，$A(\boldsymbol{x}_1 + \boldsymbol{x}_2) = A\boldsymbol{x}_1 + A\boldsymbol{x}_2 = \lambda\boldsymbol{x}_1 + \lambda\boldsymbol{x}_2 = \lambda(\boldsymbol{x}_1 + \boldsymbol{x}_2)$ 且 $\boldsymbol{x}_1 + \boldsymbol{x}_2 \neq \boldsymbol{0}$。

（2）如果 $\boldsymbol{x}_1$ 是 A 对应于特征值 λ 的特征向量，k 为任意非零常数，则 $k\boldsymbol{x}_1$ 也是 A 的对应于特征值 λ 的特征向量。

这是因为，$A(k\boldsymbol{x}_1) = kA\boldsymbol{x}_1 = k\lambda\boldsymbol{x}_1 = \lambda(k\boldsymbol{x}_1)$ 且 $k\boldsymbol{x}_1 \neq \boldsymbol{0}$。

因此，A 的与特征值 λ 对应的特征向量的全体，再加上零向量，构成秩为 $n - R(\lambda E - A)$ 的向量空间。

（3）如果 $\boldsymbol{x}_0$ 是 A 的与特征值 λ_0 对应的特征向量，m 为自然数，则 $\boldsymbol{x}_0$ 是 A^m 对应于特征值 λ_0^m 的特征向量。当 A 可逆时，m 可推广为整数。

这是因为由 $A\boldsymbol{x}_0 = \lambda_0\boldsymbol{x}_0$ 且 $\boldsymbol{x}_0 \neq \boldsymbol{0}$ 则 $A^2\boldsymbol{x}_0 = \lambda_0 A\boldsymbol{x}_0 = \lambda_0^2\boldsymbol{x}_0$，$\cdots$，$A^m\boldsymbol{x}_0 = AA^{m-1}\boldsymbol{x}_0 = A\lambda_0^{m-1}\boldsymbol{x}_0 = \lambda_0^m\boldsymbol{x}_0$；当 A 可逆时，$\lambda_0 \neq 0$，依定义，$A^0 = E$，$A^0\boldsymbol{x}_0 = E\boldsymbol{x}_0 = \boldsymbol{x}_0 = \lambda_0^0\boldsymbol{x}_0$，$A^{-1}\boldsymbol{x}_0 = (1/\lambda_0)\boldsymbol{x}_0 = \lambda_0^{-1}\boldsymbol{x}_0$，$\cdots$，$A^{-m}\boldsymbol{x}_0 = A^{-1}A^{-(m-1)}\boldsymbol{x}_0 = A^{-1}\lambda_0^{-(m-1)}\boldsymbol{x}_0 = \lambda_0^{-m}\boldsymbol{x}_0$ 且 $\boldsymbol{x}_0 \neq \boldsymbol{0}$。

（4）设 $\boldsymbol{x}_0$ 是 A 的与特征值 λ_0 对应的特征向量，k 为任意常数，则 $\boldsymbol{x}_0$ 是 kA 的对应于特征值 $k\lambda_0$ 的特征向量。

这是因为：$A\boldsymbol{x}_0 = \lambda_0\boldsymbol{x}_0$ 且 $\boldsymbol{x}_0 \neq \boldsymbol{0}$，则 $(kA)\boldsymbol{x}_0 = (k\lambda_0)\boldsymbol{x}_0$。

（5）设 $\boldsymbol{x}_0$ 是 A 的与特征值 λ_0 对应的特征向量，则 $\boldsymbol{x}_0$ 是矩阵多项式 $\phi(A) = c_0 E + c_1 A + \cdots + c_m A^m$ 的与特征值 $\phi(\lambda_0) = c_0 + c_1\lambda_0 + \cdots + c_m\lambda_0^m$ 对应的特征向量。当 A 可逆时，m 可推广为整数。

这是因为 $A\boldsymbol{x}_0 = \lambda_0\boldsymbol{x}_0$ 且 $\boldsymbol{x}_0 \neq \boldsymbol{0}$，则

$$\phi(A)\boldsymbol{x}_0 = (c_0 E + c_1 A + \cdots + c_m A^m)\boldsymbol{x}_0 = (c_0 + c_1\lambda_0 + \cdots + c_m\lambda_0^m)\boldsymbol{x}_0.$$

（6）设 $\lambda_1, \lambda_2, \cdots, \lambda_m$ 是 A 的互不相同的特征值，$\boldsymbol{x}_1, \boldsymbol{x}_2, \cdots, \boldsymbol{x}_m$ 依次为与之对应的特征向量，则 $\boldsymbol{x}_1, \boldsymbol{x}_2, \cdots, \boldsymbol{x}_m$ 线性无关。

这是因为，若有常数 $k_1, k_2, \cdots, k_m$ 使得 $k_1\boldsymbol{x}_1 + k_2\boldsymbol{x}_2 + \cdots + k_m\boldsymbol{x}_m = \boldsymbol{0}$，则由（3）得 $A^i(k_1\boldsymbol{x}_1 + k_2\boldsymbol{x}_2 + \cdots + k_m\boldsymbol{x}_m) = \boldsymbol{0}$ 或 $\lambda_1^i k_1\boldsymbol{x}_1 + \lambda_2^i k_2\boldsymbol{x}_2 + \cdots + \lambda_m^i k_m\boldsymbol{x}_m = \boldsymbol{0}(i = 1, 2, \cdots, m-1)$ 写成矩阵方程的形式

$$(k_1\boldsymbol{x}_1, k_2\boldsymbol{x}_2, \cdots, k_m\boldsymbol{x}_m)\begin{pmatrix} 1 & \lambda_1 & \lambda_1^2 & \cdots & \lambda_1^{m-1} \\ 1 & \lambda_2 & \lambda_2^2 & \cdots & \lambda_2^{m-1} \\ \vdots & \vdots & \vdots & & \vdots \\ 1 & \lambda_m & \lambda_m^2 & \cdots & \lambda_m^{m-1} \end{pmatrix} = (\boldsymbol{0}, \boldsymbol{0}, \cdots, \boldsymbol{0})$$

等式左端有一个 Vandermonde 型的 m 阶可逆方阵，因此有 $(k_1\boldsymbol{x}_1, k_2\boldsymbol{x}_2, \cdots, k_m\boldsymbol{x}_m) = (\boldsymbol{0}, \boldsymbol{0}, \cdots, \boldsymbol{0})$，故 $k_1 = k_2 = \cdots = k_m = 0$，这意味着 $\boldsymbol{x}_1, \boldsymbol{x}_2, \cdots, \boldsymbol{x}_m$ 线性无关。

推论 设 λ_1 和 λ_2 是 A 的两个互不相同的特征值，$\boldsymbol{x}_1, \cdots, \boldsymbol{x}_i$ 和 $\boldsymbol{y}_1, \cdots, \boldsymbol{y}_j$ 分别是与 λ_1 和 λ_2 对应的线性无关的特征向量组，则向量组 $\boldsymbol{x}_1, \cdots, \boldsymbol{x}_i$，$\boldsymbol{y}_1, \cdots, \boldsymbol{y}_j$ 线性无关。

（7）方阵 A 与 A^T 有相同的特征值。

这是因为 A 与 A^T 有相同的特征多项式：$|\lambda E-A|=|(\lambda E-A)^T|=|\lambda E-A^T|$。

（8）若矩阵 $A=(a_{ij})_{n\times n}$ 满足条件① $\sum_{j=1}^{n}|a_{ij}|<1,(i=1,2,\cdots,n)$ 或

② $\sum_{i=1}^{n}|a_{ij}|<1,(j=1,2,\cdots,n)$ 则 A 的所有特征值的模小于 1，即 $|\lambda_i|<1,(i=1,2,\cdots,n)$。

这是因为，若 λ 为 A 的任一特征值，$\boldsymbol{x}=(x_1,x_2,\cdots,x_n)^T$ 为 λ 对应的特征向量，即 $A\boldsymbol{x}=\lambda\boldsymbol{x}$ 且 $\boldsymbol{x}\neq\boldsymbol{0}$，或写成 $\sum_{j=1}^{n}a_{ij}x_j=\lambda x_i,(i=1,2,\cdots,n)$。当 ① 成立时，令 $|x_k|=\max\limits_{1\leqslant j\leqslant n}|x_j|>0$，则有 $|\lambda|=|\lambda x_k/x_k|=\left|\sum_{j=1}^{n}a_{kj}x_j/x_k\right|\leqslant\sum_{j=1}^{n}|a_{kj}||x_j/x_k|\leqslant\sum_{j=1}^{n}|a_{kj}|<1$。类似，由性质（7），可证明当②成立时，结论也成立。

例 7-33 设 $A=\begin{pmatrix}1&2&2\\2&1&2\\2&2&1\end{pmatrix}$，$B=\begin{pmatrix}-1&1&0\\-4&3&0\\1&0&2\end{pmatrix}$，求 A、B 的全部特征值及对应的特征向量。

解 （1）$f_A(\lambda)=|\lambda E-A|=\begin{vmatrix}\lambda-1&-2&-2\\-2&\lambda-1&-2\\-2&-2&\lambda-1\end{vmatrix}=(\lambda+1)^2(\lambda-5)$，$A$ 的特征值为 $\lambda_1=\lambda_2=-1$，$\lambda_3=5$，对于 $\lambda_1=\lambda_2=-1$，其特征矩阵为

$$\lambda_1 E-A=\begin{pmatrix}-2&-2&-2\\-2&-2&-2\\-2&-2&-2\end{pmatrix}\overset{r}{\sim}\begin{pmatrix}1&1&1\\0&0&0\\0&0&0\end{pmatrix}。$$

与 $(\lambda_1 E-A)\boldsymbol{x}=\boldsymbol{0}$ 同解的线性方程组为 $x_1=-x_2-x_3$，取 x_2、x_3 为自由未知量。令 $x_2=1$，$x_3=0$；得 $x_1=-1$，得 $\xi_1=(-1,1,0)^T$；令 $x_2=0$，$x_3=1$，解得 $x_1=-1$，得 $\xi_2=(-1,0,1)^T$。ξ_1、ξ_2 是 A 的与 -1 对应的线性无关的特征向量；故当 c_1、c_2 不全为零时，A 的与特征值 -1 对应的特征向量为 $c_1\xi_1+c_2\xi_2$。

对于 $\lambda_3=5$，其特征矩阵为 $(\lambda_3 E-A)=\begin{pmatrix}4&-2&-2\\-2&4&-2\\-2&-2&4\end{pmatrix}\overset{r}{\sim}\begin{pmatrix}1&0&-1\\0&1&-1\\0&0&0\end{pmatrix}$。与 $(\lambda_3 E-A)\boldsymbol{x}=\boldsymbol{0}$ 同解的线性方程组 $x_1=x_3$，$x_2=x_3$。取自由变量 $x_3=1$，得 $x_1=1$，$x_2=1$，即 $\xi_3=(1,1,1)^T$。故当 $c_3\neq 0$ 时，与特征值 5 对应的特征向量为 $c_3\xi_3$。

（2）$f_B(\lambda)=|\lambda E-B|=\begin{vmatrix}\lambda+1&-1&0\\4&\lambda-3&0\\-1&0&\lambda-2\end{vmatrix}=(\lambda-1)^2(\lambda-2)$，$B$ 的特征值为 $\lambda_1=\lambda_2=1$，$\lambda_3=2$。

对于 $\lambda_1=\lambda_2=1$，$\lambda_1 E-B=\begin{pmatrix}2&-1&0\\4&-2&0\\-1&0&-1\end{pmatrix}\overset{r}{\sim}\begin{pmatrix}1&0&1\\0&1&2\\0&0&0\end{pmatrix}$，与 $(\lambda_1 E-B)\boldsymbol{x}=\boldsymbol{0}$ 同解的线性方程组为 $x_1=-x_3$，$x_2=-2x_3$。取自由变量 $x_3=1$，得 $x_1=-1$，$x_2=-2$，得 $\xi_1=(-1,-2,1)^T$。当 $c_1\neq 0$ 时，与 λ_1、λ_2 对应的特征向量为 $c_1\xi_1$。

对于 $\lambda_3=2$，特征矩阵为 $\lambda_3 E-B=\begin{pmatrix}3&-1&0\\4&-1&0\\-1&0&0\end{pmatrix}\overset{r}{\sim}\begin{pmatrix}1&0&0\\0&1&0\\0&0&0\end{pmatrix}$，与 $(\lambda_3 E-B)\boldsymbol{x}=\boldsymbol{0}$ 同解

的线性方程组为 $x_1=0$，$x_2=0$，$x_3=x_3$，取 $x_3=1$，得 $\xi_2=(0,0,1)^T$。故当 $c_2\neq0$ 时，与 λ_2 对应的特征向量为 $c_2\xi_2$。

例 7-34 设 λ_1 和 λ_2 是 A 的两个不同的特征值，x_1 和 x_2 分别是与 λ_1 和 λ_2 对应的特征向量，则 x_1+x_2 不是 A 的特征向量。

证 由已知条件得 $Ax_1=\lambda x_1$，$Ax_2=\lambda x_2$ 且由（6）可知 x_1 和 x_2 线性无关。若 x_1+x_2 是 A 与特征值 λ 对应的特征向量，即 $A(x_1+x_2)=\lambda(x_1+x_2)$，则有 $\lambda_1 x_1+\lambda_2 x_2=\lambda x_1+\lambda x_2$，即 $(\lambda-\lambda_1)x_1+(\lambda-\lambda_2)x_2=0$，于是 $\lambda=\lambda_1=\lambda_2$，矛盾。

例 7-35 已知 3 阶矩阵 A 的特征值为 -1，1，2，计算行列式 $|A^{-1}-E+A|$。

解 由已知条件得，$|A|=(-1)\times1\times2=-2\neq0$，故 A 可逆。取 $\varphi(\lambda)=\lambda^{-1}-1+\lambda$，则 $\varphi(-1)=-3$，$\varphi(1)=1$，$\varphi(2)=3/2$，它们为 $\varphi(A)=A^{-1}-E+A$ 的特征值，因此 $|\varphi(A)|=|A^{-1}-E+A|=\varphi(-1)\varphi(1)\varphi(2)=-9/2$。

二、相似矩阵和正交矩阵

定义 7-25 设 A、B 为 n 阶矩阵，若有可逆矩阵 P，使得 $B=P^{-1}AP$，则称 B 为 A 的**相似矩阵**(similar matrix)，或称 B 与 A 相似，记作 $B\sim A$。

相似关系也是一种等价关系，满足：①$A\sim A$；②若 $A\sim B$，则 $B\sim A$；③若 $A\sim B$ 且 $B\sim C$，则 $A\sim C$。

定理 7-13 相似矩阵有相同的特征多项式和特征值及相等的秩和行列式。

证 设 $B\sim A$，则有可逆矩阵 P，使得 $B=P^{-1}AP$，于是特征多项式为 $f_B(\lambda)=|\lambda E-B|=|\lambda E-P^{-1}AP|=|P^{-1}(\lambda E-A)P|=|P^{-1}||\lambda E-A||P|=|\lambda E-A|=f_A(\lambda)$。其他结论自行推出。

定理 7-14 n 阶矩阵 A 相似于对角形矩阵（即 A 可以对角化）的充分必要条件为，A 有 n 个线性无关的特征向量。

证 设 A 与对角形矩阵相似，则存在可逆矩阵 $P=(p_1,\cdots,p_n)$，使得 $P^{-1}AP=\begin{bmatrix}\lambda_1&&\\&\ddots&\\&&\lambda_n\end{bmatrix}$ 即 $A(p_1,\cdots,p_n)=(p_1,\cdots,p_n)\begin{bmatrix}\lambda_1&&\\&\ddots&\\&&\lambda_n\end{bmatrix}$，或写成 $Ap_i=\lambda_i p_i$，其中 p_i 为 A 的对应于特征值 λ_i 的特征向量 $(i=1,2,\cdots,n)$ 且 $p_1,\cdots,p_n$ 线性无关。

反之，设 A 有 n 个线性无关的特征向量 $p_1,\cdots,p_n$，其中 p_i 与特征值 λ_i 对应，即 $Ap_i=\lambda_i p_i$，$(i=1,2,\cdots,n)$ 则以它们为列向量构成可逆矩阵 $P=(p_1,\cdots,p_n)$，使得 $A(p_1,\cdots,p_n)=(p_1,\cdots,p_n)\begin{bmatrix}\lambda_1&&\\&\ddots&\\&&\lambda_n\end{bmatrix}$，因此 $P^{-1}AP=\begin{bmatrix}\lambda_1&&\\&\ddots&\\&&\lambda_n\end{bmatrix}$，$A$ 与对角形矩阵相似。

推论 1 n 阶矩阵 A 与对角形矩阵相似的充分必要条件为，对于 A 的每一个 r_i 重的特征值 λ_i，A 有 r_i 个线性无关的特征向量，即 $R(\lambda_i E-A)=n-r_i$。

推论 2 如果 n 阶矩阵 A 有 n 个互不相同的特征值，则 A 与对角形矩阵相似。

应当注意，由于方阵 A 的特征向量不是唯一的，故当矩阵 A 相似于对角形时，相似变换矩阵 P 也不是唯一的；且当 A 有复数特征值时，P 也可能为复矩阵。

例 7-36 设 $A\sim B$，则 $A^k=(PBP^{-1})^k=PB^kP^{-1}$，即 $A^k\sim B^k$。由此设 $\varphi(\lambda)=a_0+a_1\lambda+\cdots+a_m\lambda^m$，则 $\varphi(A)=a_0E+a_1A+\cdots+a_mA^m$
$=P[a_0E+a_1B+\cdots+a_mB^m]P^{-1}=P\varphi(B)P^{-1}$，即 $\varphi(A)\sim\varphi(B)$。特别地，

当 $B=\Lambda=\begin{bmatrix}\lambda_1&&\\&\ddots&\\&&\lambda_n\end{bmatrix}$ 为对角形矩阵时，

$$A^k = P\Lambda^k P^{-1} = P \begin{pmatrix} \lambda_1^k & & \\ & \ddots & \\ & & \lambda_n^k \end{pmatrix} P^{-1},$$

$$\varphi(A) = P\varphi(\Lambda)P^{-1} = P \begin{pmatrix} \varphi(\lambda_1) & & \\ & \ddots & \\ & & \varphi(\lambda_n) \end{pmatrix} P^{-1},$$

可方便计算矩阵 A 的多项式 $\varphi(A)$。

例 7-37 设 $A = \begin{pmatrix} 1 & 0 & 0 \\ -2 & 5 & -2 \\ -2 & 4 & -1 \end{pmatrix}$，问 A 可否对角化？若可对角化，求出可逆矩阵 P，使 $P^{-1}AP$ 为对角形矩阵。

解 A 的特征多项式为 $f_A(\lambda) = |\lambda E - A| = \begin{vmatrix} \lambda-1 & 0 & 0 \\ 2 & \lambda-5 & 2 \\ 2 & -4 & \lambda+1 \end{vmatrix} = (\lambda-1)^2(\lambda-3)$，

A 的特征值为 $\lambda_1 = \lambda_2 = 1$，$\lambda_3 = 3$。

$\lambda_1 E - A = \begin{pmatrix} 0 & 0 & 0 \\ 2 & -4 & 2 \\ 2 & -4 & 2 \end{pmatrix} \overset{r}{\sim} \begin{pmatrix} 1 & -2 & 1 \\ 0 & 0 & 0 \\ 0 & 0 & 0 \end{pmatrix}$，得齐次线性方程组 $(\lambda_1 E - A)\, x = 0$ 的线性无关

的解向量为 $\xi_1 = (2, 1, 0)^T$，$\xi_2 = (-1, 0, 1)^T$。

$\lambda_2 E - A = \begin{pmatrix} 2 & 0 & 0 \\ 2 & -2 & 2 \\ 2 & -4 & 4 \end{pmatrix} \overset{r}{\sim} \begin{pmatrix} 1 & 0 & 0 \\ 0 & 1 & -1 \\ 0 & 0 & 0 \end{pmatrix}$，得齐次线性方程组 $(\lambda_3 E - A)\, x = 0$ 的线性无关

的解向量为 $\xi_3 = (0, 1, 1)^T$。

ξ_1、ξ_2、ξ_3 为 A 的 3 个线性无关的特征向量，故 A 可以对角化。令 $P = (\xi_1、\xi_2、\xi_3) = \begin{pmatrix} 2 & -1 & 0 \\ 1 & 0 & 1 \\ 0 & 1 & 1 \end{pmatrix}$，则 $P^{-1}AP = \begin{pmatrix} 1 & 0 & 0 \\ 0 & 1 & 0 \\ 0 & 0 & 3 \end{pmatrix}$。

例 7-38 设 $A = \begin{pmatrix} 2 & 0 & 0 \\ 0 & 2 & 1 \\ 0 & 0 & 2 \end{pmatrix}$，试证 A 不可对角化。

证 A 的特征多项式为 $f_A(\lambda) = |\lambda E - A| = (\lambda-2)^3$，特征值为 $\lambda_1 = 2$（三重）。因 $R(\lambda_1 E - A) = 1$，与 λ_1 对应的线性无关的特征向量只有 $3-1 = 2$ 个，故 A 不可对角化。

例 7-39（见章首案例）

解 设 $x(n) = (x_1(n), x_2(n), x_3(n))^T$ 为第 n 代植物的基因分布向量，其中 $x_1(n)$、$x_2(n)$、$x_3(n)$ 分别表示在第 n 代植物中，基因型 AA，Aa，aa 的植物占植物总数的比例；以 $x(0) = (x_1(0), x_2(0), x_3(0))^T$ 表示植物基因型的初始分布，且 $x_1(0) + x_2(0) + x_3(0) = 1$。

由表 7-1 得 $\begin{cases} x_1(n) = x_1(n-1) + 1/2 x_2(n-1), \\ x_2(n) = 1/2 x_2(n-1) + x_3(n-1), \\ x_3(n) = 0, \end{cases}$

或写成 $x(n) = Ax(n-1)$，即 $x(n) = A^n x(0)$，$n = 1, 2, 3, \cdots$。式中状态转移矩阵为

$A = \begin{pmatrix} 1 & 1/2 & 0 \\ 0 & 1/2 & 1 \\ 0 & 0 & 0 \end{pmatrix}$。为求 A^n，先求 A 的特征值及所对应的特征向量。

$$f_A(\lambda) = |\lambda E - A| = \begin{vmatrix} \lambda-1 & -1/2 & 0 \\ 0 & \lambda-1/2 & -1 \\ 0 & 0 & \lambda \end{vmatrix} = \lambda(\lambda-1/2)(\lambda-1)。$$

A 的特征值为 $\lambda_1=0$，$\lambda_2=1/2$，$\lambda_3=1$。

$$\lambda_1 E - A = \begin{pmatrix} -1 & -1/2 & 0 \\ 0 & -1/2 & -1 \\ 0 & 0 & 0 \end{pmatrix} \overset{r}{\sim} \begin{pmatrix} 1 & 0 & -1 \\ 0 & 1 & 2 \\ 0 & 0 & 0 \end{pmatrix}，得齐次线性方程组 (\lambda_1 E - A)\,\boldsymbol{x}=\boldsymbol{0} 的线$$

性无关的解向量为 $\boldsymbol{p}_1=(1,-2,1)^T$；

$$\lambda_2 E - A = \begin{pmatrix} -1/2 & -1/2 & 0 \\ 0 & 0 & -1 \\ 0 & 0 & 1/2 \end{pmatrix} \overset{r}{\sim} \begin{pmatrix} 1 & 1 & 0 \\ 0 & 0 & 1 \\ 0 & 0 & 0 \end{pmatrix}，得齐次线性方程组 (\lambda_2 E - A)\,\boldsymbol{x}=\boldsymbol{0} 的线$$

性无关的解向量为 $\boldsymbol{p}_2=(1,-1,0)^T$；

$$\lambda_3 E - A = \begin{pmatrix} 0 & -1/2 & 0 \\ 0 & 1/2 & -1 \\ 0 & 0 & 1 \end{pmatrix} \overset{r}{\sim} \begin{pmatrix} 0 & 0 & 1 \\ 0 & 1 & 0 \\ 0 & 0 & 0 \end{pmatrix} 得齐次线性方程组 (\lambda_3 E - A)\,\boldsymbol{x}=\boldsymbol{0} 的线性无关$$

的解向量为 $\boldsymbol{p}_3=(1,0,0)^T$；

由此，令 $P=(\boldsymbol{p}_1,\boldsymbol{p}_2,\boldsymbol{p}_3)$，使 $P^{-1}AP=diag(0,1/2,1)$。

$$A^n = P \begin{pmatrix} 0 & & \\ & 1/2 & \\ & & 1 \end{pmatrix}^n P^{-1} = \begin{pmatrix} 1 & 1 & 1 \\ -2 & -1 & 0 \\ 1 & 0 & 0 \end{pmatrix} \begin{pmatrix} 0 & & \\ & 1/2^n & \\ & & 1 \end{pmatrix} \begin{pmatrix} 0 & 0 & 1 \\ 0 & -1 & -2 \\ 1 & 1 & 1 \end{pmatrix} = \begin{pmatrix} 1 & 1-2^{-n} & 1-2^{-(n-1)} \\ 0 & 2^{-n} & 2^{-(n-1)} \\ 0 & 0 & 0 \end{pmatrix}$$

因此，$\boldsymbol{x}(n)=A^n\boldsymbol{x}(0)$。进一步，计算极限分布为

$$\lim_{n\to\infty} A^n\boldsymbol{x}(0) = \begin{pmatrix} 1 & 1 & 1 \\ 0 & 0 & 0 \\ 0 & 0 & 0 \end{pmatrix} \begin{pmatrix} x_1(0) \\ x_2(0) \\ x_3(0) \end{pmatrix} = \begin{pmatrix} x_1(0)+x_2(0)+x_3(0) \\ 0 \\ 0 \end{pmatrix} = \begin{pmatrix} 1 \\ 0 \\ 0 \end{pmatrix}，$$

所以，无论三种基因的初始分布如何，经过若干代演化后，只有 AA 型基因保留，其他基因都不再存在。

定义 7-29 若 n 阶实矩阵 P 满足 $P^T P = P P^T = E$，（即 $P^T = P^{-1}$），则称 P 为**正交矩阵** (orthogonal matrix)，而称 n 维向量空间上的线性变换 $y=Px$ 为**正交变换** (orthogonal transformation)。

设 $P=(\boldsymbol{p}_1,\boldsymbol{p}_2,\cdots,\boldsymbol{p}_n)$，则 P 为正交矩阵的充分必要条件为 $[\boldsymbol{p}_i,\boldsymbol{p}_j]=\boldsymbol{p}_i^T\boldsymbol{p}_j=\delta_{ij}$，即 P 的列（行）向量组构成 R^n 中的规范正交基。

依定义可直接验证正交矩阵满足性质：

（1）正交矩阵的行列式的绝对值为 1；

（2）若 A 是正交矩阵，则 A^{-1} 也是正交矩阵；

（3）有限个 n 阶正交矩阵的乘积为正交矩阵。

正交变换具有性质：

（1）正交变换不改变向量的内积，因而保持向量的模和夹角不变；

（2）正交变换把向量空间中的一个正交基变成一个正交基，并把一个规范正交基变成一个规范正交基；

（3）有限次正交变换是正交变换。

以（1）为例证之。设 P 为正交变换，则 $[P\boldsymbol{x},P\boldsymbol{y}]=(P\boldsymbol{x})^T P\boldsymbol{y}=\boldsymbol{x}^T P^T P\boldsymbol{y}=\boldsymbol{x}^T\boldsymbol{y}=[\boldsymbol{x},\boldsymbol{y}]$。

容易验证，三阶矩阵 $\begin{pmatrix} 1 & 0 & 0 \\ 0 & -1 & 0 \\ 0 & 0 & 1 \end{pmatrix}$、$\begin{pmatrix} 1/3 & 2/3 & 2/3 \\ 2/3 & -2/3 & 1/3 \\ 2/3 & 1/3 & -2/3 \end{pmatrix}$ 都为正交矩阵。

三、实对称矩阵的相似形

虽然一般矩阵未必可以对角化，但实对称矩阵一定可对角化。

定理 7-15   实对称矩阵的特征值为实数，且对应的特征向量可以取实向量。

证   设复数 λ 为实对称矩阵 A 的特征值，复向量 x 为对应的特征向量。由 $Ax = \lambda x (x \neq 0)$，取共轭，得 $A\bar{x} = \bar{\lambda}\bar{x}$；分别与 $\bar{x}$ 及 x 作内积，得 $\bar{x}^T A x = \lambda \bar{x}^T x$ 及 $x^T A \bar{x} = \bar{\lambda} x^T \bar{x}$；由于内积是一个数，$A$ 为对称矩阵，得 $x^T A \bar{x} = \lambda x^T \bar{x}$，因而 $(\lambda - \bar{\lambda}) x^T \bar{x} = 0$，但 $x^T \bar{x} > 0$，故 $\lambda = \bar{\lambda}$，即 λ 为实数。当 λ 为实数时，齐次线性方程组 $(\lambda E - A)x = 0$ 可以有实的非零解，即 x 为对应的实特征向量。

定理 7-16   设 λ_1、λ_2 为对称矩阵 A 的互异特征值，x_1、x_2 分别为对应的特征向量，则 x_1 与 x_2 正交。

证   由已知，$Ax_1 = \lambda x_1$，$Ax_2 = \lambda x_2$ 且 $x_1 \neq 0$，$x_2 \neq 0$，得

$x_2^T A x_1 = x_1^T A x_2 = \lambda_2 x_1^T x_2 = \lambda_1 x_1^T x_2$，从而 $(\lambda_1 - \lambda_2) x_1^T x_2 = 0$；因 $\lambda_1 \neq \lambda_2$，故

$x_1^T x_2 = [x_1, x_2] = 0$，即 x_1 与 x_2 正交。

定理 7-17   设 λ_0 为 n 阶实对称矩阵 A 的 r 重特征值，则 $R(\lambda_0 E - A) = n - r$，即 A 的与 λ_0 对应的特征向量的最大线性无关组的秩为 r。

证   先证在 A 的与 λ_0 对应的特征向量中，最大线性无关组所包含的向量的个数 l 不能大于 r。设齐次线性方程组 $(\lambda_0 E - A) x = 0$ 的基础解系为 $x_1, \cdots, x_l$，在 R^n 中取向量 $y_1, \cdots, y_{n-l}$ 使 $x_1, \cdots, x_l, y_1, \cdots, y_{n-l}$ 线性无关（这样的取法有很多，比如在后 $n-l$ 列中，只要使对应于前 l 列中一个不为零的 l 阶子式的余子式不为零，其余元素全为 0 即可）；而后用 Schmidt 正交化的方法得到 R^n 中的规范正交基，以它们为列向量构造一个实正交矩阵 $P = (p_1, \cdots p_l, q_1, \cdots, q_{n-l})$，其中 $p_1, \cdots p_l$ 为 A 的与 λ_0 对应的单位正交化的特征向量组。由于 A 为实对称矩阵，故存在 $n-l$ 阶实对称矩阵 A_{n-l}，使得 $P^{-1} A P = \begin{pmatrix} \lambda_0 E_l & O \\ O & A_{n-l} \end{pmatrix}$；$A$ 的特征多项式为

$$f_A(\lambda) = |\lambda E - A| = |\lambda E - P^{-1} A P| = \begin{vmatrix} (\lambda - \lambda_0) E_l & O \\ O & \lambda E_{n-l} - A_{n-l} \end{vmatrix} = (\lambda - \lambda_0)^l |\lambda E_{n-l} - A_{n-l}|$$

因为 λ_0 为 A 的 r 重特征值，所以 $l \leqslant r$。

下面证 $l \geqslant r$，用反证法。若 $l < r$，则 λ_0 为 A_{n-l} 的 $r-l$ 重特征值。仿上可知，存在 $n-l$ 阶正交矩阵 P_{n-l} 及 $n-l-t$（$1 \leqslant t \leqslant r-l$）阶实对称矩阵 A_{n-l-t}，使得 $P_{n-l}^{-1} A_{n-l} P_{n-l} = \begin{pmatrix} \lambda_0 E_t & O \\ O & A_{n-l-t} \end{pmatrix}$。构造 n 阶正交矩阵 $Q = P \begin{pmatrix} E_l & O \\ O & P_{n-l} \end{pmatrix}$，则 $Q^{-1} = \begin{pmatrix} E_l & O \\ O & P_{n-l}^{-1} \end{pmatrix} P^{-1}$，且 $Q^{-1} A Q$

$= \begin{pmatrix} E_l & O \\ O & P_{n-l}^{-1} \end{pmatrix} P^{-1} A P \begin{pmatrix} E_l & O \\ O & P_{n-l} \end{pmatrix}$

$= \begin{pmatrix} E_l & O \\ O & P_{n-l}^{-1} \end{pmatrix} \begin{pmatrix} \lambda_0 E_l & O \\ O & A_{n-l} \end{pmatrix} \begin{pmatrix} E_l & O \\ O & P_{n-l} \end{pmatrix} = \begin{pmatrix} \lambda_0 E_l & O \\ O & P_{n-l}^{-1} A_{n-l} P_{n-l} \end{pmatrix} = \begin{pmatrix} \lambda_0 E_{l+t} & O \\ O & A_{n-l-t} \end{pmatrix}$。于是 $n-l = R(\lambda_0 E - A) = R[Q^{-1}(\lambda_0 E - A)Q] = R(\lambda_0 E - Q^{-1} A Q) < n - l$，所推出的矛盾说明 $l \geqslant r$。因此 $l = r$。

定理 7-18   对于任一 n 阶实对称矩阵 A，存在 n 阶正交矩阵 P，使得 $P^{-1} A P$ 为以 A 的 n 个特征值为对角元素的对角形矩阵。

证   设 $\lambda_1, \lambda_2, \cdots, \lambda_k$ 为 A 的互异特征值，其重数分别为 $r_1, r_2, \cdots, r_k$，$r_1 + r_2 + \cdots + r_k = n$。由定理 7-15 可知，$\lambda_i$ 为实数且 A 的与 λ_i 对应的线性无关的实特征向量有 r_i 个，用 Schmidt 法即可得到 r_i 个与 λ_i 对应的单位正交的特征向量，$i = 1, 2, \cdots, k$，于是可得到 n 个这样的特征向量。因对应于不同特征值的特征向量是正交的，故这 n 个特征向量构成 R^n 的规范正

交基，以它们为列向量构成正交矩阵 P，且 $P^{-1}AP$ 为对角矩阵，其对角元素含有 r_i 个 λ_i（$i=1$，2，$\cdots$，k），恰为 A 的 n 个特征值。

例 7-40 求正交矩阵 P，使得 $P^{-1}AP$ 为对角形矩阵，其中 $A=\begin{bmatrix} 1 & -2 & 2 \\ -2 & -2 & 4 \\ 2 & 4 & -2 \end{bmatrix}$。

解 $|\lambda E-A|=\begin{vmatrix} \lambda-1 & 2 & -2 \\ 2 & \lambda+2 & -4 \\ -2 & -4 & \lambda+2 \end{vmatrix}=(\lambda-2)^2(\lambda+7)$，$\lambda_1=\lambda_2=2$，$\lambda_3=-7$。对应于 $\lambda_1=$

$\lambda_2=2$，解齐次线性方程组 $(\lambda_1 E-A)x=\begin{bmatrix} 1 & 2 & -2 \\ 2 & 4 & -4 \\ -2 & -4 & 4 \end{bmatrix}\begin{bmatrix} x_1 \\ x_2 \\ x_3 \end{bmatrix}=\begin{bmatrix} 0 \\ 0 \\ 0 \end{bmatrix}$，得线性无关的解向量为

$\alpha_1=(2,-1,0)^T$ 及 $\alpha_2=(2,0,1)^T$。用 Schmidt 法正交化：令 $\beta_1=\alpha_1=(2,-1,0)^T$，$\beta_2=\alpha_2-$

$\dfrac{[\alpha_2,\beta_1]}{[\beta_1,\beta_1]}\beta_1=(2,0,1)^T-\dfrac{4}{5}(2,-1,0)^T=(2/5,4/5,1)^T$；单位化 $p_1=\dfrac{1}{\|\beta_1\|}\beta_1=\dfrac{1}{\sqrt{5}}(2,-1,0)^T$，

$p_2=\dfrac{1}{\|\beta_2\|}\beta_2=\dfrac{1}{3\sqrt{5}}(2,4,5)^T$。对应于 $\lambda_3=-7$，解齐次线性方程组 $(\lambda_3 E-A)$

$x=\begin{bmatrix} -8 & 2 & -2 \\ 2 & -5 & -4 \\ -2 & -4 & -5 \end{bmatrix}\begin{bmatrix} x_1 \\ x_2 \\ x_3 \end{bmatrix}=\begin{bmatrix} 0 \\ 0 \\ 0 \end{bmatrix}$。得非零向量为 $\alpha_3=(1,2,-2)^T$，单位化得 $p_3=\dfrac{1}{\|\alpha_3\|}\alpha_3=$

$(1/3,2/3,-2/3)^T$。

令 $P=(p_1,p_2,p_3)=\begin{bmatrix} 2/\sqrt{5} & 2/(3\sqrt{5}) & 1/3 \\ -1/\sqrt{5} & 4/(3\sqrt{5}) & 2/3 \\ 0 & \sqrt{5}/3 & -2/3 \end{bmatrix}$，则 P 为正交矩阵，且 $P^{-1}AP$

$=\begin{bmatrix} 2 & 0 & 0 \\ 0 & 2 & 0 \\ 0 & 0 & -7 \end{bmatrix}$。

知识拓展

矩阵的 Jordan 标准形 在复数范围内，n 阶矩阵 A 与对角形矩阵相似的充分必要条件为，A 有 n 个线性无关的特征向量。进一步的研究指出，如果 A 只有 m（$m<n$）个线性无关的特征向量，则 A 相似于由约当（Jordan）块组成的准对角形矩阵，称为 A 的**约当标准形**（Jordan standard form）

$$A\sim J=\begin{bmatrix} J_1 & & & \\ & J_2 & & \\ & & \ddots & \\ & & & J_s \end{bmatrix},$$

其中方阵 $J_k=\begin{bmatrix} \lambda_k & 1 & & \\ & \lambda_k & \ddots & \\ & & \ddots & 1 \\ & & & \lambda_k \end{bmatrix}$（$k=1$，$2$，$\cdots$，$s$），即存在 n 阶可逆矩阵 $P=(p_1,p_2,\cdots,p_n)$，使

$P^{-1}AP=J$。此时称列向量组 p_1，p_2，$\cdots$，p_n 为 A 的**拟特征向量系**（quasi-characteristic system of eigenvectors）。J_k 的特征值 λ_k 也是 A 的特征值，（$k=1,2,\cdots,s$），它们未必各不相同。

第五节　线性代数在生物医学中的应用举例——Leslie 人口模型

应用微分方程可建立描述细胞和生物群体（也适用于人口）增长的数学模型，但这些模型大多视人口的年龄无区别。下面介绍 Leslie 在 20 世纪 40 年代提出的，预测人口按年龄发展变化的离散模型。

Leslie 模型的要点如下：

（1）以女性人口的发展变化作为研究对象。这是因为全社会男女人口之比通常是一定的，而人口增长的主要因素之一是生育，这由女性来体现比较自然。因此下面所指人口为女性人口，生育也专指生育女儿。

（2）把人口的年龄等分为 n 个年龄组。假设最大年龄为 s 岁，则第 i 个年龄组的年龄范围为 $[(i-1)s/n, is/n), i=1,2,\cdots,n$；若记第 i 个年龄组的人口数为 y_i，则总人口数为 $y=\sum_{i=1}^{n} y_i$；记 $Y=(y_1,y_2,\cdots,y_n)^T$，称 Y 为人口年龄分布向量。

（3）以 s/n 为时间单位，观察人口发展变化的时间 $t_0,t_1,\cdots,t_k,\cdots$ 要离散化：$t_k-t_{k-1}=s/n$。为方便起见，记起始时间 $t_0=0$，起始人口年龄分布向量 $Y_0=(y_{1,0},y_{2,0},\cdots,y_{n,0})^T$；$t_k$ 时人口年龄分布向量为 $Y_k=(y_{1,k},y_{2,k},\cdots,y_{n,k})^T$，其中 $y_{i,k}$ 表示 t_k 时第 i 年龄组的人口数，$i=1,2,\cdots,n$。

（4）人口发展变化的主要因素是生育、衰老和死亡。设第 i 年龄组的生育率为 a_i，它表示该年龄组每个女性在单位时间 s/n 内平均生育的女儿数，显然，$a_i \geqslant 0$ 且至少有一个大于 0；设第 i 年龄组的存活率为 b_i，它表示该年龄组的女性经过单位时间 s/n 年活到第 $i+1$ 年龄组的人数与原人数之比，并且 $0<b_i \leqslant 1, i=1,2,\cdots,n-1$。Leslie 模型假定 a_i 和 b_i 在人口变化过程中为不变的常数，其数据可由现有的统计资料获得。

根据以上四点，可得：

（5）$t_k(k \geqslant 1)$ 时第 $i+1(i \geqslant 1)$ 年龄组人口数 $y_{i+1,k}$ 是 t_{k-1} 时第 i 年龄组的人口经单位时间 s/n 年后活到第 $i+1$ 年龄组的人口数，即 $y_{i+1,k}=b_i y_{i,k-1}, i=1,2,\cdots,n-1$。

（6）$t_k(k \geqslant 1)$ 时第一年龄组人口数 $y_{1,k}$ 是 t_{k-1} 时各年龄组的女性在 t_{k-1} 到 t_k 时间内生育并存活的女儿数，即 $y_{1,k}=a_1 y_{1,k-1}+a_2 y_{2,k-1}+\cdots+a_n y_{n,k-1}$。

因此，Leslie 人口模型可表示如下：

$$Y_k=\begin{pmatrix} y_{1,k} \\ y_{2,k} \\ \vdots \\ y_{n,k} \end{pmatrix}=\begin{pmatrix} a_1 & a_2 & \cdots & a_{n-1} & a_n \\ b_1 & 0 & \cdots & 0 & 0 \\ 0 & b_2 & \cdots & 0 & 0 \\ \cdots & \cdots & \cdots & \cdots & \cdots \\ 0 & 0 & 0 & b_{n-1} & 0 \end{pmatrix}\begin{pmatrix} y_{1,k-1} \\ y_{2,k-1} \\ \vdots \\ y_{n,k-1} \end{pmatrix}=LY_{k-1}=L^k Y_0 \quad (k=1,2,\cdots)。$$

其中 n 阶矩阵 L 表示上式等号右端的方阵，称为 Leslie 矩阵或**转移矩阵**（transition matrix）。

利用这个模型，再由统计资料计算起始人口年龄分布向量 Y_0 及 Leslie 矩阵 L，人们可以预测经过 k 个时间单位即 ks/n 年后各年龄组的人口数、总人口数、各年龄组人口数占总人口数的百分比，以及总人口的增长率。

可见，应用 Leslie 人口模型，既可求得人口增长率，又可预测全社会人口年龄结构的发展变化。Leslie 人口模型显然也适用于细胞的增长及生物群体的变化。

　　进一步研究发现，当人口社会经过相当长的时间之后，即 k 充分太时，人口年龄分布结构及增长率会趋于稳态，其结果取决于转移矩阵 L 的优势特征值及所对应的特征向量。为此，先论证几个主要定理。

　　定理 7-17　L 矩阵有唯一的正特征值 λ_1，且为单重特征值，并且 $\boldsymbol{x}_1 = (1,\ b_1/\lambda_1,\ b_1b_2/\lambda_1^2,\ \cdots,\ b_1b_2\cdots b_{n-1}/\lambda_1^{n-1})^T$ 为对应于 λ_1 的正特征向量（即分量全为正的特征向量）。

　　证　按最后一列展开 L 的特征矩阵的行列式，可得 L 矩阵的特征多项式：

$$f_n(\lambda) = |\lambda E - L| = \begin{vmatrix} \lambda - a_1 & -a_2 & \cdots & -a_{n-1} & -a_n \\ -b_1 & \lambda & \cdots & 0 & 0 \\ \cdots & \cdots & \cdots & \cdots & \cdots \\ 0 & 0 & \cdots & -b_{n-1} & \lambda \end{vmatrix}$$

$$= \lambda f_{n-1}(\lambda) - a_n b_1 b_2 \cdots b_{n-1} = \lambda(\lambda f_{n-2} - a_{n-1}b_1 b_2 \cdots b_{n-2}) - a_n b_1 b_2 \cdots b_{n-1} = \cdots\cdots$$

$$= \lambda^n - a_1\lambda^{n-1} - a_2 b_1 \lambda^{n-2} - \cdots\cdots - a_{n-1}b_1 b_2 \cdots b_{n-2}\lambda - a_n b_1 b_2 \cdots b_{n-1}$$

特征方程为 $f_n(\lambda) = 0$。当 $\lambda \neq 0$ 时，特征方程等价于

$$\frac{a_1}{\lambda} + \frac{a_2 b_1}{\lambda^2} + \cdots + \frac{a_{n-1}b_1 b_2 \cdots b_{n-2}}{\lambda^{n-1}} + \frac{a_n b_1 b_2 \cdots b_{n-1}}{\lambda^n} \xlongequal{\Delta} q(\lambda) \equiv 1 .$$

　　因 $b_i > 0 (i = 1, 2, \cdots, n-1), a_1, a_2, \cdots, a_n$ 非负且至少有一个正，故当 $\lambda > 0$ 时，$q(\lambda)$ 为严格单调减的正值函数，且由于 $\lim\limits_{\lambda \to 0^+} q(\lambda) = +\infty$，$\lim\limits_{\lambda \to +\infty} q(\lambda) = 0$，所以存在唯一的 $\lambda_1 > 0$，使 $q(\lambda_1) = 1$，即 L 矩阵存在唯一的正特征值 λ_1。

　　下面用反证法证明 λ_1 是单根。若 λ_1 为特征多项式的 $k(k \geqslant 2)$ 重根，则

$$f_n(\lambda) = (\lambda - \lambda_1)^k \varphi(\lambda), f'_n(\lambda_1) = 0，即$$

$$n\lambda_1^{n-1} - (n-1)a_1\lambda_1^{n-2} - (n-2)a_2 b_1 \lambda_1^{n-3} - \cdots - 2a_{n-2}b_1 b_2 \cdots b_{n-3}\lambda_1 - a_{n-1}b_1 b_2 \cdots b_{n-2} = 0$$

$$\frac{n-1}{n}\frac{a_1}{\lambda_1} + \frac{n-2}{n}\frac{a_2 b_1}{\lambda_1^2} + \cdots + \frac{2}{n}\frac{a_{n-2}b_1 b_2 \cdots b_{n-3}}{\lambda_1^{n-2}} + \frac{1}{n}\frac{a_{n-1}b_1 b_2 \cdots b_{n-2}}{\lambda_1^{n-1}} = 1$$

上式左边小于 $q(\lambda_1)$，由此推得 $q(\lambda_1) > 1$，这与 $q(\lambda_1) = 1$ 矛盾。故 λ_1 为 $f_n(\lambda) = 0$ 唯一正根且为单重根。

　　由于 $b_1 b_2 \cdots b_{n-1} > 0$，可知 $R(\lambda_1 E - L) = n - 1$，因而 n 元齐次线性方程组 $(\lambda_1 E - L)\boldsymbol{x} = \boldsymbol{0}$ 的解向量集合的秩为 1，并且容易验证结论中的向量 $\boldsymbol{x}_1$ 是 L 的与特征值 λ_1 对应的正特征向量。

　　定理 7-18　设 λ_1 为 n 阶矩阵 L 的正特征值，则

　　(1) L 的任何其他实的或复的特征值 λ_k 的绝对值都满足 $|\lambda_k| \leqslant \lambda_1$；

　　(2) 若 L 的第一行有两个相邻元素 a_j，a_{j+1} 都为正数，则 $|\lambda_k| < \lambda_1$，$k = 2, \cdots, n$。

　　证　用反证法：(1) 若存在 $k \neq 1$，使 $|\lambda_k| > \lambda_1$，则 $|\lambda_k| \neq 0$，

$$1 = |q(\lambda_k)| \leqslant \frac{a_1}{|\lambda_k|} + \frac{a_2 b_1}{|\lambda_k|^2} + \cdots + \frac{a_n b_1 b_2 \cdots b_{n-1}}{|\lambda_k|^n} < \frac{a_1}{\lambda_1} + \frac{a_2 b_1}{\lambda_1^2} + \cdots + \frac{a_n b_1 b_2 \cdots b_{n-1}}{\lambda_1^n} = 1 矛盾。$$

因此，对所有 $k = 2, \cdots, n$，都有 $|\lambda_k| \leqslant \lambda_1$。

　　(2) 若存在 $k \neq 1$ 使 $|\lambda_k| = \lambda_1$，分两种情况讨论：①λ_k 为实数，$\lambda_k = -\lambda_1$，则 $\lambda_k < 0$，

$$1 = q(\lambda_k) = \frac{a_1}{\lambda_k} + \frac{a_2 b_1}{\lambda_k^2} + \cdots + \frac{a_n b_1 b_2 \cdots b_{n-1}}{\lambda_k^n} < \frac{a_1}{\lambda_1} + \frac{a_2 b_1}{\lambda_1^2} + \cdots + \frac{a_n b_1 b_2 \cdots b_{n-1}}{\lambda_1^n} = 1 矛盾。$$

②λ_k 为复数，$\lambda_k = \lambda_1 e^{i\theta}$，$\theta \neq m\pi$（$m$ 为整数），

$$1 = |q(\lambda_k)| \leqslant \left|\frac{a_1}{\lambda_k}\right| + \cdots + \left|\frac{a_j b_1 \cdots b_{j-1}}{\lambda_k^j} + \frac{a_{j+1}b_1 \cdots b_j}{\lambda_k^{j+1}}\right| + \cdots + \left|\frac{a_n b_1 \cdots b_{n-1}}{\lambda_k^n}\right|$$

$$\leqslant \frac{a_1}{\lambda_1} + \cdots + b_1 \cdots b_{j-1}\frac{|a_j \lambda_1 e^{i\theta} + a_{j+1}b_j|}{\lambda_1^{j+1}} + \cdots + \frac{a_n b_1 \cdots b_{n-1}}{\lambda_1^n} < \frac{a_1}{\lambda_1} + \cdots + b_1 \cdots b_{j-1}$$

$$\frac{a_j\lambda_1 + a_{j+1}b_j}{\lambda_1^{j+1}} + \cdots + \frac{a_n b_1 \cdots b_{n-1}}{\lambda_1^n} = \frac{a_1}{\lambda_1} + \cdots + \frac{a_j b_1 \cdots b_{j-1}}{\lambda_1^j} + \frac{a_{j+1}b_1 \cdots b_j}{\lambda_1^{j+1}} + \cdots$$

$+ \dfrac{a_n b_1 \cdots b_{n-1}}{\lambda_1^n} = 1$，矛盾。因此，对所有 $k \neq 1$，都有 $|\lambda_k| < \lambda_1$。

通常称满足条件 $|\lambda_k| \leqslant \lambda_1 (k=1,2,\cdots,n)$ 的 λ_1 为矩阵 L 的**优势特征值**（dominant eigenvalue），而当 $|\lambda_k| < \lambda_1 (k=2,\cdots,n)$ 时称 λ_1 为 L 的**严格优势特征值**（strictly dominant eigenvalue）。

定理 7 - 19　若 L 矩阵有严格优势特征值 λ_1，$\boldsymbol{x}_1$ 为对应的正特征向量，则存在常数 c_1，使 $\lim\limits_{k \to +\infty} \boldsymbol{Y}_k / \lambda_1^k = c_1 \boldsymbol{x}_1$。

下面在 L 矩阵有 n 个线性无关的特征向量 $x_1, x_2, \cdots, x_n$（其中 $\boldsymbol{x}_i$ 与特征值 λ_i 对应）的条件下验证这个定理，一般的情况可用矩阵的 Jordan 标准形及拟特征向量系理论仿此证明之。

对于任意给定的 n 维向量 $\boldsymbol{Y}_0$，存在常数 $c_1, c_2, \cdots c_n$，使 $\boldsymbol{Y}_0 = c_1 \boldsymbol{x}_1 + c_2 \boldsymbol{x}_2 + \cdots + c_n \boldsymbol{x}_n$，则 $\boldsymbol{Y}_k = L^k \boldsymbol{Y}_0 = c_1 \lambda_1^k \boldsymbol{x}_1 + c_2 \lambda_2^k \boldsymbol{x}_2 + \cdots + c_n \lambda_n^k \boldsymbol{x}_n$，$\dfrac{1}{\lambda_1^k}\boldsymbol{Y}_k = c_1 \boldsymbol{x}_1 + c_2 \left(\dfrac{\lambda_2}{\lambda_1}\right)^k \boldsymbol{x}_2 + \cdots + c_n \left(\dfrac{\lambda_n}{\lambda_1}\right)^k \boldsymbol{x}_n$ 因此 $\lim\limits_{k \to +\infty} \boldsymbol{Y}_k / \lambda_1^k = c_1 \boldsymbol{x}_1$。

由定理 7 - 19 可知，当时间充分长（即 k 足够大）时，$\boldsymbol{Y}_k \approx c_1 \lambda_1^k \boldsymbol{x}_1$，即人口的年龄分布状况趋于一种稳定状态，其各年龄组的人口数占总人口数的比例，与正特征向量 $\boldsymbol{x}_1$ 中对应分量占各分量之和的比例是一样的，因此，特征向量 $\boldsymbol{x}_1$ 确定了 t_k 充分大时的人口年龄分布状况。

此外，当 t_k 充分大时，$\boldsymbol{Y}_k \approx \lambda_1 \boldsymbol{Y}_{k-1}$，即人口的增长率也趋于稳定，其极限增长率为 $(\lambda_1 - 1)\%$，这是因为 t_k 时各年龄组的人口数都是 t_{k-1} 时相应年龄组的 λ_1 倍。因此，当 $\lambda_1 > 1$ 时，人口递增；$\lambda_1 < 1$ 时，人口递减；$\lambda_1 = 1$ 时，人口总数稳定不变。

人们对 $\lambda_1 = 1$ 是很感兴趣的。记 $R = a_1 + a_2 b_1 + \cdots + a_n b_1 b_2 \cdots b_{n-1}$，并称 R 为净再生（繁殖）率，它表示平均每名女性一生所生育的女儿数。由 L 矩阵的特征方程的表现形式可得：

定理 7 - 20　L 矩阵的特征值 $\lambda_1 = 1$ 的充分必要条件为 $R = 1$。

因此，对于男女人数大致相等的某个地区来说，要使该地区的人口总数保持不变，则平均每名女性一生要生育一儿一女。

例 7 - 41　某细菌的生命周期为 6 个月，前两个月不繁殖后代，其存活率为 $4/5$；中间两个月的繁殖率为 $5/4$，存活率为 $3/4$；后两个月的繁殖率为 $75/64$。求 r（r 充分大）个月后细菌总数每两个月增长的百分比，及 3 个年龄组细菌数占总数的百分比，以及平均每个细菌在其生命周期中繁殖的后代数。

解　Leslie 矩阵为

$$L = \begin{pmatrix} 0 & 5/4 & 75/64 \\ 4/5 & 0 & 0 \\ 0 & 3/4 & 0 \end{pmatrix}$$

L 的特征多项式为

$$|\lambda E - L| = \begin{vmatrix} \lambda & -5/4 & -75/64 \\ -4/5 & \lambda & 0 \\ 0 & -3/4 & \lambda \end{vmatrix} = \lambda^3 - \lambda - \frac{45}{64} = \left(\lambda - \frac{5}{4}\right)\left(\lambda^2 + \frac{5}{4}\lambda + \frac{9}{16}\right).$$

其严格优势特征值为 $\lambda_1 = \dfrac{5}{4}$，所对应的特征向量为

$$\boldsymbol{x}_1 = \begin{bmatrix} 1 \\ b_1/\lambda_1 \\ b_1 b_2/\lambda_1^2 \end{bmatrix} = \begin{bmatrix} 1 \\ \dfrac{4}{5}\Big/\dfrac{5}{4} \\ \dfrac{4}{5}\cdot\dfrac{3}{4}\Big/\left(\dfrac{5}{4}\right)^2 \end{bmatrix} = \begin{bmatrix} 1 \\ 16/25 \\ 48/125 \end{bmatrix}.$$

所以，当时间充分长之后，每两个月细菌总数的增长率为 $\left(\dfrac{5}{4}-1\right)\times100\% = 25\%$，三个年龄组的细菌总数之比为 $1:16/25:48/125 = 125:80:48$，故细菌的年龄分布为

年龄组	年龄区间（月）	所占比例
1	$[0, 2)$	49. 41%
2	$[2, 4)$	31. 62%
3	$[4, 6]$	18. 97%

平均每个细菌在其生命周期中繁殖的后代数为

$$R = a_1 + a_2 b_1 + a_3 b_1 b_2 = 0 + \frac{5}{4}\cdot\frac{4}{5} + \frac{75}{64}\cdot\frac{4}{5}\cdot\frac{3}{4} \approx 1.7\ (\text{个}).$$

习 题 七

一、判断题

1. 任一行列式仅凭有限次运算 $r_i + kr_j$（$c_i + kc_j$）可化为三角形行列式。（　　）
2. 任一矩阵可通过有限次初等行变换化为唯一的行最简形矩阵。（　　）
3. n 阶矩阵 A 可逆的充分必要条件是它的伴随矩阵 A^* 可逆。（　　）
4. n 元非齐次性方程组有解的充分必要条件是增广矩阵的列向量线性相关。（　　）
5. $m\times n$ 矩阵 A 与其行最简形矩阵 B 的关系是，存在 n 阶可逆矩阵 C，使 $B = AC$。（　　）
6. 两个向量组等价的充分必要条件是它们有相同的最大线性无关组。（　　）
7. n 阶矩阵 A 的与其特征值 λ_i 对应的特征向量的全体，构成一个向量空间。（　　）
8. n 阶初等矩阵 $E(i,j(k))$ 右乘矩阵 $A_{m\times n}$，相当于对 $A_{m\times n}$ 作初等列变换 $c_i + kc_j$。（　　）
9. 对应于 n 阶矩阵 A 的不同特征值的特征向量是线性无关的。（　　）
10. 对应于 n 阶实对称矩阵的不同特征值的特征向量是互相正交的。（　　）

二、选择题

1. 设 A、B 皆为 n 阶矩阵且 $AB = \boldsymbol{O}$，则下列说法中哪一个是正确的
   A. $A = \boldsymbol{O}$　　　　B. $B = \boldsymbol{O}$　　　　C. $A = \boldsymbol{O}$ 或 $B = \boldsymbol{O}$　　　　D. $|A| = 0$ 或 $|B| = 0$

2. 设 A^* 为 n 阶矩阵 A 的伴随矩阵，则下列说法中哪一个是错误的
   A. $A^* = |A|A^{-1}$　　　　　　　　B. $AA^* = A^*A$
   C. $|A^*| = |A|^{n-1}$　　　　　　　　D. $(A^*)^* = |A|^{n-2}A$

3. 下列说法中哪一个是错误的
   A. 初等行变换不改变矩阵列的线性相关性
   B. 初等列变换不改变矩阵行的线性相关性
   C. 初等变换不改变矩阵的秩

D. 初等变换不改变方阵的行列式的值

4. 两个向量组等价当且仅当

　　A. 它们有相同的最大线性无关组

　　B. 它们有相互等价的最大线性无关组

　　C. 它们有相同的秩

　　D. 它们的最大线性无关组有相同的秩

5. 下列说法中哪一个是正确的

　　A. 方阵 A 与 A^T 有相同的特征值和特征向量

　　B. 两个方阵相似的充分必要条件为它们的特征值对应相同

　　C. 以 $A_{m \times n}$ 为系数矩阵的齐次线性方程组的全体解向量构成秩为 $n - R(A_{m \times n})$ 的向量空间

　　D. 非齐次线性方程组解向量的全体，再加上零向量，构成一个向量空间

6. n 阶矩阵 A 相似于对角形矩阵，当且仅当

　　A. A 有 n 个线性无关的特征向量

　　B. A 有 n 个相互不同的特征值

　　C. 对 A 的每一个 r_i 重的特征值 λ_i，都有 $R(\lambda_i E - A) = r_i$

　　D. A 为实对称矩阵

7. 设 A 为实对称矩阵，λ 为其特征值，则下列说法哪一种是错误的？

　　A. λ 为实数

　　B. A 有 n 个线性无关的实特征向量

　　C. A 相似于实对角形矩阵

　　D. A 的每个特征值都是单重的

8. 向量组 A：α_1，α_2，$\cdots$，α_n 为正交向量组当且仅当

　　A. α_1，α_2，$\cdots$，α_n 为 R^n 中的一个规范正交基

　　B. α_1，α_2，$\cdots$，α_n 的秩为 n

　　C. 矩阵 AA^T 为对角形矩阵

　　D. A 为正交矩阵

9. 设 A 和 B 都为 n 阶可逆矩阵，则必有

　　A. $AB = BA$

　　B. 存在可逆矩阵 P 和 Q，使 $B = PAQ$

　　C. 存在可逆矩阵 P，使 $B = P^{-1}AP$

　　D. 存在可逆矩阵 Q，使 $B = Q^T A Q$

10. 设 A、B、$A+B$ 都是可逆方阵，则 $A^{-1}+B^{-1}$ 也是可逆方阵且 $(A^{-1}+B^{-1})^{-1}$ 等于

　　A. $A^{-1}+B^{-1}$　　　　B. $A+B$　　　C. $A(A+B)^{-1}B$　　　　D. $(A+B)^{-1}$

三、填空题

1. 设 $A = \begin{pmatrix} 3 & 2 \\ 0 & 1 \end{pmatrix}$，则 $(2A)^T = \underline{\hspace{2cm}}$，$(2A)^{-1} = \underline{\hspace{2cm}}$。

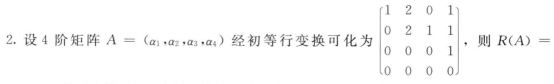

2. 设 4 阶矩阵 $A = (\alpha_1, \alpha_2, \alpha_3, \alpha_4)$ 经初等行变换可化为 $\begin{pmatrix} 1 & 2 & 0 & 1 \\ 0 & 2 & 1 & 1 \\ 0 & 0 & 0 & 1 \\ 0 & 0 & 0 & 0 \end{pmatrix}$，则 $R(A) = $

$\underline{\hspace{2cm}}$，A 的列向量组的一个最大线性无关组为 $\underline{\hspace{2cm}}$，4 元齐次线性方程组 $Ax = \mathbf{0}$ 的通

解可以表示为 $x=$_____。

3. 若有等式 $C_{m\times n}=A_{m\times k}B_{k\times n}$，则矩阵 $C_{m\times n}$ 的行向量组可由矩阵_____的行向量组线性表示，矩阵 $C_{m\times n}$ 的列向量组可由矩阵_____的列向量组线性表示。

4. 矩阵 $A=\begin{bmatrix}-1 & 1 & 0 \\ -4 & 3 & 0 \\ 1 & 0 & 2\end{bmatrix}$ 的特征值为_____，矩阵 $B=\begin{bmatrix}1 & 4 & -1 \\ -1 & -3 & 0 \\ 0 & 0 & -2\end{bmatrix}$ 的特征值为_____。

5. 已知 3 阶矩阵 A 的特征值为 1，2，3，则 $|E-A^2+A^*|=$_____。

6. 写出与向量 $(1，1，1，1)^T$ 正交的所有向量的一个最大线性无关组_____。

7. 设 $A=\begin{bmatrix}1 & 2 & 3 \\ 2 & 4 & 6 \\ 3 & 6 & 9\end{bmatrix}$，$B=\begin{bmatrix}1 & 0 & 0 \\ 0 & 1 & 1 \\ 0 & 0 & 1\end{bmatrix}$，$C=\begin{bmatrix}1 & 0 & 0 \\ 0 & 1 & 0 \\ 0 & 1 & 1\end{bmatrix}$，则其中不可对角化的矩阵为_____。

8. 设 $A=\begin{bmatrix}1 & 1 & & \\ 1 & 2 & & \\ & & 2 & 1 \\ & & 1 & 3\end{bmatrix}$，则 $|A^4|=$_____；$A^4=$_____。

9. 设 A 和 B 为 n 阶可逆矩阵，$X=\begin{pmatrix}O & A \\ B & O\end{pmatrix}$，则 $X^{-1}=$_____。

10. 设 $a_i\neq 0$，$b_i\neq 0$（$i=1，2，\cdots，n$），$A=(a_ib_j)_{n\times n}$，则 $R(A)=$_____。

四、计算题

1. 求全排列的逆序数：(1) $\tau(4，2，3，1)$；(2) $\tau(n，n-1，\cdots，1)$。

2. 计算行列式的值：(1) $\begin{vmatrix}1 & 1 & 1 & 1 \\ 1 & -1 & 2 & 1 \\ 4 & 1 & 2 & 0 \\ 5 & 0 & 4 & 2\end{vmatrix}$；(2) $\begin{vmatrix}a & 1 & 0 & 0 \\ -1 & b & 1 & 0 \\ 0 & -1 & c & 1 \\ 0 & 0 & -1 & d\end{vmatrix}$。

3. 计算 n 阶行列式的值：

(1) $\begin{vmatrix}a & b & 0 & \cdots & 0 \\ 0 & a & b & \cdots & 0 \\ 0 & 0 & a & \cdots & 0 \\ \cdots & \cdots & \cdots & \cdots & \cdots \\ b & 0 & 0 & \cdots & a\end{vmatrix}$；(2) $\begin{vmatrix}1+a_1 & 2+a_1 & \cdots & n+a_1 \\ 1+a_2 & 2+a_2 & \cdots & n+a_2 \\ \cdots & \cdots & \cdots & \cdots \\ 1+a_n & 2+a_n & \cdots & n+a_n\end{vmatrix}$；

(3) $\begin{vmatrix}a_1-b & a_2 & \cdots & a_n \\ a_1 & a_2-b & \cdots & a_n \\ \cdots & \cdots & \cdots & \cdots \\ a_1 & a_2 & \cdots & a_n-b\end{vmatrix}$；(4) $\begin{vmatrix}x & -1 & 0 & \cdots & 0 & 0 \\ 0 & x & -1 & \cdots & 0 & 0 \\ \cdots & \cdots & \cdots & \cdots & \cdots & \cdots \\ 0 & 0 & 0 & \cdots & x & -1 \\ a_n & a_{n-1} & a_{n-2} & \cdots & a_2 & a_1+x\end{vmatrix}$。

4. (1) 已知 a、b、c 为互不相同的实数，试证对于任意实数 a_1，b_1，c_1，线性方程组都有唯一解：

$$\begin{cases}x_1+ax_2+a^2x_3=a_1，\\ x_1+bx_2+b^2x_3=b_1，\\ x_1+cx_2+c^2x_3=c_1；\end{cases}$$

（2）用克拉默法则解方程组：

$$\begin{cases} 2x_1+x_2-5x_3+x_4=8, \\ x_1-3x_2-6x_4=9, \\ 2x_2-x_3+2x_4=-5, \\ x_1+4x_2-7x_3+6x_4=0。 \end{cases}$$

5. λ、μ 取何值时，下列齐次线性方程组有唯一零解？有非零解？

（1）$\begin{cases} \lambda x_1+x_2+x_3=0, \\ x_1+\lambda x_2+x_3=0, \\ x_1+x_2+\lambda x_3=0; \end{cases}$　（2）$\begin{cases} \lambda x_1+x_2+x_3=0, \\ x_1+\mu x_2+x_3=0, \\ x_1+2\mu x_2+x_3=0。 \end{cases}$

6. 设 $A=\begin{bmatrix} 1 & 1 & 1 \\ 2 & -1 & 0 \\ 1 & 0 & 1 \end{bmatrix}$，$B=\begin{bmatrix} 1 & 0 & 0 \\ 2 & 1 & 0 \\ 0 & 2 & 1 \end{bmatrix}$。（1）若已知线性变换 $x=Ay$，$y=Bz$，且 $x=Cz$，求 C；（2）求 $AB-BA$。

7. 设 n 阶矩阵满足条件 $A+B=AB$。（1）试证明 $A-E$ 和 $B-E$ 均可逆；（2）已知 $B=\begin{bmatrix} 1 & -3 & 0 \\ 2 & 1 & 0 \\ 0 & 0 & 2 \end{bmatrix}$，求 A。

8. （1）已知矩阵 X 满足 $A^2+X=AX+E$，其中 $A=(\alpha_1,\alpha_2,\alpha_1)$，$\alpha_1=(1,0,1)^T$，$\alpha_2=(0,2,0)^T$，求 X；（2）用两种方法求 A^{-1}，其中 $A=\begin{bmatrix} 1 & 0 & 0 \\ 2 & 1 & 0 \\ -3 & 2 & 1 \end{bmatrix}$。

9. 设 A、B 均为 n 阶可逆矩阵，求 $\begin{pmatrix} A & C \\ O & B \end{pmatrix}^{-1}$。

10. 利用逆矩阵解线性方程组 $\begin{cases} x_1-x_2-x_3=2, \\ 2x_1-x_2-3x_3=1, \\ 3x_1+2x_2-5x_3=0。 \end{cases}$

11. 利用初等变换求矩阵 A 的秩 $R(A)$，设 $A=\begin{bmatrix} -1 & 0 & 3 & 2 \\ 2 & -1 & 1 & 2 \\ 1 & -1 & 4 & 4 \end{bmatrix}$。

12. 把矩阵 A 化为行最简形矩阵，设 $A=\begin{bmatrix} 1 & 1 & 1 & 1 \\ 3 & 2 & 1 & -3 \\ 0 & 1 & 2 & 6 \\ 5 & 4 & 3 & -1 \end{bmatrix}$。

13. 设 $A=\begin{pmatrix} B & O \\ O & C \end{pmatrix}$，其中 $B=\begin{pmatrix} 2 & 1 \\ 1 & 2 \end{pmatrix}$，$C=\begin{pmatrix} 3 & 2 \\ 2 & 2 \end{pmatrix}$，求 A^{-1}。

14. 已知向量组 A：$\alpha_1=(2,1,4,3)^T$，$\alpha_2=(-1,1,-6,6)^T$，$\alpha_3=(-1,-2,2,-9)^T$，$\alpha_4=(1,1,-2,7)^T$，$\alpha_5=(2,4,4,9)^T$。（1）求 $R(A)$；（2）求 A 的一个最大线性无关组。（3）并用这个最大线性无关组表示 A 中其余向量。

15. 设向量组 A：$\alpha_1,\alpha_2,\cdots,\alpha_n$ 线性无关。讨论下列向量组的线性相关性：（1）B：$\alpha_1,\alpha_1+\alpha_2,\cdots,\alpha_1+\alpha_2+\cdots+\alpha_n$；（2）$C$：$\alpha_1+\alpha_2,\alpha_2+\alpha_3,\cdots,\alpha_n+\alpha_1$。

16. 验证 $\alpha_1=(1,-1,0)^T$，$\alpha_2=(2,1,3)^T$，$\alpha_3=(3,1,2)^T$ 是 R^3 的一个基，并把 $\beta_1=(5,0,7)^T$，$\beta_2=(-9,-8,-13)^T$ 用这个基线性表示。

17. 验证 $\alpha_1=(1,-1,0)^T$，$\alpha_2=(1,0,1)^T$，$\alpha_3=(1,-1,1)^T$ 是 R^3 的一个基，并用

Schmidt 正交化方法由这个基构造出 R^3 的一个规范正交基。

18. 试把向量 $\alpha = (1,2,1,1)^T$ 表示成 $\beta_1 = (1,1,1,1)^T$，$\beta_2 = (1,1,-1,-1)^T$，$\beta_3 = (1,-1,1,-1)^T$，$\beta_4 = (1,-1,-1,1)^T$ 的线性组合。

19. 设 A、B 均为 $m \times n$ 矩阵，试用向量组线性相关性证明：$R(A+B) \leqslant R(A) + R(B)$。

20. 求齐次线性方程组的一个基础解系及其通解：$\begin{cases} x_1 + 2x_2 + 2x_3 + x_4 = 0, \\ 2x_1 + x_2 - 2x_3 - 2x_4 = 0, \\ x_1 - x_2 - 4x_3 - 3x_4 = 0。 \end{cases}$

21. 求解非齐次线性方程组：

(1) $\begin{cases} 2x_1 + x_2 - x_3 + x_4 = 1, \\ 4x_1 + 2x_2 - 2x_3 + x_4 = 2, \\ 2x_1 + x_2 - x_3 - x_4 = 1; \end{cases}$ (2) $\begin{cases} x_1 - 2x_2 + 3x_3 - x_4 + 2x_5 = 2, \\ 3x_1 - x_2 + 5x_3 - 3x_4 - x_5 = 6, \\ 2x_1 + x_2 + 2x_3 - 2x_4 - 3x_5 = 9。 \end{cases}$

22. 设 A 为给定的 n 阶矩阵且满足 $A^2 - A = 2E$，试证明 A、$A-E$、$A+2E$ 均可逆并求出相应的逆矩阵。

23. 求矩阵 (1) $A = \begin{bmatrix} 0 & -1 & -1 \\ 1 & -2 & -1 \\ -1 & 1 & 0 \end{bmatrix}$；(2) $B = \begin{bmatrix} 0 & 2 & 2 \\ -2 & 4 & 2 \\ 2 & -2 & 0 \end{bmatrix}$ 的特征值和特征向量。

24. 矩阵 A 可否对角化？若可对角化，求矩阵 P，使 $P^{-1}AP$ 为对角形矩阵：(1) $A = \begin{bmatrix} -3 & 2 & 3 \\ 0 & 1 & 1 \\ 0 & 0 & 4 \end{bmatrix}$；(2) $A = \begin{bmatrix} 2 & -1 & 2 \\ 5 & -3 & 3 \\ -1 & 0 & -2 \end{bmatrix}$。

25. 设 (1) $A = \begin{bmatrix} 1/2 & 1 & 2 \\ 0 & 1/3 & 1 \\ 0 & 0 & 1/4 \end{bmatrix}$；(2) $A = \begin{bmatrix} 1/3 & 1/4 & 1/5 \\ 1/4 & 1/3 & 1/4 \\ 1/5 & 1/4 & 1/5 \end{bmatrix}$，求极限 $\lim\limits_{n \to +\infty} A^n$。

26. 设 $A = \begin{bmatrix} 1 & 0 & 1 \\ 0 & 1 & 1 \\ 1 & 1 & 2 \end{bmatrix}$，(1) 求可逆矩阵 P，使 $P^{-1}AP$ 为对角形矩阵；(2) 求正交矩阵 T，使 $T^{-1}AT$ 为对角形矩阵。

27. 设 x 为 n 维单位列向量，令 $H = E - 2xx^T$，证明 H 为 n 阶对称的正交矩阵。

28. 设牧场饲养的奶羊所能活到的最大年龄为 12 岁，把奶羊平分为三个年龄组，已知其 Leslie 矩阵和奶羊的起始年龄分布向量为 $L = \begin{bmatrix} 0 & 4 & 3 \\ 1/2 & 0 & 0 \\ 0 & 1/4 & 0 \end{bmatrix}$，$Y_0 = \begin{bmatrix} 160 \\ 160 \\ 160 \end{bmatrix}$。(1) 求饲养 16 年后，各年龄组的奶羊数目及分布比例，并求奶羊的增长率；(2) 试求当时间足够长以后，牧场奶羊每 4 年的极限增长率以及三个年龄组的奶羊数之比。

29. 原始森林中，猫头鹰以鼠为食。如果生态学家已建立猫头鹰与鼠的自然系统模型为 $\begin{cases} M(n+1) = aM(n) + bN(n) \\ N(n+1) = -pM(n) + cN(n) \end{cases}$，其中 n 为以月为单位的时间，$M(n)$ 为所研究区域中猫头鹰的数目，$N(n)$ 为鼠的数目（千只），p 是待定的捕食参数，a、b、c 都是正数。若当 $a = 0.5$，$b = 0.4$，$c = 1.1$。(1) 当捕食参数 $p = 0.104$ 时，计算猫头鹰和鼠的数量的稳态增长率及二者的最终比值。(2) 当取 $p = 0.125$ 时，求猫头鹰和鼠的数量随时间的变化关系以及稳态分布比值。

30. 意大利数学家斐波那契（Fibonacci）曾提出一个问题："有小兔一对，若第二个月它们成年，第三个月生仔兔一对。假定每生一对仔兔必为一雌一雄，且均无死亡，问一年之后共有兔子多少对?"他是这样解答的：前两个月的兔对数都是 1，从第三个月起，每个月的兔对数恰好是前两个月的兔对数之和，于是得到数列 1，1，2，3，5，8，13，21，34，55，89，144，233，即 12 个月后共有 233 对兔子。依上述规律写出的无穷数列称为 Fibonacci 数列。试求 Fibonacci 数列的通项公式。

（贺东奇）

第八章　概率论基础

案例	由于个体差异，不同的人对同一种药会产生不同的反应。现有某药物，有 10% 的人对其有肠道反应，为了考核该药的疗效，现任意选择 5 人使用此药，那么有肠道反应的人数的概率分布是什么？不多于 2 人有肠道反应的概率以及有人有肠道反应的概率各是多少？

　　了解服用某药物产生副作用的概率便能获知该药物的疗效，若概率太大说明副作用太大不适宜长期服用，在本章将分析与讨论此类问题如何求解。

　　概率论是研究随机性或不确定性等现象的数学理论，主要用来模拟实验在同一环境下会产生不同结果的情况。本章主要介绍了概率论的基础知识，第一节介绍了随机事件的概率定义以及事件的关系运算；第二节介绍了概率的基本运算法则以及不同的概率公式；第三节介绍了随机变量的定义与分类及其概率分布；第四节介绍了常见分布的数学期望与方差。概率论在经济学、医学等相关领域都有重要的应用价值。

第一节　随机事件及其概率

　　概率论是研究随机现象数量规律的一个数学分支。其理论和方法在医学以及其他学科有着广泛的应用。客观世界中出现的现象大体可以分为两类：一类是在一定的条件下必然发生或不可能发生，这类现象称为确定现象。例如，一个正常人一定有 46 条染色体；地球上的人看太阳，必然会从东方升起西方落下；抛向天空的石子必然会落回地面等。另一类是在一定条件下进行实验或观察，不确定是否能够发生，这类现象称为随机现象。例如，医生给患者注射一定剂量的药物，对患者可能有效也可能无效；投掷一枚硬币的时候，可能正面朝上也可能背面朝上等。

　　本章将介绍随机事件以及概率这两个概念，随后也会对随机变量的分布以及数字特征进行介绍。

一、随机试验与随机事件

　　在科学研究中，经常要在相同的条件下进行重复多次试验，如果每次试验的结果有多种可能，而且在试验之前不能确定哪种结果会出现，这类试验称之为**随机试验**（random experiment）。例如，对于患有某种疾病的多个患者，服用相同剂量的同种药物之后，有的患者痊愈，有的患者有效但未痊愈，有的患者根本无效。这一试验中可能结果有三种，对一个患者而言服药后的结果是不能确定的，这样的试验就是随机试验。

　　定义 8-1　随机试验的结果称之为**随机事件**（random event），简称为事件，习惯上用大写字母 A、B、C 等表示。例如，一个硬币恰巧出现正面，这个事件就是随机事件；一个献血志愿者被测定血型为 A，这个事件也是随机事件。在试验中必然出现的事件，称为**必然事件**（certain event），用 Ω 表示。在试验中必然不出现的事件，称为**不可能事件**（impossible event），用 ∅ 表示。

例 8-1 在新出生的三个婴儿中，观察三个婴儿中男孩的个数，记 $A=$ "三个婴儿中两个是男孩"，$B=$ "三个婴儿中没有男孩"，则 A、B 都是随机事件。而 $\Omega=$ "三个婴儿中最多三个是男孩" 为必然事件；$∅=$ "三个婴儿中四个是男孩" 为不可能事件。

二、事件的关系与运算

为了方便概率计算以及对各类事件发生的可能性大小的研究，需要对事件间的关系和运算规则加以研究。现将事件的关系和运算规定如下：

1. 包含关系

若事件 A 的发生必然会导致事件 B 的发生，则称事件 B 包含事件 A，记作 $B \supset A$，或 $A \subset B$。例如，在一副扑克牌里抽取一张，设 $A=$ "抽到方块的牌"，$B=$ "抽到红色的牌"，则 $A \subset B$ 见。见图 8-1。

2. 相等关系

若事件 B 包含事件 A，与此同时事件 A 也包含事件 B，也就是 $A \subset B$ 且 $B \subset A$，则称事件 A 与事件 B 相等，记作 $A=B$。例如，投掷一枚硬币，设 $A=$ "出现正面"，$B=$ "没出现背面"，则 $A=B$。

3. 事件的和（并）

事件 A 或事件 B 至少有一个发生，那么就称这样的事件为事件 A 与事件 B 的和或并，记作 $A \cup B$（或 $A+B$）。如果有 n 个事件 $A_1, A_2, \cdots, A_n$，定义 $\bigcup_{i=1}^{n} A_i$ 为这 n 个事件的和事件。例如，投掷一枚骰子，$A=$ "投掷点数为 1"，$B=$ "投掷点数为 2"，$C=$ "投掷点数小于 3"，则 $C=A \cup B$。见图 8-2。

4. 事件的积（交）

事件 A 与事件 B 同时发生，则这一事件称为事件 A 与事件 B 的积或交，记作 $A \cap B$，也可简记为 AB。如果有 n 个事件 $A_1, A_2, \cdots A_n$，定义 $\bigcap_{i=1}^{n} A_i$ 为这 n 个事件的积事件。例如，在一副扑克牌中抽出一张，$A=$ "抽出的牌是 K"，$B=$ "抽出的牌是一张梅花"，$C=$ "抽出的牌是梅花 K"，则 $C=AB$。见图 8-3。

5. 事件的差

事件 A 发生而事件 B 不发生，这样的事件被称之为事件 A 与事件 B 的差，记作 $A-B$。例如，生产一批注射器，以其直径和长度两种指标来确定这一产品是否合格。设 $A=$ "注射器的直径合格"，$B=$ "注射器的长度不合格"，$C=$ "合格产品"，则 $C=A-B$。见图 8-4。

6. 互不相容

事件 A 与事件 B 不可能同时发生，也就是 $AB=∅$，则称事件 A 与事件 B 互不相容或互斥。例如，投掷一枚骰子，$A=$ "投掷点数为 1"，$B=$ "投掷点数为 6"，显然 A 与 B 是互斥事件。见图 8-5。

7. 互逆

事件 A 与事件 B 必有一个发生且仅有一个发生，也就是同时满足 $AB=∅$ 和 $A \cup B=\Omega$，则称事件 A 与事件 B 为**互逆事件**（complementary event）或**对立事件**（contrary event）。通常把事件 A 的逆事件记作 $\bar{A}$，易得 $\bar{A}=\Omega-A$ 和 $\bar{\bar{A}}=A$。例如，在抽血化验肝功能的时候，$A=$ "化验结果呈阳性"，$B=$ "化验结果呈阴性"，$\bar{A}=B$，则 A 与 B 为互逆事件。见图 8-6。

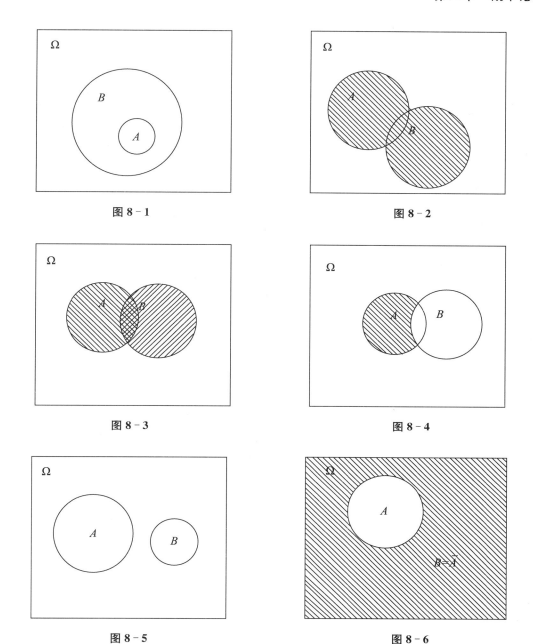

图 8 - 1

图 8 - 2

图 8 - 3

图 8 - 4

图 8 - 5

图 8 - 6

事件的运算满足以下定律：

（1）交换率：对于事件 A 与事件 B 有

$$A \cup B = B \cup A \text{ 和 } A \cap B = B \cap A$$

（2）结合律：对于事件 A、事件 B 与事件 C 有

$$A \cup (B \cup C) = (A \cup B) \cup C \text{ 和 } A \cap (B \cap C) = (A \cap B) \cap C$$

（3）分配律：对于事件 A、事件 B 与事件 C 有

$$A \cup (B \cap C) = (A \cup B) \cap (A \cup C) \text{ 和 } A \cap (B \cup C) = (A \cap B) \cup (A \cap C)$$

（4）德·摩根（De morgan）法则：对于事件 A 与事件 B 有

$$\overline{A \cap B} = \overline{A} \cup \overline{B} \text{ 和 } \overline{A \cup B} = \overline{A} \cap \overline{B}$$

$$\overline{\bigcup_{i=1}^{n} A_i} = \bigcap_{i=1}^{n} \overline{A_i} \text{ 和 } \overline{\bigcap_{i=1}^{n} A_i} = \bigcup_{i=1}^{n} \overline{A_i}$$

知识链接

德·摩根在分析学、代数学、数学史及逻辑学等方面做出了重要的贡献。他的工作对当时 19 世纪的数学具有相当的影响力。在代数学方面，他认为："代数学实际上是一系列运算，这种运算能在任何符号（不一定是数字）的集合上，根据一定的公式来进行。"他这种新的数学思想，使代数得以脱离算术的束缚。此外，他提出的"双重代数"，对建立复数性质的几何表示有一定的帮助。德·摩根对数学史亦十分精通，曾为牛顿及哈雷作传，并制作了 17 世纪科学家的通讯录索引。此外，他在算术、代数、三角等方面亦撰写了不少教材，主要著作有《微积分学》（1842）及《形式逻辑》（1847）等。他亦是最早试图解决四色问题的人，并对四色问题作了一些推进。

至于在逻辑学方面，他发展了一套适合推理的符号，并首创关系逻辑的研究。他提出了论域概念，并以代数的方法研究逻辑的演算，建立出著名的德·摩根定律。这亦成为后来布尔代数的先声。他更对关系的种类及性质加以分析，对关系命题及关系推理有所研究，从而推出一些逻辑的规律及定义，突破古典的主谓词逻辑的局限，这些均影响到后来数理逻辑的发展。

例 8-2　设甲乙丙三位同学进行乙肝检查，$A=$ "甲的化验结果为阳性"，$B=$ "乙的化验结果为阳性"，$C=$ "丙的化验结果为阳性"，试用 A，B，C 三个事件的关系式表示下列事件：

（1）只有丙的化验结果为阳性；

（2）只有一个人化验结果为阳性；

（3）三人中至多出现一个阳性结果；

（4）三人中至少出现一个阳性结果。

解　（1）$\overline{A}\,\overline{B}C$；

（2）$A\overline{B}\,\overline{C}+\overline{A}B\overline{C}+\overline{A}\,\overline{B}C$；

（3）$\overline{A}\,\overline{B}\,\overline{C}+A\overline{B}\,\overline{C}+\overline{A}B\overline{C}+\overline{A}\,\overline{B}C$；

（4）$\overline{\overline{A}\,\overline{B}\,\overline{C}}=A+B+C$。

三、概率与频率

研究随机现象，不仅关心试验中会出现哪些事件，更重要的是想知道事件出现的可能性大小，也就是事件的概率。本节将对频率和概率进行介绍。

定义 8-2　若随机事件 A 在 n 次相同条件的试验中发生了 m（$0 \leqslant m \leqslant n$）次，则称 $\dfrac{m}{n}$ 为事件 A 在 n 次试验中发生的**频率**（frequency），记作 $f_n(A)$，即 $f_n(A)=\dfrac{m}{n}$。

频率满足不等式：$0 \leqslant \dfrac{m}{n} \leqslant 1$。

如果 A 是必然事件，必有 $m=n$，则 $f_n(A)=\dfrac{m}{n}=1$；

如果 A 是不可能事件，必有 $m=0$，则 $f_n(A)=\dfrac{m}{n}=0$；

也就是说必然事件的频率为 1，不可能事件的频率为 0。

例 8-3　许多数学家已经做过成千上万次投硬币试验，结果如表 8-1 所示。

表 8-1　科学家们投掷硬币的试验结果

试验者	总投掷次数（n）	出现正面的次数（m）	频率（$f_n = m/n$）
德·摩根	2046	1061	0.5186
布丰	4040	2048	0.5069
皮尔森	12000	6019	0.5016
皮尔森	24000	12012	0.5005

由表 8-1 可以看出随着投掷次数 n 的不断增加，出现正面的频率围绕 0.5 的摆动越来越小，也就是说出现正面的频率趋于稳定。一般地，在大量重复试验中，一个随机事件发生的频率，总是在某一个确定的值 p 附近摆动，而且试验次数越多，这一随机事件的频率就越接近 p，数 p 称为频率的稳定中心，通过频率的稳定现象揭示了随机现象的客观规律。

定义 8-3　基于对频率及其稳定性的理解，得知试验次数 n 不断增大，事件 A 出现的频率在 p 附近摆动（$0 \leqslant p \leqslant 1$），则定义事件 A 的**概率**(probability) 为 p，记作 $P(A) = p$，也称之为概率的统计定义。

对于任意事件 A 的概率都有如下性质：

（1）非负性：$0 \leqslant P(A) \leqslant 1$；

（2）规范性：$P(\Omega) = 1, P(\varnothing) = 0$；

（3）对于两两互斥的事件 A_1，A_2，…，有可加性：
$$P(A_1 + A_2 + \cdots) = P(A_1) + P(A_2) + \cdots$$

为了确定随机事件的概率，就要进行大量的试验，用这种方法求概率过于繁琐。在日常生活中会遇到许多随机问题，为了使这些事件能直接计算出来，需要引入概率的古典定义。

例 8-4　投掷一枚骰子，求出现偶数点数的概率是多少。

解　投掷一枚骰子，可能会出现 6 个等可能的结果，分别是 1 点、2 点、3 点、4 点、5 点、6 点，每种结果出现的概率都是 1/6。设事件 A = "出现点数是偶数"，也就是投出的点数是 2 点、4 点或 6 点。所以事件 A 出现的概率是
$$P(A) = \frac{3}{6} = 0.5$$

这一例子中的随机现象满足以下三个特征：

（1）等可能性：每次试验出现有限个结果，而且每个结果出现的概率相同；

（2）完备性：在任意一次试验中，至少出现一个结果；

（3）互不相容性：在任意一次试验中，至多有一个结果出现。

像这样的随机试验的全部可能结果是由 n 个等可能的且互不相容的结果组成的事件组，这些事件中每一个事件都被称作基本事件，若事件 A 所包含的基本事件数目为 m，那么事件 A 的概率为
$$P(A) = \frac{m}{n} = \frac{\text{事件 } A \text{ 包含的基本事件数}}{\text{基本事件总数}}$$

它也被称为概率的古典定义(古典概型)。

例 8-5　一支药箱内共有 30 盒药，其中 25 盒退烧药，5 盒消炎药，医生随机从箱中任取两盒药，求恰好两盒都为退烧药的概率。

解　设"取得的两盒药都是退烧药"为事件 A，依题意可知基本事件的总数 $n = C_{30}^2 = 435$，事件 A 包含的事件数 $m = C_{25}^2 = 300$，

所以
$$P(A) = \frac{C_{25}^2}{C_{30}^2} = \frac{300}{435} = 0.6897$$

第二节   概率的基本运算法则

一、概率的加法公式

定理 8-1   若事件 A 与事件 B 互不相容，那么
$$P(A+B) = P(A) + P(B) \tag{8-1}$$

证   设全体基本事件的总数为 n，事件 A 所包含的基本事件数目为 m_1，事件 B 所包含的基本事件数目为 m_2，而且事件 A 与事件 B 是互不相容的，那么事件 A 与事件 B 两者共同包含的基本事件数就等于 (m_1+m_2)。
$$P(A+B) = \frac{m_1+m_2}{n} = \frac{m_1}{n} + \frac{m_2}{n} = P(A) + P(B)$$

推论 1   如果事件 A 与事件 B 是互逆事件，那么事件 A 与事件 B 两者共同包含的基本事件数就等于 $(m_1+m_2) = n$。
$$P(A+B) = P(A) + P(B) = 1$$

推论 2   若多个事件 $A_1,A_2,A_3\cdots,A_n$ 两两互斥，那么
$$P(A_1+A_2+A_3+\cdots+A_n) = P(A_1)+P(A_2)+P(A_3)+\cdots+P(A_n)$$

推论 3   若事件 A 与事件 B 是包含关系，例如 $A \subset B$，那么
$$P(B) = P(B-A) + P(A) \text{ 或 } P(B-A) = P(B) - P(A)$$

例 8-6   工厂生产 100 只体温计，其中有 98 只是合格产品，有 2 只是次品，从这 100 只体温计中任意取出 2 只，求至少有一只是次品的概率以及两只全是正品的概率。

解   设 A："至少有一只是次品"；B："两只都是次品"；C："只有一只是次品"。

（1）$A=B+C$ 且 B 与 C 互斥，那么
$$P(A) = P(B+C) = P(B) + P(C) = \frac{C_{98}^1 C_2^1}{C_{100}^2} + \frac{C_2^2}{C_{100}^2} = 0.0398$$

（2）两只全为正品就是事件 A 的逆事件 $\overline{A}$，所以
$$P(\overline{A}) = 1 - P(A) = 0.9602$$

定理 8-2   若事件 A 与事件 B 为任意的两个事件，那么
$$P(A+B) = P(A) + P(B) - P(AB)$$

证   因为 $A+B=AB+A\overline{B}+\overline{A}B$ 而且 $AB, A\overline{B}, \overline{A}B$ 两两互斥，那么
$$P(A+B) = P(AB) + P(A\overline{B}) + P(\overline{A}B) \tag{①}$$

又因为 $\overline{A}B=B-AB$ 且 $B \supseteq AB$，由定理 8-1 推论 3，可知
$$P(\overline{A}B) = P(B) - P(AB) \tag{②}$$

同理可知
$$P(A\overline{B}) = P(A) - P(AB) \tag{③}$$

将式②式③带入式①，得到任意两事件的加法公式
$$P(A+B) = P(A) + P(B) - P(AB) \tag{8-2}$$

例 8-7   袋中有 2 个黑球，3 个白球，4 个红球，从中每次随机取一个，并放回，连续取两次，求选取的两球无黑球或无红球的概率。

解   设 A："取得两球无红球"；B："取得两球无黑球"。
$$P(A+B) = P(A) + P(B) - P(AB) = \left(\frac{5}{9}\right)^2 + \left(\frac{7}{9}\right)^2 - \left(\frac{3}{9}\right)^2 = \frac{65}{81}。$$

二、条件概率与乘法公式

1. 条件概率

在对事件 A 的概率 $P(A)$ 进行讨论时，都会有随机试验作为前提条件，在条件发生变化以后试验的结果也会随之改变，导致概率的变化。接下来我们来研究一下在随机事件 A 发生的条件下随机事件 B 发生的概率。

定义 8-4　随机事件 A 发生的条件下随机事件 B 发生的概率，称之为事件 B 对事件 A 的**条件概率**（conditional probability），记作 $P(B \mid A)$。

下面通过几个例子对条件概率的计算方法进行说明。

例 8-8　某工厂生产了一批助听器，送 20 件助听器到质量监管部门检查，质监部门会先后取 2 件进行检查，已知这 20 件中有 5 件是次品，求

（1）第一次检验出次品的概率；

（2）两次都检验出次品的概率；

（3）已知第一次检验出次品，第二次依旧检验出次品的概率。

解　设 A："第一次检验出次品"，B："第二次检验出次品"，可以看出问题（3）就是事件 A 发生的条件下事件 B 发生的概率，也就是事件 B 对事件 A 的条件概率 $P(B \mid A)$。由概率的古典定义可知

（1）$P(A) = \dfrac{C_5^1}{C_{20}^1} = \dfrac{5}{20} = \dfrac{1}{4}$

（2）$P(AB) = \dfrac{C_5^2}{C_{20}^2} = \dfrac{1}{19}$

（3）$P(B \mid A) = \dfrac{4}{19}$（第一次检验已经取出一件次品，剩余 19 件产品中有 4 件是次品）

通过这三个结果可以看出，这三个概率之间存着 $P(B \mid A) = \dfrac{P(AB)}{P(A)}$ 的关系。

定理 8-3　事件 A 发生的条件下，事件 B 对事件 A 的条件概率，等于事件 A 与事件 B 同时发生的概率与事件 A 发生的概率的比值，也就是

$$P(B \mid A) = \frac{P(AB)}{P(A)} \tag{8-3}$$

证　设全体基本事件的总数为 n，事件 A 包含的基本事件数为 m_1，事件 AB 包含的基本事件数为 m_2，那么

$$P(A) = \frac{m_1}{n}, \ P(AB) = \frac{m_2}{n}$$

事件 B 对事件 A 的条件概率，$P(B \mid A)$ 是已知事件 A 发生的条件下，来计算事件 B 发生的概率。那么事件 B 对事件 A 的条件概率的基本事件数就是事件 A 所包含的事件总数 m_1。事件 B 在事件 A 发生的条件下发生，所以所包含的事件数就是事件 AB 包含的基本事件数 m_2，所以

$$P(B \mid A) = \frac{m_2}{m_1} = \frac{\dfrac{m_2}{n}}{\dfrac{m_1}{n}} = \frac{P(AB)}{P(A)}$$

相同的方法可以证得

$$P(A \mid B) = \frac{P(AB)}{P(B)}$$

2. 乘法公式

定理 8-4　事件 B 与事件 A 的积事件的概率，等于其中一个事件发生的概率，与另一个事件在前一事件发生的条件下发生的概率的乘积。

现在已知条件概率公式为 $P(B \mid A) = \dfrac{P(AB)}{P(A)}$ 或 $P(A \mid B) = \dfrac{P(AB)}{P(B)}$，将此公式变换一下即得到概率的乘法公式：

$$P(AB) = P(B \mid A)P(A) \text{ 或 } P(AB) = P(A \mid B)P(B) \tag{8-4}$$

例 8-9　某工厂生产了一批助听器，送 20 件助听器到质量监管部门检查，质监部门会先后取 2 件进行检查，已知这 20 件中有 5 件是次品，求

（1）两次都检验出正品的概率；

（2）第二次才检验出正品的概率。

解　设 A："第一次检验出正品"；B："第二次检验出正品"。

（1）两次检测的都是正品，要求 AB 同时发生，也就是要计算出 $P(AB)$ 的概率。依据所给信息可以计算出

$$P(A) = \frac{15}{20} = \frac{3}{4} , P(B \mid A) = \frac{14}{19}$$

运用乘法公式 $P(AB) = P(B \mid A)P(A)$ 计算出 $P(AB) = \dfrac{21}{38}$。

（2）第二次才检测到正品，说明第一次检测到的是次品，也就是要求得 $\overline{A}B$ 同时发生的概率 $P(\overline{A}B)$，依据所给信息可以计算出

$$P(\overline{A}) = \frac{5}{20} = \frac{1}{4} , P(B \mid \overline{A}) = \frac{15}{19}$$

运用乘法公式可以计算出 $P(\overline{A}B) = \dfrac{15}{76}$。

例 8-10　一种抗肿瘤新药进行临床测试，10 份药物中有 6 份是新药，4 份是现在临床使用的抗肿瘤药物，甲、乙、丙三位志愿者从 10 份药中每人取一份服用（无放回），甲先、乙次、丙最后。试求出三人不全取临床使用的抗肿瘤药物的概率。

解　设 A、B、C 分别表示甲、乙、丙都选到了现在临床使用的抗肿瘤药物，

所求概率为 $1 - P(ABC)$。由于

$$P(A) = \frac{4}{10}$$

由概率乘法公式得

$$P(AB) = P(A)P(B \mid A) = \frac{2}{15}$$

$$P(ABC) = P(A)P(B \mid A)P(C \mid AB) = \frac{1}{30}$$

$$1 - P(ABC) = \frac{29}{30} 。$$

三、全概率公式与贝叶斯公式

1. 全概率公式

为了计算一个复杂事件的概率，需要把这个复杂事件的概率分解成多个简单事件的概率再进行计算，在计算中经常会用到全概率公式和贝叶斯公式，而且这两个公式都可以通过概率加法公式以及概率乘法公式推导出来。

定理 8-5　若事件 A 与 n 个事件 $B_1, B_2, B_3, \cdots, B_n$ 满足：

（1）$B_1, B_2, B_3, \cdots, B_n$ 两两互不相容；

（2）$B_1 + B_2 + B_3 + \cdots + B_n \supseteq A$。

则

$$P(A) = \sum_{i=1}^{n} P(B_i)P(A \mid B_i) \tag{8-5}$$

证 因为 n 个事件 $B_1, B_2, B_3, \cdots, B_n$ 满足两两互不相容，所以 $AB_1, AB_2, AB_3, \cdots, AB_n$ 也满足两两互不相容，而且 $A \subseteq \sum_{i=1}^{n} B_i$，则有

$$A = A(B_1 + B_2 + B_3 + \cdots + B_n) = AB_1 + AB_2 + AB_3 + \cdots + AB_n$$

运用加法公式以及乘法公式，得

$$P(A) = P(AB_1 + AB_2 + AB_3 + \cdots + AB_n) = P(AB_1) + P(AB_2) + P(AB_3) + \cdots + P(AB_n)$$
$$= P(B_1)P(A \mid B_1) + P(B_2)P(A \mid B_2) + P(B_3)P(A \mid B_3) + \cdots + P(B_n)P(A \mid B_n)$$
$$= \sum_{i=1}^{n} P(B_i)P(A \mid B_i)$$

此定理所给出的公式 $P(A) = \sum_{i=1}^{n} P(B_i)P(A \mid B_i)$ 称为**全概率公式**（total probability formula）。

例 8-11 有甲乙两个药瓶，甲瓶中装有 2 粒红色药丸，5 粒白色药丸，乙瓶中装有 6 粒红色药丸，3 粒白色药丸，从甲瓶中随机取出 3 粒药丸放入乙瓶，然后在乙瓶中取一粒药丸，求药丸为红色的概率。

解 设 A："从乙瓶中取得红色药丸"；B_i："从甲瓶中任意取 3 粒药丸中红色药丸有 i 粒" $(i = 0, 1, 2)$。那么

$$A = AB_0 + AB_1 + AB_2$$

运用全概率公式计算，得

$$P(A) = P(B_0)P(A \mid B_0) + P(B_1)P(A \mid B_1) + P(B_2)P(A \mid B_2)$$
$$= \frac{C_5^3}{C_7^3} \times \frac{6}{12} + \frac{C_5^2 C_2^1}{C_7^3} \times \frac{7}{12} + \frac{C_5^1 C_2^2}{C_7^3} \times \frac{8}{12} = \frac{12}{21}$$

2. 贝叶斯公式

定理 8-6 若事件 A 与 n 个事件 $B_1, B_2, B_3, \cdots, B_n$ 满足：

(1) $B_1, B_2, B_3, \cdots, B_n$ 两两互不相容；

(2) $B_1 + B_2 + B_3 + \cdots + B_n \supseteq A$

则
$$P(B_i \mid A) = \frac{P(B_i)P(A \mid B_i)}{\sum_{j=1}^{n} P(B_j)P(A \mid B_j)} \qquad (8-6)$$

证 运用条件概率公式、乘法公式以及全概率公式，得

$$P(B_i \mid A) = \frac{P(B_i A)}{P(A)} = \frac{P(B_i)P(A \mid B_i)}{P(A)} = \frac{P(B_i)P(A \mid B_i)}{\sum_{j=1}^{n} P(B_j)P(A \mid B_j)}$$

此定理所给出的公式 $P(B_i \mid A) = \dfrac{P(B_i)P(A \mid B_i)}{\sum_{j=1}^{n} P(B_j)P(A \mid B_j)}$ 称为**贝叶斯公式**（Bayes formula），

也称为逆概率公式。贝叶斯公式在医学中被广泛运用于疾病的计量诊断以及临床决策分析。

知识链接

贝叶斯在数学方面主要研究概率论。他首先将归纳推理法用于概率论基础理论，并创立了贝叶斯统计理论，对于统计决策函数、统计推断、统计的估算等作出了贡献。1763 年发表了这方面的论著，对于现代概率论和数理统计都有很重要的作用。贝叶斯的另一著作《机会的学说概论》发表于 1758 年。贝叶斯所采用的许多术语被沿用至今，贝叶斯思想和方法对概率统计的发展产生了深远的影响。今天，贝叶斯思想和方法在许多领域都获得了广泛的应用。

例 8 - 12　在一个城市中肺癌的发病率为 0.5%，患者对一种试验反应是阳性的概率为 0.95，正常人对这种试验反应是阳性的概率为 0.04，现抽查了一个人，试验反应是阳性，问此人是癌症患者的概率有多大？

解　设 A："抽查者患有肺癌"；B："检测结果为阳性"；$\overline{A}$："抽查者不患有肺癌"。那么我们已知四个概率，$P(A) = 0.005$；$P(\overline{A}) = 0.995$；$P(B \mid A) = 0.95$；

$P(B \mid \overline{A}) = 0.04$。我们想得到的是：试验反应是阳性，此人是癌症患者的概率也就是求 $P(A \mid B)$。

运用贝叶斯公式，得

$$P(A \mid B) = \frac{P(A)P(B \mid A)}{P(A)P(B \mid A) + P(\overline{A})P(B \mid \overline{A})} = 0.1066$$

试验反应是阳性，此人是癌症患者的概率只有 10% 左右，所以即使检测出阳性结果，尚可不必下结论认为一定患了癌症，需要医生的进一步检查。

四、事件的独立性

1. 两事件的独立性

定义 8 - 5　若事件 A 与事件 B 存在关系 $P(AB) = P(A)P(B)$，则称事件 A 与事件 B 相互独立，简称独立。

定理 8 - 7　在 $P(A)$ 或 $P(B)$ 大于零的条件下，公式 $P(A \mid B) = P(A)$ 或 $P(B \mid A) = P(B)$ 可作为事件 A 与事件 B 相互独立的充分必要条件。

证　首先证明必要性：

设两事件相互独立，有 $P(AB) = P(A)P(B)$，所以当 $P(A) > 0$ 时，有 $P(B \mid A) = \frac{P(AB)}{P(A)} = \frac{P(A)P(B)}{P(A)} = P(B)$

也就是 $P(B \mid A) = P(B)$

同理可得 $P(A \mid B) = P(A)$

再证充分性：

设 $P(B \mid A) = P(B)$ 成立，于是有

$$P(AB) = P(B \mid A)P(A) = P(A)P(B)$$

由定义可知事件 A 与事件 B 相互独立。

例 8 - 13　在一副不含王的扑克牌中任取一张，A："抽到 9"；B："抽到红色的牌"，问事件 A 与事件 B 是否独立？

解　由于

$$P(A) = 4/52 = 1/13 , P(B) = 26/52 = 1/2$$
$$P(AB) = 2/52 = 1/26$$

可见　　　　　　　　　　$P(AB) = P(A)P(B)$

事件 A 与事件 B 相互独立。

例 8 - 14　在一个家庭中有女孩也有男孩，假定生女孩和生男孩是等可能的。

设 A："一个家庭里有女孩也有男孩"，B："一个家庭中最多有一个男孩"。对一个有两个小孩的家庭，讨论事件 A 与事件 B 的独立性。

解　一个家庭中有两个小孩的样本空间为：

$\Omega = \{(男,男),(男,女),(女,男),(女,女)\}$，其中，$A = \{(男,女),(女,男)\}$，

$B = \{(男,女),(女,男),(女,女)\}$，于是 $P(A) = 1/2, P(B) = 3/4, P(AB) = 1/2$，那么

$$P(AB) \neq P(A)P(B)$$

所以事件 A 与事件 B 不独立。

2. 三个事件的独立性

定义 8 - 6　设事件 A、事件 B 和事件 C 满足以下条件：

$$P(AB) = P(A)P(B)$$
$$P(AC) = P(A)P(C)$$
$$P(BC) = P(B)P(C)$$
$$P(ABC) = P(A)P(B)P(C)$$

则称事件 A、事件 B 和事件 C 相互独立。

如果定义 8 - 6 中前三个式子成立，那么说明事件 A、事件 B 和事件 C 两两相互独立，如果第四个式子成立，那么前三个式子一定成立，反之不一定成立。

例 8 - 15　将一个均匀的正四面体的四个面分别涂上红色、白色、黑色以及红白黑三色，随意抛掷一次，设 A："红色接触地面"；B："白色接触地面"；C："黑色接触地面"。那么

$$P(A) = P(B) = P(C) = 1/2$$
$$P(AB) = P(BC) = P(AC) = 1/4$$
$$P(ABC) = 1/4, P(A)P(B)P(C) = 1/8$$

所以　　　　　　　　　$$P(ABC) \neq P(A)P(B)P(C)$$

事件 A、事件 B 和事件 C 两两相互独立，但是事件 A、事件 B 和事件 C 三个事件不相互独立。

例 8 - 16　甲乙丙三个人独立的破译密码，已知三个人破译密码可能性分别为 $1/5$、$1/4$、$1/3$，求三个人中至少有一个人能破译密码的概率。

解　设甲乙丙三人的编号分别为 1、2、3。

A_i："第 i 个人破解成功"（$i = 1, 2, 3$），所求概率为 $P(A_1 \bigcup A_2 \bigcup A_3)$

已知　　　　　　$$P(A_1) = 1/5, P(A_2) = 1/4, P(A_3) = 1/3$$

那么

$$P(A_1 \bigcup A_2 \bigcup A_3) = 1 - P(\overline{A_1} \bigcap \overline{A_2} \bigcap \overline{A_3})$$
$$P(\overline{A_1} \bigcap \overline{A_2} \bigcap \overline{A_3}) = P(\overline{A_1})P(\overline{A_2})P(\overline{A_3})$$
$$P(A_1 \bigcup A_2 \bigcup A_3) = 1 - \frac{4}{5} \times \frac{3}{4} \times \frac{2}{3} = \frac{3}{5} = 0.6。$$

第三节　随机变量及其概率分布

对于随机试验而言，有些试验结果本身与数值有关，如掷一颗骰子面上出现的点数，而有些试验的结果看来与数值无关，如生化检验的结果，但我们可以引进一个变量来表示它的各种结果，例如生化检验结果阴性用 0 表示，阳性结果用 1 表示，也就是把试验结果数值化。这些数值对应的变量我们称之为随机变量。本节我们引入随机变量的概念并介绍两种类型随机变量的概率分布。

一、随机变量

1. 随机变量

定义 8 - 7　在一定条件 S 下发生的随机事件，它的每一种可能结果 w 都唯一地对应到一个实数值 $X(w)$，则称实数变量 $X(w)$ 为一个**随机变量**（random variable），简记为 X。

随机变量常用大写拉丁字母 X、Y、Z 等或小写希腊字母 ε、η、ζ 等表示。

例 8-17   生化检验结果分阳性和阴性，我们用随机变量 X 表示结果，$X=0$ 表阴性，$X=1$ 表阳性。在生化检验前我们不知道结果是阴性还是阳性，但是结果的所有可能只有这两种状态，试验结果唯一地对应于一个实数 0 或 1，也就是阴性或阳性。

例 8-18   抛一枚硬币，结果分为"正面"或"反面"，抛硬币的结果即为一个随机变量 X，则 $X=0$ 表示正面，$X=1$ 表示反面。

例 8-19   假设"灯泡的寿命"这一试验的结果是大于等于零的实数，随机变量 X 为"灯泡的寿命"，则 X 的取值范围为 $[0,+\infty)$。

例 8-20   某车站每隔 5 分钟开出一辆公交车，旅客在任意时间到达车站，则可用随机变量 X 表示旅客的候车时间，X 的取值范围为 $[0,5]$。

从上述例子我们可以看到例 8-17 和例 8-18 的随机变量 X 的取值是可以全部列举出来的，它是"离散的"；例 8-19 和例 8-20 的随机变量 X 的取值不是整数，不能一一列举出来，它是"连续的"，基于随机变量的取值类型不同，可将随机变量进行分类。

2. 随机变量的分类

（1）**离散型随机变量**（discrete random variable）：随机变量的取值为有限个或无限可列个。

例 8-17 和例 8-18 中的随机变量 X 均为离散型随机变量。

例如，在毒性试验中，给小鼠注射一定剂量的药物后结果可能是小鼠死亡，也可能是小鼠存活下来。小鼠注射药物后的结果就是一个离散型随机变量，则 $X=0$ 表示小鼠死亡，$X=1$ 表示小鼠存活。

（2）**连续型随机变量**（continuous random variable）：随机变量的取值范围为某一区间或整个实数轴。

例 8-19 和例 8-20 中的随机变量 X 均为连续型随机变量。

例如，某工厂测量一种零件的加工误差，要求误差范围在 $[-0.01,0.01]$ 之间，加工误差即为一个连续型随机变量 X，它的取值是 $[-0.01,0.01]$ 里的连续值。

离散型随机变量与连续型随机变量这两种类型的随机变量因为都是随机变量，自然有很多相同或相似之处，但因其取值方式不同，又有其各自的特点。

3. 随机变量的特征

（1）**随机性**：随机变量 X 的可能取值不止一个，试验前只能预知它的可能的取值但不能预知取哪个值。

（2）**概率特性**：X 以一定的概率取某个值或某些值。

引入随机变量后，我们可用随机变量的等式或不等式表示随机事件。若用随机变量 X 表示电话总机在 8:00-9:00 接到的电话次数，$\{X>150\}$ 表示"某天 8:00-9:00 接到的电话次数超过 150 次"这一事件。假设我们用随机变量 X 表示生化检验的结果，$\{X=0\}$ 表示"某人的生化检验结果为阴性"这一事件。

研究随机变量不仅需要知道它的所有取值，还要知道取这些值的概率。离散型随机变量的所有可能取值与取得这些值的相应概率的对应关系被称为离散型随机变量的概率分布。

二、离散型随机变量及其概率分布

（一）离散型随机变量的概率分布

定义 8-8   设 X 为一个离散型随机变量，它的可能取值为 $x_1,x_2\cdots$，这些值对应的概率

$$P(X=x_k)=p_k \quad (k=1,2\cdots) \tag{8-7}$$

为离散型随机变量 X 的分布律（概率分布）。

其中 $p_k(k=1,2\cdots)$ 满足：

(1) $p_k \geqslant 0, k = 1, 2, \cdots$

(2) $\sum\limits_{k=1}^{\infty} p_k = 1$

下面给出离散型随机变量的分布律的表示方法：

（1）列表法

将 X 可能取的值及相应的概率值列成表如下

表 8 - 2　分布表

X	x_1	x_2	$\cdots$	x_k	$\cdots$
p_k	p_1	p_2	$\cdots$	p_k	$\cdots$

这个表被称为 X 的概率分布表，它表示了 X 取值的概率分布情况。另外，X 的概率分布表也可简记为 $X \sim \begin{Bmatrix} x_1 & x_2 & \cdots & x_k & \cdots \\ p_1 & p_2 & \cdots & p_k & \cdots \end{Bmatrix}$。

（2）公式法

$$P(X = x_k) = p_k \qquad (k = 1, 2\cdots)$$

例 8 - 21　某篮球运动员投中篮圈的概率是 0.8，求他两次独立投篮投中次数 X 的分布律？

解　设两次投篮投中的次数为随机变量 X，它的取值为 $0, 1, 2$

$$P\{X = 0\} = (0.2) \times (0.2) = 0.04$$
$$P\{X = 1\} = 2 \times (0.8) \times (0.2) = 0.32$$
$$P\{X = 2\} = (0.8) \times (0.8) = 0.64$$

$X \sim \begin{Bmatrix} 0 & 1 & 2 \\ 0.04 & 0.32 & 0.64 \end{Bmatrix}$ 即为 X 的分布律。

例 8 - 22　设盒中有 2 个白球和 3 个黑球，从中随机取 3 个球，试求抽取白球数的分布律？

解　设随机变量 X 表示抽得白球的个数，由于只有 2 个白球，所以随机变量 X 的取值为 $0, 1, 2$，对应概率为：

$$P(X = 0) = \frac{C_2^0 C_3^3}{C_5^3} = 0.1 \qquad P(X = 1) = \frac{C_2^1 C_3^2}{C_5^3} = 0.6 \qquad P(X = 2) = \frac{C_2^2 C_3^1}{C_5^3} = 0.3$$

或者写成概率分布表

$$X \sim \begin{Bmatrix} 0 & 1 & 2 \\ 0.1 & 0.6 & 0.3 \end{Bmatrix}$$

（二）常见分布

1. 二点分布

定义 8 - 9　若随机变量 X 只能取 0 与 1 两个数值，其分布律为

$$p\{X = k\} = p^k (1 - p)^{1-k}, k = 0, 1 \quad (0 < p < 1) \tag{8-8}$$

或 $X \sim \begin{Bmatrix} 0 & 1 \\ 1-p & p \end{Bmatrix}$，则称 X 服从两点分布或 $(0 - 1)$ 分布。

对于一个随机试验，如果它的所有可能的结果只与两个值 (s_1, s_2) 对应，我们可以定义 $X = X(s) = \begin{Bmatrix} 0 & 当 s = s_1 \\ 1 & 当 s = s_2 \end{Bmatrix}$，从而随机变量 X 服从二点分布。

例 8 - 23　对新生儿的性别进行登记，该如何用随机变量表示使之服从二点分布？

解　设随机变量 X 表示"新生儿性别"，则有

$X = X(s) = \begin{Bmatrix} 0 & 当 s = 男 \\ 1 & 当 s = 女 \end{Bmatrix}$，它服从二点分布。

2. 二项分布

假设某试验在相同条件下重复 n 次试验；每次试验只有两个结果 A 或 $\overline{A}$，每次试验的两种结果的概率均为 $P(A)=p, P(\overline{A})=1-p$；在 n 重试验中，每次试验结果互不影响，则我们把它称为 n 重 Bernoulli 试验。它是一种很重要的数学模型，也是应用最多的数学模型之一。例如，重复 n 次抛一枚硬币，某药治某病分治愈或不治愈两种结果，对 n 个患者进行治疗，这些试验均属于 n 重 Bernoulli 试验。

定义 8-10　在 n 重 Bernoulli 试验中，每次试验感兴趣的事件 A 在 n 次试验中发生的次数 X 是一个离散型随机变量，若 $P(A)=p$，则

$$P_n(k)=P(X=k)=C_n^k p^k(1-p)^{n-k}, k=0,1,\cdots,n \tag{8-9}$$

称 X 服从参数为 n，p 的**二项分布**（binomial distribution），记作

$$X\sim B(n,p)$$

事件 A 在 n 次试验中成功发生 k 次（p^k），$n-k$ 次不发生（$(1-p)^{n-k}$），然而 n 次试验结果相互独立，所以 k 次成功可以在 n 次试验中任何 k 次发生，则从 n 次试验中任取 k 次成功有 C_n^k 种不同的方法，从而可得到公式 8-9。令 $q=1-p$，利用二项式定义，我们可以证明公式 8-9 给出的概率值满足：

$$\sum_{k=0}^{n}P_n(k)=\sum_{k=0}^{n}C_n^k p^k q^{n-k}=(p+q)^n=1$$

值得注意的是（0-1）分布是 $n=1$ 的二项分布。

例 8-24（章首案例）　由于个体差异，不同的人对同一种药会产生不同的反应。现有某药物，有 10% 的人对其有肠道反应，为了考核该药的疗效，现任意选择 5 人使用此药，那么有肠道反应的人数的概率分布是什么？不多于 2 人有肠道反应的概率以及有人有肠道反应的概率各是多少？

解　设服药后有肠道反应事件为 A，则 $P(A)=0.1, P(\overline{A})=0.9$

设 5 人中有肠道反应的人数为随机变量 X，X 的取值为（0,1,2,3,4,5），而且 5 人服药是否产生反应是相互独立的，因此该问题可看作事件 A 在 5 次重复试验中发生的次数为 X，发生的概率为 0.1，因此有肠道反应的人数的概率分布为：

$X\sim B(5,0.1)$，即 $P_5(k)=C_5^k(0.1)^k(0.9)^{5-k}(k=0,1,\cdots,5)$

基于概率分布可知，

$$P\{X\leqslant 2\}=\sum_{k=0}^{2}P_5(k)=0.59049+0.32805+0.07290=0.9914$$

则不多于 2 人有肠道反应的概率为 0.9914，另外，

$$P\{X\geqslant 1\}=1-P_5(0)=1-0.59049=0.40951$$

则有人有肠道反应的概率为 0.40951。

例 8-25　某一个完全不懂药理学的人去参加药理学考试，假设此次考试有 5 个选择题，每题有 4 种选择，其中只有一个正确答案，试求此人能答对 3 题以上而及格的概率。

解　由于此人完全不懂药理学，所以每一道题的每一个答案对他而言都是一样的，而且他是否正确回答每题也是相互独立的。因此，他答题的过程就是一个 n 重 Bernoulli 试验。设 X 为他答对的题数，故 $X\sim B\left(5,\dfrac{1}{4}\right)$

$$P_k=P(X=k)=C_5^k\left(\frac{1}{4}\right)^k\left(1-\frac{1}{4}\right)^{5-k},(k=0,1,\cdots,5)$$

所以他答对 3 题以上而及格的概率为：

$$P_3+P_4+P_5=\sum_{k=3}^{5}C_5^k\left(\frac{1}{4}\right)^k\left(\frac{3}{4}\right)^{5-k}\approx 0.10。$$

3. 泊松分布

定义 8 - 11　如果随机变量 X 的概率分布为

$$P(X = k) = e^{-\lambda} \frac{\lambda^k}{k!}, k = 0, 1, 2 \cdots \tag{8-10}$$

其中 $\lambda > 0$ 是常数，则称 X 服从参数为 λ 的**泊松分布**（Poisson distribution），记作 $\pi(\lambda)$ 或 $P(\lambda)$，特别地，泊松分布有如下特性：

（1）设 $X_j \sim B(n_j, \pi_j)$，则当 $n_j \to \infty$，π_j 很小，且 $n_j \pi_j = \mu$ 保持不变时，可以证明 X_j 的极限分布是以 μ 为参数的泊松分布。

（2）泊松分布具有可加性：

如果 $X_1, X_2, \cdots, X_k$ 相互独立，且它们分别服从以 $\mu_1, \mu_2, \cdots, \mu_k$ 为参数的泊松分布，则 $T = X_1 + X_2 + \cdots X_k$ 也服从泊松分布，其参数为 $\mu_1 + \mu_2 + \cdots + \mu_k$。

知识链接

西莫恩·德尼·泊松（1781—1840）　法国数学家、几何学家和物理学家。青年时期曾学过医学，后因喜爱数学于 1798 年入巴黎综合工科学院深造，他的数学才能受到拉格朗日和拉普拉斯的关注。

泊松的科学生涯开始后研究微分方程及其单摆的运动和声学理论中的应用。他工作的特色是应用数学方法研究各类力学和物理问题，并由此得到数学上的发现。他对积分理论、热物理、弹性理论、电磁理论、位势理论和概率论都有重要贡献。

例 8 - 26　假设用汽车运输 500 件针剂药品，在运输途中药品受到损坏的概率为 0.002，

（1）求运输途中小于三件药品损坏的概率；

（2）求运输途中多于三件药品损坏的概率；

（3）求运输途中恰有两件药品损坏的概率。

解　设药品在运输途中损坏的件数为随机变量 X，从而 $X \sim B(500, 0.002)$ 由于 $n = 500$ 很大，$p = 0.002$ 很小，所以可用泊松分布近似计算，$\lambda = np = 1$，所求概率为

（1）运输途中小于三件药品损坏的概率

$$P\{X < 3\} = 1 - P\{X \geqslant 3\} = 1 - 0.080301 = 0.919699$$

（2）运输途中多于三件药品损坏的概率

$$P\{X > 3\} = P\{X \geqslant 4\} = 0.018988$$

（3）运输途中恰有两件药品损坏的概率

$$P\{X = 2\} = P\{X \geqslant 2\} - P\{X \geqslant 3\} = 0.264241 - 0.080301 = 0.183940$$

所以运输途中小于三件药品损坏的概率为 0.919699；运输途中多于三件药品损坏的概率为 0.018988；运输途中恰有两件药品损坏的概率为 0.183940。

4. 超几何分布

定义 8 - 12　设有产品 N 件，其中次品 M 件，从中随机地不放回抽取 n 件，$n \leqslant N - M$，记 X 为 n 件中抽到的次品数，是一个离散型随机变量，X 的概率分布为

$$P(X = k) = \frac{C_M^k C_{N-M}^{n-k}}{C_N^n} (k = 0, 1, 2 \cdots, h) \tag{8-11}$$

其中 $h = \min(M, n)$，则称 X 服从超几何分布。

特别地，超几何分布有如下特性：

（1）若 $n = 1$，超几何分布还原为伯努利分布，

（2）若 $N \rightarrow \infty$，超几何分布可视为二项分布。

例如，假设 N 表示微阵列上的基因总数，S 是 GO 术语，其中 M 个基因属于 S，$N-M$ 个基因不属于 S，k 表示有差异表达的基因数目，则 k 个差异表达基因中正好有 x 个基因被 S 注释的概率为：

$$P(X = x \mid N, M, k) = \frac{C_M^x C_{N-M}^{k-x}}{C_N^k}$$

下面分析超几何分布与二项分布的关系：

当 $N \rightarrow \infty$ 时，$\dfrac{M}{N} \rightarrow p(n, k$ 不变$)$，则

$$\frac{C_M^k C_{N-M}^{n-k}}{C_N^n} \rightarrow C_n^k p^k (1-p)^{n-k} (N \rightarrow \infty)$$

证　　$\dfrac{C_M^k C_{N-M}^{n-k}}{C_N^n} = \dfrac{M!}{(M-k)!k!} \dfrac{(N-M)!}{(N-M-(n-k))!(n-k)!} \cdot \dfrac{(N-n)!n!}{N!}$

$$= \frac{n!}{k!(n-k)!} \left(\frac{M(M-1)\cdots(M-k+1)}{\underbrace{NN\cdots N}_{k\text{个}}} \right) \cdot$$

$$\left(\frac{(N-M)(N-M-1)\cdots[N-M-(n-k)+1]}{\underbrace{NN\cdots N}_{(n-k)\text{个}}} \right) \cdot$$

$$\left(\frac{\overbrace{NN\cdots N}^{n\text{个}}}{N(N-1)\cdots(N-n+1)} \right)$$

当 $N \rightarrow \infty$ 时，可知

$$\frac{M(M-1)\cdots(M-k+1)}{\underbrace{NN\cdots N}_{k\text{个}}} \rightarrow p^k$$

$$\frac{(N-M)(N-M-1)\cdots[N-M-(n-k)+1]}{\underbrace{NN\cdots N}_{(n-k)\text{个}}} \rightarrow (1-p)^{n-k}$$

$$\frac{\overbrace{NN\cdots N}^{n\text{个}}}{N(N-1)\cdots(N-n+1)} \rightarrow 1$$

因此该命题得证。

例 8 - 27　假设某药厂对其生产的某种药物抽检，对于 1000 盒药物，其中有 20 盒是不合格药物，那么检验人员抽出 10 盒药物来，抽到不合格药物是 0 到 3 盒的概率分别是多少？

解　由于 $P(X=k) = \dfrac{C_M^k C_{N-M}^{n-k}}{C_N^n}(k=0,1,2,\cdots,h)$，且 $k=0,1,2,3$；$M=20$；$N=1000$；$n=10$。

设抽到不合格药物的数目为随机变量 X，则抽到不合格药物数目为 0 到 3 盒的概率分别为

$$P(X=0) = \frac{C_{20}^0 C_{1000-20}^{10}}{C_{1000}^{10}} = \frac{980! \cdot 990!}{970! \cdot 1000!} = 0.8163$$

$$P(X=1) = \frac{C_{20}^1 C_{1000-20}^{10-1}}{C_{1000}^{10}} = \frac{20 \cdot 10! \cdot 980! \cdot 990!}{9! \cdot 97! \cdot 1000!} = 0.1681$$

$$P(X=2) = \frac{C_{20}^2 C_{1000-20}^{10-2}}{C_{1000}^{10}} = \frac{190 \cdot 10! \cdot 980! \cdot 990!}{8! \cdot 972! \cdot 1000!} = 0.0148$$

$$P(X=3) = \frac{C_{20}^3 C_{1000-20}^{10-3}}{C_{1000}^{10}} = \frac{10! \cdot 20! \cdot 980! \cdot 990!}{3! \cdot 7! \cdot 17! \cdot 973! \cdot 1000!} = 0.0007$$

（三）分布函数

定义 8 - 13　设 X 是一随机变量（离散型或连续型），称函数

$$F(x) = P(X \leqslant x) \quad -\infty < x < +\infty \tag{8-12}$$

为 X 的**分布函数**(distribution function),有时记作 $F_k(x)$ 用以区别不同随机变量的分布函数。

如果将 X 看作数轴上随机点的坐标,那么分布函数 $F(x)$ 的值就表示 X 落在区间 $(-\infty, x]$ 内的概率。在分布函数的定义中,X 是随机变量,x 是参变量。对任意实数 $x_1 < x_2$,随机点落在区间 $(x_1, x_2]$ 内的概率为:

$$P\{x_1 < X \leqslant x_2\} = P\{X \leqslant x_2\} - P\{X \leqslant x_1\} = F(x_2) - F(x_1)$$

通过此公式可知,只要我们知道了随机变量 X 的分布函数,它的统计特性就可以得到全面的理解。分布函数是一个普通的函数,通过这个函数我们可以用高等数学的工具来分析随机变量。

1. 分布函数的性质

(1) $0 \leqslant F(x) \leqslant 1 \quad -\infty < x < +\infty$;

(2) $F(x)$ 是 x 的不减函数(增函数或常函数);

(3) $\lim\limits_{x \to -\infty} F(x) = 0, \lim\limits_{x \to +\infty} F(x) = 1$;

(4) $F(x)$ 是 x 的右连续函数。

例 8-28 根据例 8-22 中求得的分布律给出随机变量 X 的分布函数。

解 随机变量 X 表示抽得白球的个数,它的分布律为

$$X \sim \begin{Bmatrix} 0 & 1 & 2 \\ 0.1 & 0.6 & 0.3 \end{Bmatrix}$$

由于 X 的取值只能是 0,1,2,而 $f(x)$ 中的 x 可以取任意实数,所以当 $x < 0$ 时是不可能事件,当 $0 \leqslant x < 1$ 时

$$F(x) = P\{X \leqslant x\} = P\{X = 0\} = 0.1,$$

当 $1 \leqslant x < 2$ 时

$$F(x) = P\{X \leqslant x\} = P\{X = 0\} + P\{X = 1\} = 0.1 + 0.6 = 0.7$$

以此类推,可得

$$F(x) = \begin{cases} 0, & -\infty < x < 0 \\ 0.1, & 0 \leqslant x \leqslant 1 \\ 0.1 + 0.6, & 1 \leqslant x \leqslant 2 \\ 0.1 + 0.6 + 0.3, & 2 \leqslant x < +\infty \end{cases}$$

也就是

$$F(x) = \begin{cases} 0, & -\infty < x < 0 \\ 0.1, & 0 \leqslant x < 1 \\ 0.7, & 1 \leqslant x < 2 \\ 1, & 2 \leqslant x < +\infty \end{cases}$$

由图 8-7 可看出,离散型随机变量 X 的分布函数 $f(x)$ 是 x 的右连续阶梯式跳跃函数。

一般地,设离散型随机变量 X 的分布律为 $P(X = x_k) = p_k(k = 1, 2 \cdots)$,则其分布函数 $F(x) = P\{X \leqslant x\} = \sum\limits_{x_k \leqslant x} p_k$,即随机变量 X 取所有不大于 x 的 x_k 的概率值之和。

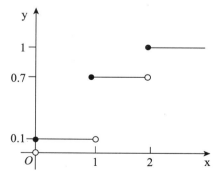

图 8-7 $F(x)$ 的分布函数

三、连续型随机变量及其概率密度函数

连续型随机变量 X 所有可能取值充满一个区间，对这种类型的随机变量，不能用离散型随机变量的方式，以指定它取每个值概率的方式去给出其概率分布，而是通过给出"概率密度函数"的方式给出。

（一）概率密度函数

定义 8 - 14   对于连续型随机变量 X，如果存在非负可积函数 $f(x)(-\infty < x < +\infty)$，使得对任意实数 $a,b(a < b)$ 都有

$$P\{a < X \leqslant b\} = \int_a^b f(x)\mathrm{d}x \tag{8-13}$$

则称 $f(x)$ 为 X 的**概率密度函数**（probability density function），简称为密度函数或概率密度。

1. 概率密度函数的性质

（1）$\int_{-\infty}^{+\infty} f(x)\mathrm{d}x = 1$ ；

（2）$f(x) \geqslant 0$ ；

（3）在 $f(x)$ 的连续点处有，$f(x) = F'(x)$ ；

（4）对于任意实数 x_1，x_2，$(x_1 < x_2)$，有 $P\{x_1 < X \leqslant x_2\} = \int_{x_1}^{x_2} f(x)\mathrm{d}x$ ，利用概率密度可以确定落在某一范围内的随机事件发生的概率；

（5）连续型随机变量 X 取任一常数的概率为零，即 $P(X = a) = 0$ ，其中 a 为一常数，它可是随机变量 X 的一个可能取值。

（6）对于连续型随机变量 X，$P(a < X \leqslant b) = P(a \leqslant X \leqslant b) = P(a < X < b) = P(a \leqslant X < b) = \int_a^b f(x)\mathrm{d}x = F(b) - F(a)$ ；而 $P(X \leqslant b) = P(X < b) = F(b)$ ；$P(X > a) = P(X \geqslant a) = 1 - F(a)$ 。

（二）常见的分布

1. 均匀分布

定义 8 - 15   若随机变量 X 的取值在 $[a,b]$ 中，它的概率密度为

$$f(x) = \begin{cases} \dfrac{1}{b-a} & a \leqslant x \leqslant b \\ 0 & \text{其他} \end{cases} \tag{8-14}$$

则称 X 服从区间 $[a,b]$ 上的**均匀分布**（uniform distribution），记作 $X \sim U[a,b]$，$f(x)$ 如图8-8所示。

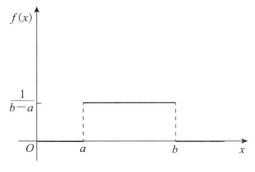

图 8 - 8   均匀分布

（1）分布函数

$$F(x) = \begin{cases} 0 & \text{当 } x < a \\ \dfrac{x-a}{b-a} & \text{当 } a \leqslant x < b \\ 1 & \text{当 } x \geqslant b \end{cases} \qquad (8-15)$$

（2）性质

X 落在 $[a,b]$ 上任意等长的子区间内的概率相等，与位置无关，只与长度成正比。

例 8-29　设随机变量 X 服从 $[1,6]$ 上的均匀分布，求一元二次方程 $t^2 + Xt + 1 = 0$ 有实根的概率。

解　只有当 $\Delta = X^2 - 4 \geqslant 0$ 时，方程才有实根。故所求概率为：

$$P(X^2 - 4 \geqslant 0) = P(X \geqslant 2 \text{ 或 } X \leqslant -2)$$

然而 X 的概率密度函数为：$f(x) = \begin{cases} \dfrac{1}{5} & 1 \leqslant x \leqslant 6 \\ 0 & \text{其他} \end{cases}$

而且 $P(X \geqslant 2) = \displaystyle\int_2^6 f(t)\mathrm{d}t = \dfrac{4}{5}$，$P(X \leqslant -2) = 0$，故所求概率 $P(X^2 - 4 \geqslant 0) = \dfrac{4}{5}$

2. 指数分布

定义 8-16　若 X 的密度函数为

$$f(x) = \begin{cases} \dfrac{1}{\theta} e^{-\frac{x}{\theta}} & x \geqslant 0 \\ 0 & \text{其他} \end{cases} \qquad \theta > 0 \text{ 为常数} \qquad (8-16)$$

则称 X 服从参数为 θ 的**指数分布**（exponential distribution），记作 $X \sim E(\theta)$，

当 $\theta = \dfrac{1}{3}, \theta = 1, \theta = 2$ 时，$f(x)$ 如图 8-9 所示。

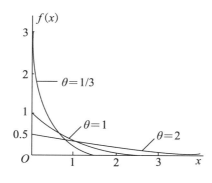

图 8-9　指数分布

从上图可看出，θ 值越大，曲线越平缓。

（1）分布函数

$$F(x) = \begin{cases} 0 & x < 0 \\ 1 - e^{-\frac{x}{\theta}} & x \geqslant 0 \end{cases} \qquad (8-17)$$

（2）性质

对于任意的 $0 < a < b$

$$P(a < x < b) = \int_a^b \frac{1}{\theta} e^{-\frac{x}{\theta}} \mathrm{d}x = F(b) - F(a) = e^{-\frac{a}{\theta}} - e^{-\frac{b}{\theta}}$$

例 8-30　某工厂生产的一种医疗元件的平均使用寿命为 1000h，且医疗元件寿命服从 $\theta = 400$ 的指数分布，试求 $P(1000 < x < 1200)$？

解　由指数分布的性质可知

$$P(1000 < x < 1200) = \int_a^b \frac{1}{\theta}e^{-\frac{x}{\theta}}\mathrm{d}x = \int_{1000}^{1200}\frac{1}{400}e^{-\frac{x}{400}}\mathrm{d}x = 0.0323$$

3. 正态分布

定义 8-17　若 X 的密度函数为

$$f(x) = \frac{1}{\sqrt{2\pi}\sigma}e^{-\frac{(x-\mu)^2}{2\sigma^2}} \quad -\infty < x < +\infty \tag{8-18}$$

其中 μ，σ 为常数，$\sigma > 0$，则称 X 服从参数为 μ，σ 的**正态分布**（normal distribution），记作 $X \sim N(\mu, \sigma^2)$。

当 $\sigma = 0.5$，$\sigma = 1$，$\sigma = 1.5$ 时，$f(x)$ 如图 8-10 所示。

从上图可看出，$f(x)$ 的图形呈钟形，最大值点在 $x = \mu$ 处，$f(\mu) = \dfrac{1}{\sqrt{2\pi}\sigma}$，曲线相对于直线 $x = \mu$ 对称；在 $x = \mu \pm \sigma$ 处有拐点；且当 $x \to \pm\infty$ 时，曲线以 x 轴为其渐近线；固定 μ，当 σ 增大时，曲线变得平缓；当 σ 减小时，曲线变得陡峭。固定 σ，改变 μ 的大小，$f(x)$ 的图形不发生变化，只是沿 x 轴做平移变换。

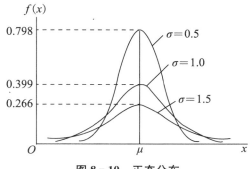

图 8-10　正态分布

（1）**标准正态分布**（standard normal distribution）：参数 $\mu = 0$ 而 $\sigma = 1$ 的正态分布，它的密度函数为

$$f(x) = \frac{1}{\sqrt{2\pi}}e^{-\frac{x^2}{2}} \quad -\infty < x < +\infty \tag{8-19}$$

且有：

$$\int_{-\infty}^{+\infty}\frac{1}{\sqrt{2\pi}}e^{-\frac{x^2}{2}}\mathrm{d}x = 1 \tag{8-20}$$

（2）设 $\Phi(x) = \displaystyle\int_{-\infty}^{x}\frac{1}{\sqrt{2\pi}}e^{-\frac{1}{2}t^2}\mathrm{d}t$，$\Phi(x)$ 的值在书后附表中给出。

而且当 $X \sim N(\mu, \sigma^2)$ 时，对于 $\Phi(x)$ 有：

1）$\Phi(-x) = 1 - \Phi(x)$

2）$P\{\mu - \sigma < X < \mu + \sigma\} = \Phi(1) - \Phi(-1) = 0.6826$

3）$P\{\mu - 2\sigma < X < \mu + 2\sigma\} = \Phi(2) - \Phi(-2) = 0.9544$

4）$P\{\mu - 3\sigma < X < \mu + 3\sigma\} = \Phi(3) - \Phi(-3) = 0.9974$

如图 8-11 所示。

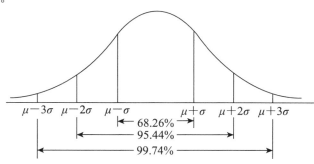

图 8-11

由上图可看出，服从正态分布 $N(\mu,\sigma^2)$ 的随机变量 X 的值大致落在区间 $(\mu-2\sigma,\mu+2\sigma)$ 之间，而且 X 几乎不在区间 $(\mu-3\sigma,\mu+3\sigma)$ 之外取值。

（3）正态分布的应用：正态分布是最常见最重要的一种分布，例如人的生理特征如身高、体重等；农作物的收获量；学生的考试成绩；海洋波浪的高度都近似服从正态分布。

例 8-31　设 $X \sim N(0,1)$，求 $P(1<X<2)$。

解　由定义可知，

$$
\begin{aligned}
P(1<X<2) &= \int_1^2 \frac{1}{\sqrt{2\pi}} e^{-\frac{t^2}{2}} \mathrm{d}t \\
&= \int_{-\infty}^2 \frac{1}{\sqrt{2\pi}} e^{-\frac{t^2}{2}} \mathrm{d}t - \int_{-\infty}^1 \frac{1}{\sqrt{2\pi}} e^{-\frac{t^2}{2}} \mathrm{d}t \\
&= \Phi(2) - \Phi(1) \\
&= 0.9773 - 0.8413 = 0.1360
\end{aligned}
$$

例 8-32　设 $X \sim N(\mu,\sigma^2)$，求 $P\{a<X<b\}$。

解　$P\{a<X<b\} = \int_a^b \frac{1}{\sqrt{2\pi}\sigma} e^{-\frac{(x-\mu)^2}{2\sigma^2}} \mathrm{d}x$

设 $\frac{x-\mu}{\sigma}=t$，则有

$$
\begin{aligned}
P\{a<X<b\} &= \int_{\frac{a-\mu}{\sigma}}^{\frac{b-\mu}{\sigma}} \frac{1}{\sqrt{2\pi}} e^{-\frac{t^2}{2}} \mathrm{d}t \\
&= \int_{-\infty}^{\frac{b-\mu}{\sigma}} \frac{1}{\sqrt{2\pi}} e^{-\frac{t^2}{2}} \mathrm{d}t - \int_{-\infty}^{\frac{a-\mu}{\sigma}} \frac{1}{\sqrt{2\pi}} e^{-\frac{t^2}{2}} \mathrm{d}t \\
&= \Phi\left(\frac{b-\mu}{\sigma}\right) - \Phi\left(\frac{a-\mu}{\sigma}\right)
\end{aligned}
$$

查附表就可求得概率值。

例 8-33　学生 A 参加 SAT 考试中的数学部分考试，得分 700 分，SAT 的分数 $X \sim N(500,100^2)$，学生 B 参加 ACTP 考试得了 24 分，而 ACTP 的分数 $Y \sim N(18,6^2)$，就考试得分而言，谁考得更好？

解　参加 SAT 考试得分在 700 分以上的可能性为
$$P\{X \geqslant 700\} = 1 - P\{X<700\} = 1 - \Phi(2) = 0.02275$$
参加 ACTP 考试得分在 24 分以上的可能性为
$$P\{X \geqslant 24\} = 1 - P\{X<24\} = 1 - \Phi(1) = 0.15866$$
因此显然 A 学生的成绩较好。

4. Γ 分布

定义 8-18　若 X 的概率密度为

$$
f(x) = \begin{cases} \dfrac{1}{\Gamma(k)\theta^k} x^{k-1} e^{-\frac{x}{\theta}} & x>0 \\ 0 & x \leqslant 0 \end{cases} \quad (k>0,\theta>0) \tag{8-21}
$$

其中的 $\Gamma(k) = \int_0^\infty x^{k-1} e^{-x} \mathrm{d}x$，则称 X 服从 Γ 分布，记作 $X \sim \Gamma(k,\theta)$

$f(x)$ 如图 8-12 所示。

从上图可看出，固定 θ，当 k 变大时，曲线逐渐平缓。

特别地：

（1）$\Gamma(1,\beta)$ 即指数分布；

（2）$\Gamma\left(\dfrac{n}{2},\dfrac{1}{2}\right)$ 就是自由度为 n 的卡方分布 $\chi^2(n)$

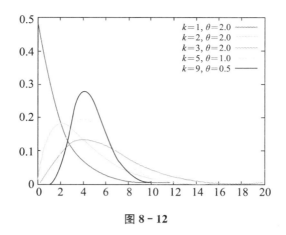

图 8 - 12

知识拓展

卡方分布 $\chi^2(n)$ 卡方分布是概率与统计中常用的一种概率分布，k 个独立的标准正态分布变量的平方和服从自由度为 k 的卡方分布。它常用于假设检验和置信区间的计算，它也可被用于计算观察到的分布与理论分布的拟合优度，估算总体标准差和样本标准差的置信区间，同时它还是一种特殊的伽马分布。

若 k 个随机变量 $Z_1, \cdots, Z_k$ 是相互独立，符合标准正态分布的随机变量（数学期望为 0，方差为 1），则随机变量

$$X = \sum_{i=1}^{k} Z_i^2$$

被称为服从自由度为 k 的卡方分布，记作 $X \sim \chi^2(k)$，它的特征为

1. 卡方分布的概率密度函数为

$$f_k(x) = \frac{\left(\frac{1}{2}\right)^{\frac{k}{2}}}{\Gamma\left(\frac{k}{2}\right)} x^{\frac{k}{2}-1} e^{-\frac{x}{2}}, x \geqslant 0$$

当 $x \leqslant 0$ 时 $f_k(x) = 0$，这里 Γ 代表 Gamma 函数。

2. 卡方分布的累积分布函数为

$$F_k(x) = \frac{\gamma\left(\frac{k}{2}, \frac{x}{2}\right)}{\Gamma\left(\frac{k}{2}\right)}$$

其中 $\gamma(k, z)$ 为不完全 Gamma 函数。

3. 自由度为 k 的卡方变量的平均值为 k，方差为 $2k$。

5. Weibull 分布 *

定义 8 - 19   若随机变量 X 的概率密度为

$$f(x; \lambda, k) = \begin{cases} \frac{k}{\lambda} \left(\frac{x}{\lambda}\right)^{k-1} e^{-\left(\frac{x}{\lambda}\right)^k} & x > 0 \\ 0 & x \leqslant 0 \end{cases} \tag{8-22}$$

其中 $\lambda > 0$ 是比例参数，$k > 0$ 是形状参数，则称 X 服从 Weibull 分布，记作 $X \sim W(k, \lambda)$，$f(x, \lambda, k)$ 如图 8 - 13 所示。

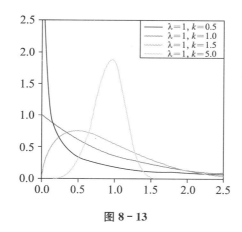

图 8 - 13

从上图可看出，当 $k=1$ 时，Weibull 分布是指数分布。Weibull 分布可应用于生存分析、极值理论、预测天气、可靠性和失效分析、拟合度（无线通信技术中，相对指数衰减频道模型、Weibull 衰减模型对衰减频道建模有较好的拟合度）。

第四节　随机变量的数字特征

通常求出随机变量的分布并不是一件容易的事，而人们更关心的是用一些数字来表示随机变量的特点，这些与随机变量有关的数字，就是随机变量的数字特征。最常用的数字特征为数学期望、方差、协方差和相关系数。

一、数学期望

数学期望是任何一个随机变量最重要的、也被最广泛使用的数字特征，它也被称为均值，其实际意义就是平均值，但属于一种更为严格的平均值。

定义 8 - 20　假设离散型随机变量 X 有概率函数 $P\{X=x_k\}=p_k(k=1,2,\cdots)$，若级数

$$\sum_{k=1}^{\infty} x_k p_k \tag{8-23}$$

绝对收敛，则称这级数为 X 的**数学期望**（mathematical expectation）或平均值，简称期望或均值，记为 $E(X)$，即

$$E(X)=\sum_{k=1}^{\infty} x_k p_k \tag{8-24}$$

注意：数学期望反映了随机变量取值的平均值，它是一种加权平均。

例 8 - 34　掷一颗均匀的骰子，以 X 表示掷得的点数，求 X 的数学期望。

解　$E(X)=\sum_{k=1}^{\infty} x_k p_k=\sum_{k=1}^{6} k\,\frac{1}{6}=\frac{21}{6}=\frac{7}{2}$

所以 X 的数学期望为 $\frac{7}{2}$。

例 8 - 35　某学校有 7 位同学一起去医院进行体检，测得体重（kg）分别为：46，52，55，48，54，52，50。求这 7 位同学的平均体重。

解　平均体重为：$\frac{46+52\times2+55+48+54+50}{7}=51$

所以，这 7 位同学的平均体重为 51kg，它是以频率为权重的加权平均。

例 8-36 某种病毒性传染病可通过验血检查。某单位为职工进行普查，共有 1000 人需要验血。假设一般人群中该病的阳性者比例为 $p=0.1$。医务人员把 4 个职工分为一组，把 4 人的血液混合检查，如果混合血样是阴性的，这样，4 个人平均每人化验 1/4 次；如果混合血样是阳性的，则对 4 个人再逐个分别化验，这样 4 个人共作 5 次化验，相当平均每人化验 5/4 次。假定不同人之间的反应相互独立的，这种分组化验比以往每人化验 1 次可减少多少工作量？

解 4 人混合成的血呈阴性反应的概率为 $(1-p)^4$；阳性为 $1-(1-p)^4$，设平均每人化验次数为随机变量 X，则分布列为

$$\begin{array}{c|cc} X & \dfrac{1}{4} & 1+\dfrac{1}{4} \\ \hline p_i & 0.9^4 & 1-0.9^4 \end{array}$$

数学期望为 $E(X)=\dfrac{1}{4}\times0.9^4+(1+\dfrac{1}{4})(1-0.9^4)=1-0.9^4+\dfrac{1}{4}$

$$1000\times(1-0.9^4+\dfrac{1}{4})\approx594（次），$$

则减少的工作量为 $1000-594=406$（次）。

定义 8-21 设连续型随机变量 X 的概率密度为 $f(x)$，若积分 $\displaystyle\int_{-\infty}^{\infty}xf(x)\mathrm{d}x$ 绝对收敛，则称 $E(X)=\displaystyle\int_{-\infty}^{\infty}xf(x)\mathrm{d}x$ 为 X 的数学期望或者均值，简称期望或者均值。若积分 $\displaystyle\int_{-\infty}^{\infty}xf(x)\mathrm{d}x$ 不绝对收敛，则称 X 的期望不存在。

例 8-37 设随机变量 X 的概率密度为

$$f(x)=\begin{cases}2x, & 0<x<1 \\ 0, & \text{其他}\end{cases}$$

求 $E(X)$。

解 $E(X)=\displaystyle\int_{-\infty}^{+\infty}xf(x)\mathrm{d}x=\int_{0}^{1}x\cdot2x\mathrm{d}x=\dfrac{2}{3}x^3\Big|_{0}^{1}=\dfrac{2}{3}$

例 8-38 若 $X\sim B(n,p)$，求 $E(X)$。

$$X_i=\begin{cases}1, & \text{第 }i\text{ 次实验成功} \\ 0, & \text{第 }i\text{ 次实验不成功}\end{cases}$$

$$X=\sum_{i=1}^{n}X_i,\ E(X_i)=p,$$

因此

$$E(X)=\sum_{i=1}^{n}E(X_i)=\sum_{i=1}^{n}p=np$$

数学期望的几个重要性质

(1) $E(C)=C$，C 为常数；

(2) $E(CX)=CE(X)$，C 为常数；

(3) $E(X+Y)=E(X)+E(Y)$；

(4) 若 X 与 Y 独立，则 $E(XY)=E(X)E(Y)$。

知识链接

数学期望的由来 早在 17 世纪，法国有两个大数学家，一个是布莱士·帕斯卡，一个是费马。帕斯卡认识两个赌徒，这两个赌徒向他提出了一个问题。他们说，他俩下赌金之后，约定谁先赢满 5 局，谁就获得全部赌金。赌了半天，A 赢了 4 局，B 赢了 3 局，时间很晚了，他们都不想再赌下去了。那么，

这个钱应该怎么分？是不是把钱分成 7 份，赢了 4 局的就拿 4 份，赢了 3 局的就拿 3 份呢？或者，因为最早说的是满 5 局，而谁也没达到，所以就一人分一半呢？这两种分法都不对。正确的答案是：赢了 4 局的拿这个钱的 3/4，赢了 3 局的拿这个钱的 1/4。假定他们俩再赌一局，或者 A 赢，或者 B 赢。若是 A 赢满了 5 局，钱应该全归他；A 如果输了，即 A、B 各赢 4 局，这个钱应该对半分。现在，A 赢、输的可能性都是 1/2，所以，他拿的钱应该是 1/2×1+1/2×1/2＝3/4，当然，B 就应该得 1/4。通过这次讨论形成了概率论中一个重要的概念，即数学期望，概率论也由此而发展起来。在上述问题中，数学期望是一个平均值，就是对将来不确定的钱今天应该怎么算，这就要用 A 赢输的概率 1/2 去乘上他可能得到的钱，再把它们加起来。

二、方差

方差是衡量随机变量取值波动程度的一个数字特征。在实际问题中，仅靠期望值（或平均值）不能完善地说明随机变量的分布特征，还必须研究其离散程度。通常人们关心的是随机变量 X 对期望值 $E(X)$ 的离散程度。

定义 8-22 随机变量 X 离差平方的数学期望，称为随机变量的**方差**（variance），记作 $D(X)$，即

$$D(X) = E(X - E(X))^2 \tag{8-25}$$

称与 X 有相同量纲的 $\sigma_x = \sqrt{D(X)}$ 为 X 的均方差或标准差。

如果 X 是离散型随机变量，并且 $P\{X=x_k\} = p_k$ $(k=1, 2, \cdots)$，则

$$D(X) = \sum_k (x_k - E(X))^2 p_k \tag{8-26}$$

如果 X 是连续型随机变量，有概率密度 $\varphi(x)$，则

$$D(X) = \int_{-\infty}^{+\infty} (x - E(X))^2 \varphi(x)\mathrm{d}x \tag{8-27}$$

可见随机变量的方差是非负数，即 $D(X) \geqslant 0$，常量的方差是零。当 X 的可能值密集在它的期望值 $E(X)$ 附近时，方差较小，反之则方差较大。因此方差的大小可以表示随机变量分布的离散程度。

1. 方差的性质

（1）常量的方差等于零；

证

$$D(C) = E(C - E(C))^2 = E(C - C)^2 = 0$$

（2）随机变量与常量之和的方差就等于这个随机变量的方差本身；

证

$$\begin{aligned}
D(X+C) &= E(X+C-E(C+X))^2 \\
&= E(X+C-E(X)-C)^2 \\
&= E(X-E(X))^2 = D(X)
\end{aligned}$$

（3）常量与随机变量乘积的方差，等于这常量的平方与随机变量方差的乘积；

证

$$\begin{aligned}
D(CX) &= E\{CX - E(CX)\}^2 = E\{C(X-E(X))\}^2 \\
&= CE\{X-E(X)\}^2 = C^2 D(X)
\end{aligned}$$

（4）两个独立随机变量之和的方差，等于这两个随机变量方差的和；

证

$$D(X+Y) = E\{X+Y-E(X+Y)\}^2$$
$$= E\{X-E(X)+Y-E(Y)\}^2$$
$$= E\{(X-E(X))^2+(Y-E(Y))^2+2(X-E(X))(Y-E(Y))\}$$
$$= E(X-E(X))^2+E(Y-E(Y))^2+2E\{(X-E(X))(Y-E(Y))\}$$
$$= D(X)+D(Y)$$

这是因为 X 与 Y 独立，则 $X-E(X)$ 与 $Y-E(Y)$ 也独立，因此

$$E\{(X-E(X))(Y-E(Y))\} = E(X-E(X))E(Y-E(Y)) = 0$$

性质（4）可以推广到任意有限个随机变量，即若 $X_1, X_2, \cdots, X_N$ 相互独立，则有

$$D(X_1+X_2+\cdots+X_N) = D(X_1)+D(X_2)+\cdots+D(X_N)$$

进一步可得：n 个相互独立的随机变量的算术平均数的方差等于其方差算术平均数的 $1/n$ 倍。

$$D\left(\frac{X_1+X_2+\cdots+X_n}{n}\right) = \frac{1}{n} \cdot \frac{D(X_1)+D(X_2)+\cdots+D(X_n)}{n}$$

（5）任意随机变量的方差等于这个随机变量平方的期望与其期望平方之差，即 $D(X) = E(X^2)-(E(X))^2$。

证

$$D(X) = E\{X-E(X)\}^2$$
$$= E\{X^2-2XE(X)+(E(X))^2\}$$
$$= E(X^2)-2E(X)E(X)+(E(X))^2 = E(X^2)-(E(X))^2$$

2. 计算 $E(X^2)$ 的方法

当 X 为离散型时：$E(X^2) = \sum_k x_k^2 p_k$

当 X 为连续型时：$E(X^2) = \int_{-\infty}^{+\infty} x^2 \phi(x) \mathrm{d}x$

例 8-39　设随机变量 X 服从（0-1）分布，分布律为 $P(X=1)=p$，$P(X=0)=1-p$

解
$$E(X) = 1 \times p + 0 \times (1-p) = p$$
$$E(X^2) = 1^2 \times p + 0^2 \times (1-p) = p$$
$$D(X) = E(X^2)-(E(X))^2 = p-p^2 = p(1-p)$$

例 8-40　假设某医学院校对临床医学专业的高等数学科目进行能力测试，测试成绩总分为 100 分，下面给出该专业 30 名医学生的测试成绩分别为 64，67，75，79，85，60，89，92，84，76，93，70，62，88，69，71，81，76，87，61，83，64，73，82，79，65，86，72，87，90，试求出这 30 名医学生的高等数学测试成绩的期望和方差？

解　这 30 名医学生的高等数学测试成绩的期望是

$$E(X) = (64+67+75+79+85+60+89+92+84+76+93+70+62+88+69+71+81+$$
$$76+87+61+83+64+73+82+79+65+86+72+87+90)/30 = 77, E(X^2) = 6027.0667,$$
$$D(X) = E(X^2)-(E(X))^2 = 98.0667。$$

例 8-41　在同样的条件下，用两种方法测定某一容器内细菌个数（单位：万）为随机变量，分别用 X_1、X_2 表示，由大量测定结果得到分布如下表，试比较两种方法的精度？

细菌个数	48	49	50	51	52
方法 1 概率	0.1	0.1	0.6	0.1	0.1
方法 2 概率	0.2	0.2	0.2	0.2	0.2

解　方法 1 的期望为

$$E(X_1) = 48 \times 0.1 + 49 \times 0.1 + 50 \times 0.6 + 51 \times 0.1 + 52 \times 0.1 = 50$$

方法 2 的期望为

$$E(X_2) = 48 \times 0.2 + 49 \times 0.2 + 50 \times 0.2 + 51 \times 0.2 + 52 \times 0.2 = 50$$

两种方法的数学期望是相同的，都是 50。为了比较精度，还要考虑方差的大小

$$D(X_1) = 2 \times 0.1 + 1 \times 0.1 + 0 \times 0.6 + 1 \times 0.1 + 2 \times 0.1 = 1$$

$$D(X_2) = 2 \times 0.2 + 2 \times 0.2 + 2 \times 0.2 + 2 \times 0.2 + 2 \times 0.2 = 2$$

显然方法 1 的精度高。

例 8－42 设随机变量 X 的概率密度为

$$f(x) = \begin{cases} 1+x & -1 < x < 0 \\ 1-x & 0 \leqslant x < 1 \end{cases}$$

（1）求 $D(X)$；（2）求 $D(X^2)$。

解

$$E(X) = \int_{-1}^{0} x(1+x)\mathrm{d}x + \int_{0}^{1} x(1-x)\mathrm{d}x = 0$$

$$E(X^2) = \int_{-1}^{0} x^2(1+x)\mathrm{d}x + \int_{0}^{1} x^2(1-x)\mathrm{d}x = \frac{1}{6}$$

$$\text{所以} \quad D(X) = E(X^2) - (E(X))^2 = \frac{1}{6}$$

$$E(X^4) = \int_{-1}^{0} x^4(1+x)\mathrm{d}x + \int_{0}^{1} x^4(1-x)\mathrm{d}x = \frac{1}{15}$$

$$\text{所以} \quad D(X^2) = E(X^4) - (E(X^2))^2 = \frac{1}{15} - \left(\frac{1}{6}\right)^2 = \frac{7}{180}$$

知识拓展

协方差 若两个随机变量 X 和 Y 相互独立，则 $E[(X-E(X))(Y-E(Y))] = 0$，因而若上述数学期望不为零，则 X 和 Y 必不是相互独立的，亦即它们之间存在着一定的关系。

定义 $E[(X-E(X))(Y-E(Y))]$ 称为随机变量 X 和 Y 的协方差，记作 $COV(X,Y)$，即 $COV(X,Y) = E[(X-E(X))(Y-E(Y))]$。协方差与方差之间有如下关系 $D(X+Y) = D(X) + D(Y) + 2COV(X,Y)$；$D(X-Y) = D(X) + D(Y) - 2COV(X,Y)$ 此外，$COV(X,Y) = E(XY) - E(X)E(Y)$。

协方差的性质：

(1) $COV(X,Y) = COV(Y,X)$；

(2) $COV(aX,bY) = abCOV(X,Y)$，（a,b 是常数）；

(3) $COV(X_1+X_2,Y) = COV(X_1,Y) + COV(X_2,Y)$。

由协方差定义，可以看出 $COV(X,X) = D(X)$，$COV(Y,Y) = D(Y)$。

三、几个常见分布的数学期望与方差

（一）几个重要的随机变量的数学期望

1. 0-1 分布 $B(1,p)$

X	1	0
P	p	$1-p$
，

$$E(X) = 1 \times p + 0 \times (1-p) = p;$$

2. 二项分布 $B(n, p)$

$$p_k = P\{X = k\} = C_n^k p^k (1-p)^{n-k}, \, k = 0, 1, \cdots, n$$

$$E(X) = \sum_{k=0}^n k p_k = \sum_{k=0}^n k \frac{n!}{k!(n-k)!} p^k (1-p)^{n-k}$$

$$= np \sum_{k=1}^n \frac{(n-1)!}{(k-1)!(n-k)!} p^{k-1} (1-p)^{(n-1)-(k-1)}$$

$$\underline{\underline{\diamondsuit \, l = k-1}} np \sum_{l=0}^{n-1} C_{n-1}^l p^l (1-p)^{n-1-l}$$

$$= np$$

3. 泊松分布 $\pi(\lambda)$

$$P\{X = k\} = \frac{\lambda^k}{k!} e^{-\lambda}, \, k = 0, 1, 2, \cdots$$

$$E(X) = \sum_{k=0}^\infty k \frac{\lambda^k}{k!} e^{-\lambda} = \lambda \sum_{k=1}^\infty \frac{\lambda^{k-1}}{(k-1)!} e^{-\lambda} = \lambda$$

4. 均匀分布 $U[a, b]$

$$f(x) = \begin{cases} \dfrac{1}{b-a}, & a < x < b, \\ 0, & \text{其他}, \end{cases}$$

$$E(X) = \int_a^b x \frac{1}{b-a} \mathrm{d}x = \frac{a+b}{2}$$

5. 指数分布 $E(\theta)$

$$f(x) = \begin{cases} \theta e^{-\theta x} & x > 0 \\ 0 & x \leqslant 0 \end{cases}$$

$$E(X) = \int_0^\infty x \theta e^{-\theta x} \, \mathrm{d}x = -\int_0^\infty x \mathrm{d}e^{-\theta x}$$

$$= -x e^{-\theta x} \Big|_0^\infty + \int_0^\infty e^{-\theta x} \, \mathrm{d}x$$

$$= -\frac{1}{\theta} e^{-\theta x} \Big|_0^\infty = \frac{1}{\theta}$$

6. 正态分布 $N(\mu, \sigma^2)$

$$f(x) = \frac{1}{\sqrt{2\pi}\sigma} e^{-\frac{(x-\mu)^2}{2\sigma^2}}, \, -\infty < x < \infty$$

$$E(X) = \int_{-\infty}^\infty \frac{x}{\sqrt{2\pi}\sigma} e^{-\frac{(x-\mu)^2}{2\sigma^2}} \mathrm{d}x \xrightarrow{\diamondsuit \, t = \frac{x-\mu}{\sigma}} \int_{-\infty}^\infty \frac{\sigma t + \mu}{\sqrt{2\mu}} e^{-\frac{t^2}{2}} \mathrm{d}t$$

$$= \int_{-\infty}^\infty \frac{\sigma t}{\sqrt{2\pi}} e^{-\frac{t^2}{2}} \mathrm{d}t + \mu \int_{-\infty}^\infty \frac{1}{\sqrt{2\pi}} e^{-\frac{t^2}{2}} \mathrm{d}t$$

$$= 0 + \mu \cdot 1 = \mu$$

（二）几个重要的随机变量的方差

1. 二项分布 $B(n, p)$

$$P\{X = k\} = C_n^k p^k (1-p)^{n-k}, \, k = 0, 1, \cdots, n$$

令
$$X_i = \begin{cases} 1, & \text{第 } i \text{ 次实验成功} \\ 0, & \text{第 } i \text{ 次实验不成功} \end{cases}$$

则 $X = \sum_{i=1}^{n} X_i$，且

$$D(X_i) = E(X_i^2) - [E(X_i)]^2 = p - p^2 = p(1-p)$$

$$D(X) = \sum_{i=1}^{n} D(X_i) = \sum_{i=1}^{n} p(1-p) = np(1-p)$$

2. 泊松分布 $\pi(\lambda)$

$$P\{X = k\} = \frac{\lambda^k}{k!} e^{-\lambda}, k = 0, 1, 2, \cdots$$

已知 $E(X) = \lambda$

$$D(X) = E(X^2) - (E(X))^2 = E(X(X-1)) + E(X) - (E(X))^2$$
$$= \sum_{k=0}^{\infty} \frac{k(k-1)\lambda^k}{k!} e^{-\lambda} + \lambda - \lambda^2$$
$$= \lambda^2 e^{-\lambda} \sum_{k=2}^{\infty} \frac{\lambda^{k-2}}{(k-2)!} + \lambda - \lambda^2$$
$$= \lambda^2 e^{-\lambda} e^{\lambda} + \lambda - \lambda^2 = \lambda$$

3. 均匀分布 $U[a,b]$

由于均匀分布的密度函数为

$$f(x) = \begin{cases} \dfrac{1}{b-a}, & a \leqslant x \leqslant b \\ 0, & 其他 \end{cases}$$

$$E(X) = \frac{a+b}{2}, \quad E(X^2) = \int_a^b \frac{x^2}{b-a} dx = \frac{b^3 - a^3}{3(b-a)} = \frac{b^2 + ab + a^2}{3}$$

故

$$D(X) = \frac{b^2 + ab + a^2}{3} - (\frac{a+b}{2})^2 = \frac{(b-a)^2}{12}$$

4. 指数分布

由于指数分布的密度函数为

$$f(x) = \begin{cases} \theta e^{-\theta x}, & x \geqslant 0 \\ 0, & x < 0 \end{cases}$$

$$E(X^2) = \int_0^{+\infty} x^2 f(x) dx = \int_0^{+\infty} \theta x^2 e^{-\theta x} dx = -x^2 e^{-\theta x} \Big|_0^{+\infty} + \int_0^{+\infty} 2x e^{-\theta x} dx$$
$$= -\frac{2}{\theta} \int_0^{+\infty} x de^{-\theta x} = -\frac{2}{\theta} x e^{-\theta x} \Big|_0^{+\infty} + \frac{2}{\theta} \int_0^{+\infty} e^{-\theta x} dx$$
$$= -\frac{2}{\theta^2} e^{-\theta x} \Big|_0^{+\infty} = \frac{2}{\theta^2}$$

故

$$D(X) = E(X^2) - (E(X))^2 = \frac{2}{\theta^2} - \frac{1}{\theta^2} = \frac{1}{\theta^2}$$

5. 正态分布 $X \sim N(\mu, \sigma^2)$

先求标准正态变量 $Z = \dfrac{X - \mu}{\sigma}$ 的期望与方差。

X 的概率密度为：$\phi(t) = \dfrac{1}{\sqrt{2\pi}} e^{-t^2/2}$，则

$$E(Z) = \frac{1}{\sqrt{2\pi}} \int_{-\infty}^{+\infty} t e^{-t^2/2} dt = \frac{1}{\sqrt{2\pi}} e^{-t^2/2} \Big|_{-\infty}^{+\infty} = 0$$

因为 $X = \mu + \sigma Z$

则：$E(X) = E(\mu + \sigma Z) = \mu$

$$D(X) = D(\mu + \sigma Z) = E\{\mu + \sigma Z - E(\mu + \sigma Z)\}^2$$

$$= E(\sigma^2 Z^2) = \sigma^2 E(Z^2)$$

$$= \frac{a^2}{\sqrt{2\pi}} \int_{-\infty}^{+\infty} t^2 e^{-\frac{1}{2}t^2} \, \mathrm{d}t = \frac{a^2}{\sqrt{2\pi}} \int_{-\infty}^{+\infty} -t \mathrm{d}e^{-\frac{1}{2}t^2}$$

$$= \frac{a^2}{\sqrt{2\pi}} \left[-t e^{-\frac{1}{2}t^2} \Big|_{-\infty}^{+\infty} + \int_{-\infty}^{+\infty} e^{-\frac{1}{2}t^2} \, \mathrm{d}t \right]$$

$$= \frac{a^2}{\sqrt{2\pi}} (0 + \sqrt{2\pi})$$

$$= \sigma^2$$

四、大数定律和中心极限定理

生产、生活及科学实验中的风险事故都具有不确定性，或者称为随机性。但是，任何事情的发生、发展都具有一定的客观规律。如果各种条件都能预知，则事物发生的结果也能予以正确地测定，此时虽然风险事故仍然存在，损失仍然会发生，但是，随机性将因此消失。如果有大量的事例可供考察研究，则这些未知的、不确定的力量将有趋于平衡的自然倾向，那些在个别事例中存在的随机风险将在大数中消失，这种结论就是概率论中的大数定律。它的结论也可叙述为：大量的随机现象由于偶然性相互抵消而呈现出某种必然的数量规律。

（一）大数定律

定义 8-23　设 $Y_1, Y_2, \cdots, Y_n, \cdots$ 是一随机变量序列，a 为一常数。若对任意给定正数 $\varepsilon > 0$，有 $\lim\limits_{n \to +\infty} P\{|Y_n - a| < \varepsilon\} = 1$，则称随机变量序列 $Y_1, Y_2, \cdots, Y_n, \cdots$，依概率收敛于 a，记作 $\lim\limits_{n \to +\infty} Y_n = a, (P)$。

定义 8-24　设 $\{\zeta_n\}$ 为一随机序列，数学期望 $E(\zeta_n)$ 存在，令 $\overline{\zeta_n} = \dfrac{1}{n} \sum\limits_{i=1}^{n} \zeta_i$，若

$$\lim_{n \to \infty} [\overline{\zeta_n} - E(\overline{\zeta_n})] = 0, \quad (P) \tag{8-28}$$

则称随机序列 $\{\zeta_n\}$ 服从**大数定律**(law of large numbers)，或者说大数法则成立。

定义 8-25　设 $\{F_n(x)\}$ 是分布函数序列，若存在一个非降函数 $F(x)$，对于它的每一连续点 x，都有 $\lim\limits_{n \to \infty} F_n(x) = F(x)$，则称分布函数序列 $\{F_n(x)\}$ 弱收敛于 $F(x)$，记作 $F_n(x) \xrightarrow{w} F(x)$。

1. 切比雪夫不等式

设随机变量 X 的数学期望 $E(X) = \mu$，方差 $D(X) = \sigma^2$，则对任意的正数 ε，不等式

$$P\{|X - \mu| \geqslant \varepsilon\} \leqslant \frac{D(X)}{\varepsilon^2} \text{ 或 } P\{|X - \mu| < \varepsilon\} \geqslant 1 - \frac{D(X)}{\varepsilon^2} \tag{8-29}$$

成立，此不等式被称为切比雪夫不等式。

例 8-43　用切比雪夫不等式估计下题的概率：200 个新生婴儿中，男孩多于 80 个且少于 120 个的概率（假定生男孩和女孩的概率均为 0.5）。

解　设 200 个婴儿中男孩数为 X，则 X 服从二项分布，且 $n = 200$，$p = 0.5$ 从而有

$E(X) = np = 200 \times 0.5 = 100$，$D(X) = np(1-p) = 200 \times 0.5 \times 0.5 = 50$

由切比雪夫不等式知道，男孩多于 80 个且少于 120 个的概率为：

$$P(80 < X < 120) = P(|X - 100| < 20) \geqslant 1 - \frac{50}{20^2} = 0.875$$

2. 切比雪夫大数定律

设独立的随机变量序列 $X_1, X_2, \cdots, X_n, \cdots$ 的数学期望 $E(X_1), E(X_2), \cdots, E(X_n), \cdots$ 与方差 $D(X_1), D(X_2), \cdots, D(X_n), \cdots$ 都存在，并且方差是一致有上界的，即存在某一常数 K，使得

$D(X_i) < K, i = 1, 2, \cdots, n, \cdots$，则对于任意的正数 ε，有

$$\lim_{n \to \infty} P\left(\left|\frac{1}{n}\sum_{i=1}^{n}X_i - \frac{1}{n}\sum_{i=1}^{n}E(X_i)\right| < \varepsilon\right) = 1 \tag{8-30}$$

推论 设随机变量 $X_1, X_2, \cdots, X_n, \cdots$ 相互独立，且它们具有相同的分布及有限的数学期望和方差：$EX_i = a, DX_i = \sigma^2 (i = 1, 2, \cdots)$，则对任意给定的正数 ε，有

$$\lim_{n \to \infty} P\left(\left|\frac{1}{n}\sum X_i - a\right| < \varepsilon\right) = 1 \tag{8-31}$$

此推论表明：n 个相互独立的具有相同数学期望和方差的随机变量，当 n 很大时，它们的算术平均值几乎是一常数，这个常数就是它们的数学期望。

例 8-44 使用某仪器测量已知量 a，设 n 次独立得到的测量值为 $X_1, X_2, \cdots, X_n$。如果仪器无系统误差，问 n 充分大时，是否可以用 $S_n^2 = \frac{1}{n}\sum_{i=1}^{n}(X_i - a)^2$ 作为仪器误差的方差近似值？

分析：用 σ^2 表示仪器误差的方差真值。如果 $\forall \varepsilon > 0$，恒有 $\lim_{n \to \infty} P(|S_n^2 - \sigma^2| < \varepsilon) = 1$，则 n 充分大时 S_n^2 就可以看作是 σ^2 的近似值。

解 依题意，可以将观察结果 $X_1, X_2, \cdots, X_n$ 看作是相互独立具有相同分布的随机变量。则 $E(X_i) = \mu$，$D(X_i) = \sigma^2 (i = 1, 2, \cdots n)$，仪器第 i 次测量误差 $X_i - a$ 的数学期望 $E(X_i - a) = \mu - a$，$D(X_i) = \sigma^2$

设 $Y_i = (X_i - a)^2$ 亦是相互独立的具有相同分布随机变量，在仪器无系统误差时有

$$E(X_i) = a，即 \mu = a$$

$$E(Y_i) = E[(X_i - a)^2] = E[(X_i - \mu)^2] = D(X_i) = \sigma^2, i = 1, 2, \cdots, n$$

由切比雪夫大数定律，$\forall \varepsilon > 0$，有

$$\lim_{n \to \infty} P\left(\left|\frac{1}{n}\sum_{i=1}^{n}Y_i - \sigma^2\right| < \varepsilon\right) = 1,$$

即 $\forall \varepsilon > 0$，有

$$\lim_{n \to \infty} P\left(\left|\frac{1}{n}\sum_{i=1}^{n}(X_i - a)^2 - \sigma^2\right| < \varepsilon\right) = 1$$

从而确定当 $n \to \infty$ 时，随机变量 $\frac{1}{n}\sum_{i=1}^{n}(X_i - a)^2$ 依概率收敛于 σ^2，即当 n 充分大时，可以用 $S_n^2 = \frac{1}{n}\sum_{i=1}^{n}(X_i - a)^2$ 作为仪器误差的方差近似值。

3. 伯努利大数定律（频率的稳定性）

设 μ_n 是 n 次独立试验中事件 A 发生的次数，p 是事件 A 在每次试验中发生的概率，则对于任意正数 ε，恒有

$$\lim_{n \to \infty}\left\{\left|\frac{\mu_n}{n} - p\right| \geqslant \varepsilon\right\} = 0 \text{ 或 } \lim_{n \to \infty}\left\{\left|\frac{\mu_n}{n} - p\right| < \varepsilon\right\} = 1 \tag{8-32}$$

随着 n 的增大，事件 A 发生的频率 $\frac{\mu_n}{n}$ 与其概率 p 的偏差 $\left|\frac{\mu_n}{n} - p\right|$ 大于预先给定的精度 ε 的可能性愈来愈小，小到可以忽略不计。这就是频率稳定于概率的含义，或者说频率依概率收敛于概率。这个定义以严格的数学形式刻画了频率的稳定性。因此，在实际应用中，当试验次数很大时，便可以用事件发生的频率来代替事件的概率。伯努利大数定律提供了用频率来确定概率的理论依据。我们可通过多次重复一个试验，确定事件 A 在每次试验中出现的概率为

$$\frac{\mu_n}{n} \approx P = P(A)。$$

例如，抛一枚硬币出现正面的概率 $p = 0.5$。若把这枚硬币连抛 10 次，则因为 n 较小，发

生大偏差的可能性有时会大一些，有时会小一些。若把这枚硬币连抛 n 次，当 n 很大时，由切比雪夫不等式知：证明出现的概率与 0.5 的偏差大于预先给定的精度 ε（若取精度 $\varepsilon=0.01$）的可能性

$$P\left\{\left|\frac{\mu_n}{n}-0.5\right|>0.01\right\}\leqslant\frac{0.5\times0.5}{n0.01^2}=\frac{10^4}{4n}$$

当 $n=10^5$ 时，大偏差发生的可能性小于 $\frac{1}{40}=2.5\%$。当 $n=10^6$ 时，大偏差发生的可能性小于 $\frac{1}{400}=0.25\%$。可见试验次数愈多，偏差发生的可能性愈小。

4. 辛钦大数定律

设 $\{X_i\}$ 为一独立同分布的随机变量序列，若 X_i 的数学期望存在，则 $\{X_i\}$ 服从大数定律，即对任意的 $\varepsilon>0$，有

$$\lim_{n\to\infty}P\left(\left|\frac{1}{n}\sum_{i=1}^{n}X_i-E(X_i)\right|<\varepsilon\right)=1 \tag{8-33}$$

成立。

辛钦大数定律提供了求随机变量数学期望 $E(X)$ 的近似值的方法。设想对随机变量 X 独立重复地观察 n 次，第 k 次观察值为 X_k，则 X_1，X_2，$\cdots$，X_n 应该是相互独立的，且它们的分布应该与 X 的分布相同。所以，在 $E(X_i)$ 存在的条件下，按照辛钦大数定律，当 n 足够大时，可以把平均观察值 $\frac{1}{n}\sum_{i=1}^{n}X_i$ 作为 $E(X_i)$ 的近似值。这样做法的一个优点是我们可以不必去管 X 的分布究竟是怎样的，我们的目的只是寻找数学期望。

（二）中心极限定理

大数定律讨论的是多个随机变量的平均 $\frac{1}{n}\sum_{i=1}^{n}X_i$ 的渐近性质，但没有涉及到随机变量分布的问题。而概率论与数理统计中，正态分布是一种最常见而又最重要的分布。在实际应用中，有很多随机变量都服从正态分布，即使原来并不服从正态分布的一些独立的随机变量，它们的和分布也近似服从正态分布。自然要提出这样的问题：为什么正态分布如此广泛地存在，从而在概率论中占有如此重要的地位？应如何解释大量随机现象的这一客观规律性呢？事实上，这正是客观实际的反映，中心极限定理就是概率论中论证随机变量和的极限分布为正态分布的定义总称。

1. 独立同分布中心极限定理

若 $X_1,X_2,\cdots,X_n,\cdots$，为独立同分布随机变量序列，$E(X_k)=\mu$，$D(X_k)=\sigma^2(k=1,2,\cdots)$，则随机变量标准化量 $Y_n=\dfrac{\sum\limits_{k=1}^{n}X_k-n\mu}{\sqrt{n}\sigma}$ 的分布函数 $F_n(x)$ 对于任意 x 满足

$$\lim_{n\to+\infty}F_n(x)=\int_{-\infty}^{x}\frac{1}{\sqrt{2\pi}}e^{-\frac{t^2}{2}}\mathrm{d}t=\Phi(x) \tag{8-34}$$

2. 李雅普诺夫中心极限定义 *

若 $X_1,X_2,\cdots,X_n,\cdots$，为独立同分布随机变量序列，$E(X_k)=\mu_k$，$D(X_k)=\sigma_k^2>0$，$B_n^2=\sum\limits_{k=1}^{n}X_k^2$，若存在正数 δ，使当 $n\to\infty$ 时，$\dfrac{1}{B_n^{2+\delta}}\sum\limits_{k=1}^{n}E\{|X_k-\mu_k|^{2+\delta}\}\to0$ 则随机变量标准化量 $Z_n=\dfrac{\sum\limits_{k=1}^{n}(X_k-EX_k)}{B_n}$ 的分布函数 $F_n(x)$ 对于任意 x 满足

$$\lim_{n \to +\infty} F_n(x) = P\left\{ Z_n \leqslant x \right\} = \int_{-\infty}^{x} \frac{1}{\sqrt{2\pi}} e^{-\frac{t^2}{2}} dt = \Phi(x) \tag{8-35}$$

说明： 无论各随机变量 $X_k(k=1,2,\cdots)$ 服从什么分布，只要满足定义的条件，那么它们的和当 n 很大时，就近似服从正态分布，这就是为什么正态随机变量在概率论中占有非常重要地位的一个基本原因。

3. 棣莫弗-拉普拉斯中心极限定义 *

设随机变量服从参数为 n，p 的二项分布，则对任意 x，有

$$\lim_{n \to +\infty} P\left\{ \frac{\eta_n - np}{\sqrt{np(1-p)}} \leqslant x \right\} = \int_{-\infty}^{x} \frac{1}{\sqrt{2\pi}} e^{-\frac{t^2}{2}} dt = \Phi(x) \tag{8-36}$$

例 8 – 45　某单位有 200 台电话分机，每台有 5% 的时间要使用外线通话，假定每台分机是否使用外线是相互独立的，问该单位总机要安装多少条外线，才能以 90% 以上的概率保证分机用外线时不等待？

解　设有 X 部分机同时使用外线，则有 $X \sim B(n,p)$，其中 $n=200$，$p=0.05$，$np=10$，$\sqrt{np(1-p)}=3.08$ 设有 N 条外线。由题意有 $P\{X \leqslant N\} > 0.9$

由棣莫弗-拉普拉斯定义有

$$P\{X \leqslant N\} = P\left\{ \frac{X-np}{\sqrt{np(1-p)}} \leqslant \frac{N-np}{\sqrt{np(1-p)}} \right\} \approx \Phi\left[\frac{N-np}{\sqrt{np(1-p)}} \right] = \Phi\left[\frac{N-10}{3.08} \right]$$

查表得 $\Phi(1.28) = 0.90$，故 N 应满足条件 $\dfrac{N-10}{3.08} > 1.28$。

即 $N > 13.94$，取 $N=14$，即至少要安装 14 条外线。

知识链接

帕夫努季·利沃维奇·切比雪夫（1821—1894）　俄罗斯数学家、力学家。1821 年 5 月 26 日生于卡卢加省奥卡托沃，1894 年 12 月 8 日卒于彼得堡。16 岁进莫斯科大学。1841 年即因《方程根的计算》一文获银质奖章。1847 年进彼得堡大学，两年后获博士学位。1850 年任教授。1859 年当选为彼得堡科学院院士。他还是许多外国科学院的院士和学会会员。

他一生发表了 70 多篇科学论文，内容涉及数论、概率论、函数逼近论、积分学等方面。他证明了贝尔特兰公式、自然数列中素数分布的定理、大数定律的一般公式以及中心极限定理。他不仅重视纯数学，而且十分重视数学的应用。

习　题　八

一、判断题

1. 假设事件 A 和 B 满足 $P(A \mid B) = 1$，则事件 A 和 B 的关系是 $B \subset A$。（　　）

2. 随机变量 X 的取值在 $[0,1000]$ 之间且取整数，则 X 为离散型随机变量。（　　）

3. 二点分布中的随机变量 X 取值为 1、2。（　　）

4. $n=1$ 的二项分布就是二点分布。（　　）

二、选择题

1. 对任意事件 A 和 B，有 $P(A-B) =$
    A. $P(A)-P(B)$ B. $P(A)-P(B)+P(AB)$
    C. $P(A)-P(AB)$ D. $P(A)+P(B)+P(AB)$

2. 下列哪个分布是离散型随机变量的分布
    A. 超几何分布   B. 指数分布
    C. 正态分布   D. 均匀分布

3. 下列哪个是指数分布的概率密度函数

    A. $f(x;\lambda,m) = \begin{cases} \dfrac{m}{\lambda}\left(\dfrac{x}{\lambda}\right)^{m-1} e^{-\left(\frac{x}{\lambda}\right)^m} & x > 0 \\ 0 & x \leqslant 0 \end{cases}$

    B. $f(x) = \begin{cases} \lambda e^{-\lambda x} & x \geqslant 0 \\ 0 & \text{其他} \end{cases}$ $\lambda > 0$ 为常数

    C. $f(x) = \begin{cases} \dfrac{1}{b-a} & a \leqslant x \leqslant b \\ 0 & \text{其他} \end{cases}$

    D. $f(x) = \begin{cases} \dfrac{\beta^{\alpha}}{\Gamma(\alpha)} x^{\alpha-1} e^{-\beta x} & x \geqslant 0 \\ 0 & \text{其他} \end{cases}$ $\lambda > 0$ 为常数

三、计算题

1. 设 A，B，C 三个随机事件，请将下列 A，B，C 的关系表示出来：
（1）A，B 不出现 C 出现；（2）三个事件全部出现；（3）不多于一个出现；（4）只有一个出现。

2. 已知有 50 支注射器，有 2 支不合格，现在任意取出 3 支，求其中至少有一支不合格的概率。

3. 已知甲乙两人同时射击一个目标，甲的命中率为 50%，乙的命中率为 60% 求：
（1）两人都命中目标的概率；
（2）至少一人命中目标的概率。

4. 正常人每毫升血液中白细胞数 $X \sim N(7300，700^2)$，现抽检 5 名正常人，求：
（1）5 人白细胞数都在（5000，9000）之间的概率；
（2）有一人白细胞数在 4000 以下的概率。
$$\left(\begin{matrix} \Phi(2.43)=0.9925；\Phi(2.42)=0.9922；\Phi(3.29)=0.9995； \\ \Phi(3.28)=0.99948；\Phi(4.714)=0.99999877；\Phi(4.8)=0.9999992 \end{matrix}\right)$$

5. 在 100 升经消毒的自来水中，只能含有 10 个大肠杆菌，仅从中取出一升水进行检验，问在这一升水中检出 2 个大肠杆菌的概率是多少？如果真的检查出 2 个大肠杆菌，问这水是否合格？

6. 甲乙两台机床生产同一种零件，在一天内生产的次品数分别记为 X、Y，已知
$$X \sim \begin{bmatrix} 0 & 1 & 2 & 3 \\ 0.4 & 0.3 & 0.2 & 0.1 \end{bmatrix}，Y \sim \begin{bmatrix} 0 & 1 & 2 & 3 \\ 0.3 & 0.5 & 0.2 & 0 \end{bmatrix}$$
如果两台机床的产量相等，问哪台机床生产的零件的质量较好？

7. 某产品的次品率为 0.1，检验员每天检验 4 次，每次随机地取 10 件产品进行检验，如

发现其中的次品数多于 1 就去调整设备，以 X 表示一天中调整设备的次数，试求 $E(X)$。

8. 设随机变量 X 的分布律为 $P\left\{X=(-1)^{k+1}\cdot\dfrac{3^k}{k}\right\}=\dfrac{2}{3^k}$，$k=1$，2，$\cdots$，证明 X 的数学期望不存在。

9. 设随机变量 X 的概率密度为 $f(x)=\begin{cases}e^{-x},x>0\\0,其他\end{cases}$，试求：（1）$Y=2X^2$ 的数学期望；（2）$Y=e^{-2x}$ 的数学期望。

10. 假设一部机器在一天内发生故障的概率为 0.2，机器发生故障时全天停止工作，若一周 5 个工作日里无故障，可获利润 10 万元；发生一次故障仍可获利润 5 万元；发生二次故障获利润 0 元；发生三次或三次以上故障就要亏损 2 万元，求一周内的平均利润是多少。

11. 游客乘电梯从底层到电视塔顶层观光，电梯于每个整点的第 5min，25min 和 55min 从底层起行；假设一游客在早 8 点的第 X min 到达底层候梯处，且 X 在 [0，60] 上均匀分布，求该游客等候时间的数学期望。

12. 一台设备由三大部件构成，在设备运转中各部件需要调整的概率相应为 0.10，0.20 和 0.30，假设各部件的状态相互独立，以 X 表示同时需要调整的部件数，试求 X 的概率分布、数学期望 $E(X)$ 和方差 $D(X)$。

13. 设随机变量 X 的方差为 2，试根据切比雪夫不等式估计概率 $P\{|X-E(X)|\geqslant 2\}$。

（李　霞　王艳秋）

第九章 MATLAB 软件及应用实例

<table>
<tr>
<td>案例</td>
<td>学过线性代数的同学都知道：求非奇异矩阵 $A = \begin{bmatrix} 1 & 3 & 6 \\ 2 & 5 & 8 \\ 3 & 9 & 11 \end{bmatrix}$ 的逆，相对矩阵的其他基本计算，比如：矩阵的转置来说计算上比较繁琐，那么有没有现成的计算机工具来帮助我们求解呢？</td>
</tr>
</table>

本章将介绍 MATLAB 软件的基本功能、函数和操作，并结合前面各章学习的内容，以典型例题为对象讲解如何利用 MATLAB 来求解各类高等数学问题。

第一节 MATLAB 简介

MATLAB 是由美国 MathWorks 公司于 20 世纪 80 年代初推出的一套以矩阵计算为基础的，适合多学科、多种工作平台的功能强劲的大型软件。MATLAB 将数值计算、可视化和编程功能集成在非常便于使用的环境中，具有编程效率高、用户使用方便、扩充能力强、移植性好等特点。经过 MathWorks 公司的不断完善，目前 MATLAB 已经发展成为国际上最优秀的高性能科学与工程计算软件之一。主要应用于数值分析、数值和符号计算、工程和科学绘图、控制系统的设计与仿真以及财务和金融工程等领域。

一、MATLAB 软件的工作环境

假定在您的计算机里已经安装了 MATLAB 软件，在 Windows 桌面上就会出现 MATLAB 的图标。双击此图标，进入 MATLAB 的工作界面。MATLAB 的工作界面由菜单、工具栏、命令窗口、工作空间管理窗口、命令历史窗口和当前目录窗口组成。

1. 菜单和工具栏

MATLAB 的菜单和工具栏界面与 Windows 程序的界面类似，只要稍加实践就可以掌握其功能和使用方法。

2. 命令窗口（Command）

MATLAB 命令窗口是用来接受 MATLAB 命令的窗口。在命令窗口中直接输入命令，可以实现显示、清除、储存、调出、管理、计算和绘图等功能。MATLAB 命令窗口中的符号"＞＞"为运算提示符，表示 MATLAB 处于准备状态。当在提示符后输入一段程序或一段运算式后按回车键，MATLAB 会给出计算结果并将其保存在工作空间管理窗口中，然后再次进入准备状态。

3. 工作空间管理窗口（Workspace）

工作空间管理窗口显示当前 MATLAB 的内存中使用的所有变量的变量名、变量的大小和变量的数据结构等信息，数据结构不同的变量对应着不同的图标。

4. 命令历史窗口（Command History）

命令历史窗口显示所有执行过的命令。在默认设置下，该窗口会保留自 MATLAB 安装后使用过的所有命令，并表明使用的时间。利用该窗口，一方面可以查看曾经执行过的命令；另一方面，可以重复利用原来输入的命令，这只需在命令历史窗口中直接双击某个命令，就可以执行该命令。

5. 当前目录窗口（Current Directory）

当前目录窗口显示当前目录下所有文件的文件名、类型和最后修改时间。

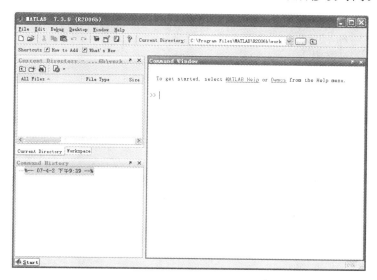

图 9 - 1

二、MATLAB 软件常用命令

表 9 - 1　MATLAB 软件常用命令

who	显示当前工作空间中的所有变量名
whos x	显示工作空间中的变量 x 的大小、数据类型
clc	清除命令窗口中的所有内容
disp（x）	显示变量 x 的内容
cd	显示当前工作目录
quit（exit）	退出 MATLAB
save 文件名	把工作空间中的变量保存在当前 MATLAB 目录下的文件中
help 命令名	help ＜命令名＞：查询所列命令的帮助信息

三、MATLAB 软件的基本操作

（一）简单矩阵的建立及运算

1. 矩阵的建立

（1）输入矩阵以"［　］"为其标识，即矩阵的元素应在"［　］"的内部，此时 MATLAB 才将其识别为矩阵。如：$A = [1,2,3;1,1,1;4,5,6]$

（2）矩阵的同行元素之间可由空格或逗号分隔，行与行之间用分号或回车符分隔。

（3）矩阵大小可不预先定义。

（4）若不想获得中间结果，在 ［ ］ 后可用分号结束。

（5）无任何元素的空矩阵也合法。

（6）矩阵元素可以为运算表达式，如 b＝［sin(2 * pi/3)，log(9)，tanh(6)］。

2. 矩阵的运算

（1）矩阵的加减法：$A \pm B$。

（2）矩阵的乘法：$A * B$。

（3）矩阵的除法：矩阵除法有左除 "＼" 和右除 "/" 两种。方程 $AX=B$ 的解用 $X=A \backslash B$ 表示，方程 $XA=B$ 的解用 $X=B/A$ 表示。

（4）方阵的逆运算：inv(A)。

（5）方阵的行列式：det(A)。

（6）方阵的乘方运算：当 p 为正整数时，A^p 表示矩阵 A 自乘 p 次；当 p 为负整数时，A^p 表示矩阵 A^{-1} 自乘 $| p |$ 次，此时要求 A 可逆。

（7）矩阵的秩运算：rank(A)。

（8）矩阵的特征值和特征向量：eig(A)。

下面我们用 MATLAB 软件来求解章首案例。

例 9 - 1　求非奇异矩阵 $A = \begin{bmatrix} 1 & 3 & 6 \\ 2 & 5 & 8 \\ 3 & 9 & 11 \end{bmatrix}$ 的逆。

A＝［1,3,6;2,5,8;3,9,11］；

Z＝inv(A)

Z＝

−2.4286	3.0000	−0.8571
0.2857	−1.0000	0.5714
0.4286	0	−0.1429。

3. MATLAB 的图形功能

在进行数值计算的过程中，为了从直观上认识计算结果，可以通过 MATLAB 的图形功能将计算结果图形化。MATLAB 是通过描点、连线来作图的，因此，在作二维图形和三维图形之前，必须先取得该图形上一系列点的坐标，然后利用 MATLAB 函数作图。下面着重介绍二维图形的画法，对三维图形只作简单叙述。

（二）二维图形

二维图形的绘制是 MATLAB 图形功能的基础，也是在绝大多数数值计算中广泛应用的图形方式之一。

1. 基本绘图命令

（1）plot 命令：绘制二维图形最常用的命令是 plot。对于不同形式的输入，该函数可以实现不同的功能。

1）当**制图**(plot) 函数仅有一个输入变量时：plot(X)

如果 X 为实向量，则以 X 的索引坐标作为横坐标，以 X 的各元素作为纵坐标绘制图形（图 9 - 2）。

2）当 plot 函数有两个输入变量时：plot(X,Y)

当 X 和 Y 为向量时，X 和 Y 的维数必须相同，而且同时为行向量或同时为列向量。此时以第一个向量的分量为横坐标，第二个向量的分量为纵坐标绘制图形（图 9-3）。

例 9-2　X= [0　0.5　0.75　0.95　0.8　0.35]；

　　　　　　plot(X)　　%（图 9-2）　　（符号%为注释说明）

例 9-3　X=0：0.01 * pi：pi；

　　　　　　Y=cos(sin(X))；

　　　　　　plot(X,Y)　　%　　（图 9-3）

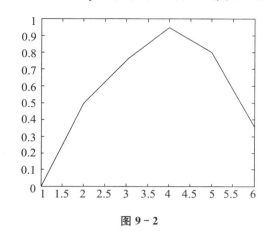

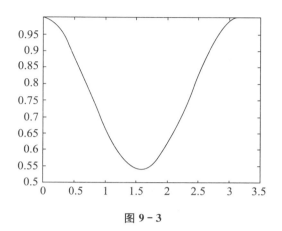

图 9-2　　　　　　　　　　　　　　　　　　图 9-3

3）子图（subplot）

在绘图过程中，经常需要将几个图形在同一图形窗口中表示出来，但又不在同一个坐标系中绘制，此时要用到函数 subplot。调用格式如下：

subplot(m,n,p)　　将一个图形窗口分割成 $m×n$ 个小窗口，可以通过参数 p 分别对若干子绘图区域进行操作，子绘图区域的编号为按行从左至右编号。如果 p 是一个向量，则创建一个坐标轴，包含所有罗列在 p 中的小窗口。

例 9-4　在四个子图中绘制不同的三角函数图。

x=0：0.1 * pi：2 * pi

subplot(2,2,1)　　　　% 第 1 个绘图子域

plot(x,sin(x)，'— *')；axis([0，2 * pi — 1 1])；title('sin(x)')

subplot(2,2,2)　　　　% 第 2 个绘图子域

plot(x,cos(x)，'— o')；axis([0，2 * pi — 1 1])；title('cos(x)')

subplot(2,2,3)　　　　% 第 3 个绘图子域

plot(x,2 * sin(x). * cos(x),'— x')；axis([0,2 * pi，— 1,1])；title('2sin(x)cos(x)')

subplot(2,2,4)　　　　% 第 4 个绘图子域

plot(x,sin(x). /cos(x),'— h')；axis([0，2 * pi — 1 1])；title('sin(x)/cos(x)')%（图 9-4）。

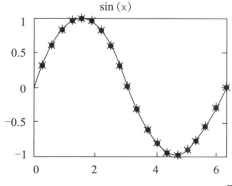

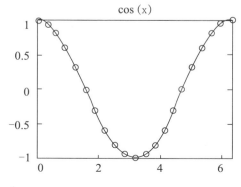

图 9-4

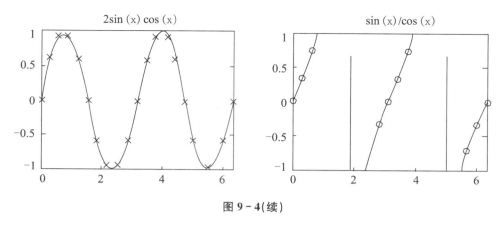

图 9 - 4(续)

（三）三维图形

三维图形的绘制与二维图形的绘制在许多方面都很类似，其中曲线的属性设置完全相同。最常用的三维绘图是绘制三维曲线图、三维网格图，相应的 MATLAB 命令为 plot3、mesh，下面分别介绍它们的具体使用方法。

1. plot3 命令

与 plot 类似，plot3 是三维绘图的基本函数，调用格式如下：

plot3(x,y,z)　　其中 x,y,z 为同维向量。绘制一条以向量 x,y,z 分别为 X,Y,Z 轴坐标值的空间曲线。

plot3(X,Y,Z)　　若 X,Y,Z 均为 $m \times n$ 的矩阵，将绘制 n 条曲线，其第 j 条曲线是以 X,Y,Z 矩阵的第 j 列分量为 x,y,z 轴坐标值的空间曲线。

plot3(X,Y,Z,s)　　s 为定义线型、颜色等的字符串。

plot3(x1,y1,z1,s1,x2,y2,z2,s2,…)

例 9 - 5　x＝0：pi/50：10 * pi；

plot3(cos(x),sin(x),x)　　%绘制螺旋线图(图 9 - 5)。

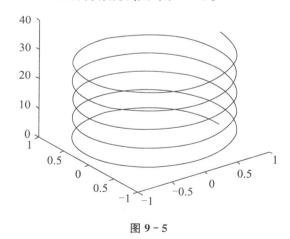

图 9 - 5

2. mesh 网图函数命令

mesh 命令可以绘出某一区间内完整的曲面，而不是单根曲线。

调用格式如下：

mesh(X,Y,Z)

例 9 - 6　x＝－4：0.25：4；y＝x；

[X Y]＝meshgrid(x,y)；　　%三维图形的 X，Y 数组

a = sqrt(X. ^ 2 + Y. ^ 2) + eps; Z = sin(a). /a; % 加 eps 是防止出现 0/0
mesh(X,Y,Z)　　　%三维网格表面，（图 9 - 6）。

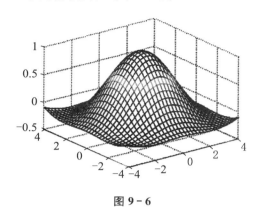

图 9 - 6

知识拓展

　　M 文件　　MATLAB 有两种工作方式，一种是在命令窗口中输入命令，MATLAB 会立即执行并显示结果；另一种就是把所要执行的一系列命令编制成文件，MATLAB 会自动地按照文件中的命令和语句，按顺序执行并显示结果；这种命令集成文件必须以 M 为扩展名，这就是 M 文件。M 文件有两种形式，命令 M 文件和函数 M 文件。M 文件具有语法简单、调试容易和人机交互性强等优点，不需要 end 语句作为 M 文件的结束标志；在运行次文件之前，需要把它所在目录加到 MATLAB 的搜索路径上去，或将文件所在目录设为当前目录。另外，命令 M 文件在运行过程中可以调用 MATLAB 工作域内所有的数据。而且，所产生的所有变量均为全局变量。也就是说，这些变量一旦生成，就一直保存在工作空间中，直到执行 clear 或 quit 命令时为止。

四、MATLAB 的帮助系统

　　MATLAB 为用户提供了非常完善的帮助系统，例如在线帮助、帮助窗口以及 MATLAB 演示等。通过使用帮助菜单或在命令窗口中输入帮助命令，可以很容易地获得 MATLAB 的帮助信息，进一步学习 MATLAB。

　　1. 命令窗口查询帮助系统

　　在命令窗口查询帮助系统最常用的命令是 help。通过 help 命令，可以在命令窗口获得在线帮助。调用格式如下：

　　help 在命令窗口列出所有主要的基本帮助主题。

　　help/在命令窗口列出所有的运算符和特殊字符。

　　2. 联机帮助系统

　　直接单击 MATLAB 主窗口的"?"按钮或选定 Help 菜单的前 4 项中的任意一项，进入 MATLAB 的联机帮助系统。

　　3. 联机演示系统

　　选择 MATLAB 主窗口菜单的"Help→Demos"选项或在命令窗口输入 demos 或直接在帮助页面上选择 Demos 选项都可以进入联机演示系统。通过联机演示系统，用户可以直观、快速地学习 MATLAB 某个工具箱的使用方法。

知识链接

MATLAB 的发展历程   MATLAB 的名字由 MATrix 和 LABoratory 两词的前三个字母组合而成。20 世纪 70 年代后期，时任美国新墨西哥大学计算机科学系主任的 Cleve Moler 教授为了减轻学生编程负担的动机，设计了一组调用 LINPACK 和 EISPACK 库程序的"通俗易用"的接口，此即用 FORTRAN 编写的萌芽状态的 MATLAB。

经历几年的校际间的流传，在 Little 的推动下，由 Little、Moler、Steve Bangert 合作，于 1984 年成立了 MathWorks 公司，并把 MATLAB 正式推向市场。从这时起，MATLAB 的内核采用 C 语言编写，而且除原有的数值计算能力外，还新增了数据图视功能。

MATLAB 以商品形式出现后，仅短短几年，就以其良好的开放性和运行的可靠性，使原先控制领域里的封闭式软件包（如英国的 UMIST、瑞典的 LUNd 和 SIMNON、德国的 KEDDC）纷纷淘汰，而改以 MATLAB 为平台加以重建。进入 20 世纪 90 年代，MATLAB 已经成为国际控制界公认的标准计算软件。MATLAB 语言的发展使计算机在数学领域的应用越来越广泛，为培养学生能力和提高教学质量提供强有力的支持和保障。

第二节   MATLAB 的应用实例

一、极限的 MATLAB 求解

MATLAB 中求解极限的命令为 limit，具体格式为：

limit(s,x,inf) 返回符号表达式当 x 趋于无穷大时表达式 s 的极限。

limit(s,x,a) 返回符号表达式当 x 趋于 a 时表达式 s 的极限。

例 9 - 7   求 $\lim\limits_{x\to\infty}\dfrac{3x^3-2x-1}{2x^3-x^2+1}$。

解   根据题意，MATLAB 命令及结果如下：

syms x   %是定义符号变量的命令，被定义的多个变量之间用空格隔开。

limit((3 * x^ 3 - 2 * x - 1)/(2 * x^ 3 - x^ 2 + 1), x, inf)

ans＝

    3/2

例 9 - 8   求 $\lim\limits_{x\to\infty}\dfrac{\sin x}{x}$。

解   根据题意，MATLAB 命令及结果如下：

syms x

limit(sin(x)/x, x, inf)

ans＝

    0

例 9 - 9   验证极限 $\lim\limits_{x\to 0}\dfrac{\sin x}{x}=1$ 的正确性。

解   根据题意，MATLAB 命令及结果如下：

syms x

limit(sin(x)/x, x, 0)

ans＝

    1

二、导数的 MATLAB 求解

例 9 - 10　已知函数 $y = x^3 + 2\sin x - \ln x$，求 y'。

解　MATLAB 中求解极限的命令为 diff，具体格式为：

diff(s,x,n) 返回符号表达式 s 对自变量 x 的 n 阶导数。

根据题意，MATLAB 命令及结果如下：

syms x

diff(x^3 + 2 * sin(x) - log(x))

ans =

$\qquad$ 3 * x^2 + 2 * cos(x) - 1/x

例 9 - 11　已知函数 $y = e^x(\sin x + \cos x)$，求 y' 及 $y'\big|_{x=0}$。

解　根据题意，MATLAB 命令及结果如下：

syms x

diff(exp(x) * (sin(x) + cos(x)))

ans =

$\qquad$ exp(x) * (sin(x) + cos(x)) + exp(x) * (cos(x) - sin(x))

2 * exp(0) * cos(0)

ans =

$\qquad$ 2

例 9 - 12　药物被患者服用后，并非全部药物剂量都被有效吸收，为了测量血液系统中有效药物的总量，需要监测尿中药物排除的速率，因机体内某些因素的影响，药物在尿液中排泄的速率在不断地变化，已知某药物的标准排除量函数是

$$D(t) = \frac{1}{k}e^{-kt}\left(-t - \frac{1}{k}\right)(k > 0,\text{称为消除常数})$$

问题：如何计算尿中药物排除的速率？

解　由导数定义，尿液中药物排除速率为

syms t k

diff(k^(-1) * exp(-(k * t)) * (-t - k^(-1)),t)

ans =

$\qquad$ - exp(-k * t) * (-t - 1/k) - 1/k * exp(-k * t)

例 9 - 13　某生物种群在出生 1~9 个月中，其体重 W 与月龄 t 的关系 $W(t) = a \cdot b^{0.3t}$（其中 a，b 为常数），问该生物体重增长速率的变化率。

解　由题意，该生物体重增长速率为

syms a b t

diff(a * b^(0.3 * t),t)

ans =

3/10 * a * b^(3/10 * t) * log(b)

速率的变化率是 $W(t)$ 函数的二阶导数，则

diff(a * b^(0.3 * t),t,2)

ans =

9/100 * a * b^(3/10 * t) * log(b)^2

三、不定积分的 MATLAB 的求解

int(s,v)：以 v 为自变量，对被积函数或符号表达式 s 求（不带积分常数的）不定积分。

例 9 - 14   计算不定积分 $\int x^4\,\mathrm{d}x$。

解   根据题意，MATLAB 命令及结果如下：

syms x c

int(x^4) ＋c

ans＝

1/5 * x^5＋c

例 9 - 15   计算不定积分 $\int \sin(4x+3)\mathrm{d}x$。

解   根据题意，MATLAB 命令及结果如下：

syms x c

int(sin(4 * x＋3))＋c

ans＝

  －1/4 * cos(4 * x＋3)＋c

例 9 - 16   计算不定积分 $\int (\cos^2(ax)+x^b)\mathrm{d}x$。

解   根据题意，MATLAB 命令及结果如下：

syms x a b c

int((cos(a * x)^2＋x^b))＋c

ans＝

1/a * (1/2 * cos(a * x) * sin(a * x)＋1/2 * a * x)＋x^(b＋1)/(b＋1)＋c

四、定积分的 MATLAB 求解

int(s,v,a,b) 求定积分运算。a，b 分别表示定积分的下限和上限。

例 9 - 17   计算定积分 $\int_4^5 \dfrac{1}{(x-1)(x-2)(x-3)}\mathrm{d}x$。

解   根据题意，MATLAB 命令及结果如下：

syms x

d = 1/((x－1) * (x－2) * (x－3));

int(d,x,4,5)

ans＝

－3/2 * log(3)＋5/2 * log(2)

例 9 - 18   计算定积分 $\int_0^2 \dfrac{xe^2}{(x+1)^2}\mathrm{d}x$。

解   根据题意，MATLAB 命令及结果如下：

syms x

d = (x * exp(x))/(x＋1)^2;

int(d,x,0,2)

ans＝

  exp（2）/3－1

五、线性代数的 MATLAB 的求解

线性代数知识体系中常用的 MATLAB 的命令：

transpose(A) 或 A' 矩阵的转置　　determ(A) 符号矩阵的行列式

det(A) 矩阵的行列式　　inv(A) 矩阵求逆

rank(A) 矩阵求秩

例9-19　求矩阵 $\begin{bmatrix} 1 & 2 & 3 \\ 4 & 5 & 6 \\ 7 & 8 & 9 \end{bmatrix}$ 的秩。

解　根据题意，MATLAB 命令及结果如下：

A = [1,2,3;4,5,6;7,8,9];

rank(A)

ans=

　　　2

例9-20　求解方程组 $\begin{cases} 3x_1+x_2+x_3=2 \\ x_1+x_2+2x_3=3 \\ x_1-x_2=-1 \end{cases}$　的解。

解　根据题意，MATLAB 命令及结果如下：

A = [3,1,1;1,1,2;1,-1,0];

b = [2,3,-1]';

X=A \ b

X=

　　　　　0

　　1.0000

　　1.0000

例9-21　大学生在饮食方面存在很多问题，多数大学生不重视吃早餐，日常饮食也没有规律。为了身体的健康就需要注意日常饮食中的营养，大学生每天的配餐中需要摄入一定的蛋白质、脂肪和碳水化合物，下表给出了三种食物提供的营养以及大学生正常所需的营养（它们的含量以适当的单位计量）。

表 9-2　三种食物提供的营养以及大学生正常所需的营养

营养	单位食物所含的营养			所需营养量
	食物一	食物二	食物三	
蛋白质	36	51	13	33
脂肪	0	7	1.1	3
碳水化合物	52	34	74	45

试根据这个问题建立一个线性方程组，并通过求解方程组来确定每天需要摄入上述三种食物的量。

解　设 x_1、x_2、x_3 每天分别为食物一、食物二、食物三的摄入量，则由表中的数据可得到下列线性方程组：

$$\begin{cases} 36x_1+51x_2+13x_3=33 \\ 7x_2+1.1x_3=3 \\ 52x_1+34x_2+74x_3=45 \end{cases}$$

根据题意，MATLAB 命令及结果如下：

A ＝［36　51　13；0　7　1.1；52　34　74］；

B ＝［33；3；45］；

X ＝ inv(A) * B

X＝

　　0.2772

　　0.3919

　　0.2332

由以上的计算我们可知：我们每天摄入 0.2772 个单位的食物一、0.3919 个单位的食物二、0.2332 个单位的食物三就可以保证我们的健康饮食了。

六、微分方程的 MATLAB 的求解

s ＝ dsolve('方程 1'，'方程 2'…，'初始条件 1'，'初始条件 2'…，'自变量')。

例 9－23　求微分方程 $y'=ay+b$ 通解。

解微分方程的 MATLAB 程序为：

s ＝ dsolve('Dy ＝ a * y + b')

运行后得通解为：

s＝

(－b＋exp(a * t) * C1 * a)/a

即 $y=-b/a+\exp(a*x)*C1$

七、概率论在 MATLAB 的应用实例

例 9－24　某工厂生产的一种医疗元件的平均使用寿命为 1000h，且医疗元件寿命服从 $\theta=400$ 的指数分布，试求 $P(1000<x<1200)$ 的概率。

解　MATLAB 中指数概率分布命令为 expcdf，具体格式为 P＝expcdf(X，MU)，这里的 MU 为指数分布的参数 θ。

根据题意，MATLAB 命令及结果如下：

P1＝expcdf(1200,400)　　　　%P1＝P(X<1200)

输出结果为

P1＝

0.9502

P2＝expcdf(1000,400)　　　　%P2＝P(X<1000)

输出结果为

P2＝

0.9179

所以 $P(1000<x<1200)=P(x<1200)-P(x<1000)=$P1－P2＝0.0323

例 9－25　假设某医学院校对临床医学专业的高等数学科目进行能力测试，测试成绩总分为 100 分，下面给出该专业 30 名医学生的测试成绩分别为 64，67，75，79，85，60，89，92，84，76，93，70，62，88，69，71，81，76，87，61，83，64，73，82，79，65，86，72，

87，90，试求出这 30 名医学生的高等数学测试成绩的期望和方差。

解　这 30 名医学生的高等数学测试成绩的期望是

$E(X) = (64+67+75+79+85+60+89+92+84+76+93+70+62+88+69+71+81+$
$76+87+61+83+64+73+82+79+65+86+72+87+90)/30 = 77$，$E(X^2) = 6027.0667$，

$$D(X) = E(X^2) - (E(X))^2 = 98.0667 \ .$$

MATLAB 中期望命令为 Mean，具体格式为 EX＝Mean(X)；方差命令为 var，具体格式为 Dx＝var(X，1)。

根据题意，MATLAB 命令及结果如下：

X＝ [64，67，75，79，85，60，89，92，84，76，93，70，62，88，69，71，81，76，
87，61，83，64，73，82，79，65，86，72，87，90]；

EX＝Mean(X)

输出的期望的结果为

EX＝

　　77

Dx＝var(X，1)

输出的方差的结果为

Dx＝

　　98.0667

八、多元函数的 MATLAB 的求解

例 9 - 26　某药厂生产两种药品 a 和 b，生产 x 件 a 药品和 y 件 b 药品总成本 $C(x,y) =$ $200000 + 2x^2 + xy + y^2$（元），两种药品在市场上销量很好，但限于资金只有 760000 元，若药厂想争取到最大销量，两个药品的产量应各多少？

解　根据题意，构造拉格朗日函数

$$F(x,y,a) = x + y + z(560000 - 2x^2 - xy - y^2)$$

根据题意，MATLAB 命令及结果如下：

```
syms x y z
L＝x＋y＋z* （560000－2*x^2－x*y－y^2）;
    dLdx＝diff(L,x);
    dLdy＝diff(L,y);
    dLdz＝diff(L,z);
[x,y,z] = solve(dLdx,dLdy,dLdz)
```

输出结果为：

$x=200$，$y=600$，$z=\dfrac{1}{1400}$（去掉负值）。

根据问题的实际意义及驻点的唯一性可知，当药厂生产 200 件 a 药品和 500 件 b 药品时，市场的销量最大。

习　题　九

一、判断题

1. 在 MATLAB 语言中，subplot 是彗星图的命令。（　　）
2. 在 MATLAB 语言中，inv(A) 代表求逆矩阵。（　　）
3. 1984 年成立了 MathWorks 公司，并把 MATLAB 正式推向市场。（　　）
4. MATLAB 提供了两种创建符号变量和表达式的函数 sym 和 syms。（　　）
5. 通过 M 文件建立矩阵，该方法适用于建立尺寸较大的矩阵。（　　）

二、选择题

1. 下列变量名中哪项是合法的
   A. char _ 1，i，j　　　　B. x * y，a. 1　　　　C. x \ y，a1234　　　　D. end，1bcx
2. 已知 a＝0：4，b＝1：5，下面的运算表达式出错的为
   A. a＋b　　　　　　　B. a. /b　　　　　　C. a'*b　　　　　·D. a * b
3. 积分表达式 $\int_0^{\frac{\pi}{2}} \int \cos(x) \mathrm{d}t \mathrm{d}x$ 的实现使用下面的哪项命令
   A. int(int(cos(x)),0,pi/2)　　　　　　　B. int(int(cos(x),'t'),0,pi/2)
   C. int(int(cos(x)),'t',0,pi/2)　　　　　D. int(int(cos(x),'t',0,pi/2))
4. 已知 x 为一个向量，计算 lnx 的 MATLAB 命令是计算
   A. ln(x)　　　　　　B. log(x)　　　　　C. Ln(x)　　　　　D. lg10(x)
5. 运行以下命令：
   >> x＝[1 2 3;4 5 6];
   >> y＝x＋x * i
   >> plot(y)
   则在图形窗口中绘制几条曲线
   A. 3　　　　　　　　B. 2　　　　　　　C. 6　　　　　　　D. 4
6. subplot(2,1,1)是指下列哪一项的子图
   A. 两行一列的上图　　　　　　　　　B. 两行一列的下图
   C. 两列一行的左图　　　　　　　　　D. 两列一行的右图

三、填空题

1. MATLAB 是_____的缩写，意为"矩阵实验室"，是当今美国很流行的科学计算软件；
2. MATLAB 是以_____为基本编程单位的程序设计语言；
3. 已知 $x = 0:10$，则 x 有 _____个元素；
4. 数组的乘、除、乘方运算符号为矩阵相应运算符后面加_____；
5. 在 MATLAB 的命令窗口中执行_____命令，将命令窗口的显示内容清空；
6. mesh 函数命令是绘制_____图。

四、绘图题

1. 绘制口服一定计量某种药物后，其血药浓度 c 与时间 t 的关系可表示为 $c = 40(e^{-0.2t} - e^{-2.3t})$ 二维曲线；

2. 绘制 $z = t\sin(t)\cos(t)$ 三维曲线。

五、计算题

1. 设线性方程组为：

$$\begin{cases} x_1 + 2x_2 + 3x_3 + 9x_4 = 5 \\ 2x_1 + 2x_2 + 5x_3 + 4x_4 = 2 \\ 3x_1 + 5x_2 + x_3 + 5x_4 = 3 \\ 7x_1 + 4x_2 + 2x_2 - 10x_4 = 8 \end{cases}$$

该线性方程组对应系数矩阵是满秩矩阵，可直接采用逆矩阵方法求解；

2. 矩阵 $A = \begin{bmatrix} 4 & 2 & -6 \\ 7 & 5 & 4 \\ 3 & 4 & 9 \end{bmatrix}$，计算 A 的行列式和逆矩阵；

3. 求极限 $\lim\limits_{x \to 1} \dfrac{4x-3}{x^2+2x-4}$；

4. 求函数 $y = 2a\sin bx$ 导数；

5. 计算定积分 $s = \int_0^{\frac{\pi}{2}} m\sin nx\, dx$。

（原　杰）

习题参考答案

（注：习题答案详解可到 http://pumpress.bjmu.edu.cn"教学服务"下载）

习 题 一

1. (1) $[0,2]$；(2) $[-3,-1) \cup (-1,1) \cup (1,3]$；(3) $(-\infty,+\infty)$；(4) $(-4,-\pi] \cup [0,\pi]$；
   (5) $\{x \mid x \geqslant -2$ 且 $x \neq \pm 1\}$；(6) $(-\infty,-2] \cup (1,+\infty)$。

2. $f(-2)=-5$，$f(0)=-3$，$f(1)=2$。

3. $C(0.25)=3$，$C(0.5)=2.2$，$C(3)=0$。

4. (1) $f(x)$ 和 $g(x)$ 相同；(2) $f(x)$ 和 $g(x)$ 不相同；(3) $f(x)$ 和 $g(x)$ 不相同；
   (4) $f(x)$ 和 $g(x)$ 不相同。

5. $[a,1-a]$。

6. (1) $y=\sin u$，$u=3x$；　　　　　　　　(2) $y=\ln u$，$u=\tan v$，$v=\dfrac{x}{2}$；

   (3) $y=u^{10}$，$u=1+x^2$；　　　　　　(4) $y=u^3$，$u=\cos v$，$v=\dfrac{x^2}{2}$；

   (5) $y=2\arcsin u$，$u=\dfrac{1+x}{1-x}$；　　(6) $y=\arccos u$，$u=\sqrt{v}$，$v=1-x^2$；

   (7) $y=\lg u$，$u=\sqrt{v}$，$v=\dfrac{x-1}{x+1}$；　(8) $y=\dfrac{a}{1+2^u}$，$u=kx$。

7. (1) 1；(2) $\dfrac{1}{2}$；(3) 1；(4) $\dfrac{4}{3}$。

8. (1) 1；(2) -9；(3) 0；(4) $\dfrac{1}{2}$；(5) 1；(6) $\dfrac{2}{3}$；(7) $\dfrac{1}{2}$；(8) 0；(9) $\dfrac{1}{4}$；(10) 1；(11) $\dfrac{3}{2}$；(12)
   1；(13) 2；(14) $\dfrac{1}{2}$；(15) $\dfrac{1}{5}$；(16) 1；(17) $\dfrac{1}{2}$；(18) e^2；(19) e^3；(20) $\cos e$。

9. $k=\ln 3$。

10. $\lim\limits_{x \to 0} f(x)=0$。

11. (1) $W(0)=\dfrac{36}{31}$ (g)；(2) $W_{\max}=36$ (g)。

12. (1) 等价无穷小；(2) 同阶无穷小；(3) 等价无穷小；(4) 同阶无穷小。

13. (1) 函数在 $x=0$ 处不连续；(2) 函数在 $x=0$ 处连续。

14. (1) $x=-2$ 是无穷间断点，$x=1$ 是可去间断点；
    (2) $x=-1$ 是跳跃间断点；
    (3) $x=1$ 是函数的可去间断点；
    (4) $x=0$ 是函数的可去间断点，$x=\pm\pi$、$\pm 2\pi$、$\cdots$ 是无穷间断点。

15. $a=1$，$b=2$。

16. 略。

习 题 二

1. 27。

2. (1) $2a$；(2) $2a$；(3) $-\dfrac{a}{2}$；(4) a。

3. (1) $4x-y-9=0$；
   (2) 切点为 $(5,20)$ 和 $(1,-4)$，切线方程为 $10x-y-30=0$ 和 $2x-y-6=0$。

4. (1) 在点 $x=0$ 处连续，不可导；

    (2) 在点 $x=0$ 处连续。可导，且 $f'(0)=0$。

5. (1) $6x^2-\dfrac{1}{x^2}+1$；(2) $2^x\ln2+\dfrac{1}{x\ln2}+\dfrac{1}{1+x^2}$；(3) $-\csc x(3\csc x+\cot x)$；

    (4) $3e^x(\sin x+\cos x)$；(5) $\dfrac{1-\ln x}{x^2}$；(6) $\dfrac{2\cos x}{(1-\sin x)^2}$；(7) $1-\dfrac{x\arcsin x}{\sqrt{1-x^2}}$；

    (8) $x(2\ln x\cos x+\cos x-x\ln x\sin x)$；(9) $-6(2x+1)^2$；(10) $-\dfrac{1}{\sqrt{x-x^2}}$；

    (11) $-e^{-\frac{x}{2}}\left(\dfrac{1}{2}\cos3x+3\sin3x\right)$；(12) $\sec x$；(13) $\dfrac{\ln x}{x\sqrt{1+\ln^2 x}}$；

    (14) $\dfrac{1}{x\ln x\ln(\ln x)}$；(15) $-\dfrac{1}{x^2+1}$；(16) $\dfrac{4}{(e^x+e^{-x})^2}$。

6. 药物在体内变化率 $D_n'(t)=\dfrac{k(1-e^{nk\tau})}{e^{k\tau}-1}D_0 e^{-kt}$。

7. (1) $y'=\dfrac{3y-3x^2}{4y-3x}$；   (2) $y'=\dfrac{1-y\cos(xy)}{x\cos(xy)-1}$；

    (3) $y'=\dfrac{(x^2+y^2)e^x-2x}{2y}$；   (4) $y'=\dfrac{x^2+y^2-y}{x^2+y^2-x}$；

8. (1) $y'=x^x(1+\ln x)$；   (2) $y'=\left(\dfrac{x}{1+x}\right)^x\left(\ln\dfrac{x}{1+x}+\dfrac{1}{1+x}\right)$；

    (3) $y'=\dfrac{(3-x)^4\sqrt{x+2}}{(x+1)^3}\left[\dfrac{1}{2(x+2)}-\dfrac{4}{3-x}-\dfrac{3}{x+1}\right]$；

    (4) $y'=\dfrac{1}{2}\sqrt{\dfrac{(x+1)(x+3)}{\sin x\cos x}}\left(\dfrac{1}{x+1}+\dfrac{1}{x+3}-\cot x+\tan x\right)$。

9. (1) $y''=2\cos x-x\sin x$；   (2) $y''=2\arctan x+\dfrac{2x}{1+x^2}$；

    (3) $y^{(4)}=\left(-\dfrac{1}{x^2}\right)'=\dfrac{2}{x^3}$；   (4) $y^{(n)}=3^n e^{3x+1}$。

10. (1) $\mathrm{d}y=\left(-\dfrac{2}{x^2}+\dfrac{1}{2\sqrt{x}}\right)\mathrm{d}x$；   (2) $\mathrm{d}y=(2x\sin x+x^2\cos x)\mathrm{d}x$；

    (3) $\mathrm{d}y=e^{ax}(a\cos bx-b\sin bx)\mathrm{d}x$；   (4) $\mathrm{d}y=4x\tan(1+x^2)\sec^2(1+x^2)\mathrm{d}x$；

    (5) $\mathrm{d}y=\dfrac{1}{2\sqrt{x-x^2}}\mathrm{d}x$；   (6) $\mathrm{d}y=\dfrac{2}{1-x^2}\mathrm{d}x$。

11. (1) 0.002；(2) 0.50755；(3) $30°24''$。

12. 略。

13. 略。

14. $f(x)\approx1+\dfrac{1}{2}(x-1)-\dfrac{1}{8}(x-1)^2+\dfrac{1}{16}(x-1)^3$。

15. $f(x)\approx x-x^2+\dfrac{1}{2}x^3-\dfrac{1}{6}x^4$。

16. (1) 16；(2) 2；(3) $\dfrac{n}{m}a^{n-m}$；(4) 1；(5) $\dfrac{1}{2}$；(6) 1；(7) 1；(8) ∞；(9) 0；(10) 0；(11) $\dfrac{1}{2}$；

    (12) $-\dfrac{1}{3}$；(13) 1；(14) e^2；(15) 1；(16) 1。

17. 1。

18. (1) 当 $x<\dfrac{3}{4}$ 时，$y'<0$，函数 $f(x)$ 在 $\left(-\infty,\dfrac{3}{4}\right)$ 上单调减少；

    当 $x>\dfrac{3}{4}$ 时，$y'>0$，函数 $f(x)$ 在 $\left[\dfrac{3}{4},+\infty\right)$ 上单调增加。

    (2) 当 $0<x<1$ 时，$y'<0$，函数 $f(x)$ 在 $(0,1)$ 上单调减少；

    当 $1<x<e$ 时，$y'<0$，函数 $f(x)$ 在 $(1,e)$ 上单调减少；

    当 $x>e$ 时，$y'>0$，函数 $f(x)$ 在 $[e,+\infty)$ 上单调增加。

    (3) 当 $x<0$ 时，$y'>0$，函数 $f(x)$ 在 $(-\infty,0)$ 上单调增加；

当 $x>0$ 时，$y'<0$，函数 $f(x)$ 在 $[0,+\infty)$ 上单调减少。

(4) 当 $x<\dfrac{3}{4}$ 时，$y'>0$，函数 $f(x)$ 在 $\left(-\infty,\dfrac{3}{4}\right)$ 上单调增加；

当 $\dfrac{3}{4}<x<1$ 时，$y'<0$，函数 $f(x)$ 在 $\left[\dfrac{3}{4},1\right]$ 上单调减少。

19. 略。

20. (1) 极大值 $f(-4)=-3$；(2) 极小值 $f(e^{-\frac{1}{3}})=-\dfrac{1}{3e}$；

(3) 极小值 $f(-1)=-1$，极大值 $f(1)=1$。

21. (1) 最大值 $f(4)=0$，最小值 $f(1)=-1$；

(2) 最大值 $f(2)=\sqrt{13}$，最小值 $f\left(-\dfrac{5}{4}\right)=0$。

22. 患者入院后 8 小时其白细胞记数达到最小值，最小值是 180 个。

23. $v'(x)=\dfrac{kx_0^2}{4}$。

24. (1) 函数在 $\left(-\infty,\dfrac{1}{2}\right)$ 上是凸的，在 $\left(\dfrac{1}{2},+\infty\right)$ 上是凹的，拐点是 $\left(\dfrac{1}{2},\dfrac{13}{2}\right)$；

(2) 函数在 $\left(-\infty,2\ln\dfrac{3}{2}\right)$ 上是凸的，在 $\left(2\ln\dfrac{3}{2},+\infty\right)$ 上是凹的，拐点是 $\left(2\ln\dfrac{3}{2},\dfrac{80}{729}\right)$；

(3) 函数在整个定义域 R 内是凹的，且没有拐点。

25. (1) $x=0$ 是曲线的垂直渐近线，$y=x+2$ 是曲线的斜渐近线；

(2) $x=0$ 是曲线的垂直渐近线，$y=x$ 是曲线的斜渐近线；

(3) $x=1$ 是曲线的垂直渐近线，$y=x+5$ 是曲线的斜渐近线；

(4) $y=0$ 是曲线的水平渐近线。

26. 略。

27. 略。

习 题 三

1. 由于 $y'=(2\ln x)'=\dfrac{2}{x}$，$y'=(2\ln(ax))'=\dfrac{2}{x}$，$y'=(\ln(x^2))'=\dfrac{2}{x}$，所以它们是同一函数的原函数。

2. $e^{\sin x}+C$

3. (1) $\dfrac{2}{5}x^{\frac{5}{2}}+x+C$；　　　　　　(2) $\dfrac{2^x}{\ln 2}+\dfrac{1}{2}x^6+C$；

(3) $x-\arctan x+C$；　　　　　　(4) $\arctan x-\dfrac{1}{x}+C$；

(5) $\dfrac{x}{2}+\dfrac{1}{2}\sin x-2\ln|x|-\cot x+C$；　　(6) $\tan x-\cot x+C$；

(7) $\sin x+C$；　　　　　　　(8) $\dfrac{1}{2}(x-\sin x)+C$；

(9) e^x+x+C；　　　　　　　(10) $\sin x+\cos x+C$。

4. (1) $\dfrac{3}{2-4x}+C$；　　　　　　(2) $\dfrac{1}{4}\left(\ln\dfrac{1+x}{1-x}\right)^2+C$；

(3) $-\sqrt{4-x^2}+C$；　　　　　(4) $\ln|x^2-3x+8|+C$；

(5) $\dfrac{1}{2}\arcsin 2x+\dfrac{1}{2}\sqrt{1-4x^2}+C$；　　(6) $\ln|1+\tan x|+C$；

(7) $\dfrac{1}{6}\ln|\sin(2x^3)|+C$；　　　　(8) $\dfrac{1}{4}\sin 2x-\dfrac{1}{16}\sin 8x+C$；

(9) $\sqrt{x^2-a^2}-a\cdot\arctan\dfrac{\sqrt{x^2-a^2}}{a}+C$；　(10) $\ln\dfrac{\sqrt{e^x+1}-1}{\sqrt{e^x+1}+1}+C$；

(11) $\dfrac{2}{375}(4+15x)(2-5x)^{\frac{3}{2}}+C$；　　(12) $3\sqrt[3]{x}-6\sqrt[6]{x}+6\ln|\sqrt[6]{x}+1|+C$。

5. (1) $\frac{1}{2}(x^2-1)\ln(x^2-1)-\frac{1}{2}x^2+C$; 　(2) $\frac{1}{2}(x^2\arctan\sqrt{x^2-1}-\sqrt{x^2-1})+C$;

(3) $-(x+1)e^{-x}+C$; 　　　　　(4) $\ln x[\ln(\ln x)-1]+C$;

(5) $2e^{\sqrt{x}}(\sqrt{x}-1)+C$; 　　　　(6) $\frac{1}{2}(\sec x\tan x+\ln|\sec x+\tan x|)+C$;

(7) $x(\arcsin x)^2+2\arcsin x\cdot\sqrt{1-x^2}-2x+C$;

(8) $x\ln(x+\sqrt{1+x^2})-\sqrt{1+x^2}+C$。

6. (1) $\frac{2}{5}\ln|1+2x|-\frac{1}{5}\ln|1+x^2|+\frac{1}{5}\arctan x+C$;

(2) $\frac{1}{6}\ln\left|\frac{(x+1)^2}{x^2-x+1}+\frac{1}{\sqrt{3}}\arctan\frac{2x-1}{\sqrt{3}}\right|+C$;

(3) $\frac{2}{\sqrt{3}}\arctan\dfrac{2\tan\frac{x}{2}+1}{\sqrt{3}}+C$;

(4) $2[\sqrt{x}-\ln(1+\sqrt{x})]+C$;

(5) $-\frac{4}{3}\sqrt{(1-x\sqrt{x})}+C$。

习　题　四

一、判断题

1. ×; 2. ×; 3. ×。

二、选择题

1. D。 2. C。

三、填空题

1. $2\sqrt{2}-2$; 2. $2\sqrt{3}$; 3. <; 4. 0; 5. $-2xf(\sin x^2)$; 6. $\frac{1}{3}$ 。

四、计算题

1. $\frac{1}{2e}$; 2. 1; 3. $F(x)=\begin{cases}\dfrac{1}{3}x^3, & 0\leqslant x\leqslant 1 \\[2mm] -\dfrac{7}{6}+2x-\dfrac{1}{2}x^2, & 1<x\leqslant 2\end{cases}$;

4. (1) $\frac{\pi a^2}{4}$; (2) $\frac{1}{6}$; (3) $\frac{4}{5}$; (4) $\frac{22}{3}$; (5) $2\ln 2-\frac{3}{4}$; (6) 2; (7) 1; (8) $\frac{19}{3}$; (9) 当 $p=1$ 时，$+\infty$;

当 $p\neq 1$ 时 $\begin{cases}+\infty, & p<1 \\[2mm] \dfrac{a^{1-p}}{p-1}, & p>1\end{cases}$; (10) 2 。

5. $\ln 2$; 6. 2; 7. $\frac{1}{3}$; 8. 18; 9. $\frac{3\pi}{10}$; 10. 证明略; 11. 证明略; 12. 当 $a=-5$ 时，旋转体的体积最小。

习　题　五

1. (1) $\{(x,y)\mid x\neq 0,\ y\geqslant 0\}$; (2) $\{(x,y)\mid x^2+y^2\leqslant 3\}$; (3) $\{(x,y)\mid x^2>-3y\}$;

(4) $\{(x,y,z)\mid x>0,\ y>0,\ z>0\}$。

2. (1) 1; (2) 4。

3. (1) $y^2=2x$; (2) $y=x$。

4. (1) $\frac{\partial z}{\partial x}=4xe^{x^2+y}-(1+y)\sin(x+xy)$, $\frac{\partial z}{\partial y}=2e^{x^2+y}-x\sin(x+xy)$;

(2) $\frac{\partial z}{\partial x}=\frac{2y}{2xy-3y^2}+12xy$, $\frac{\partial z}{\partial y}=\frac{2x-6y}{2xy-3y^2}+6x^2$;

(3) $\frac{\partial z}{\partial x}=-\frac{y^2}{x^2}$, $\frac{\partial z}{\partial y}=\frac{2y^3-2x}{xy^2}$;

(4) $\dfrac{\partial z}{\partial x}=x^{\sin y-1}\sin y$, $\dfrac{\partial z}{\partial y}=x^{\sin y}\ln x\cos y$;

(5) $\dfrac{\partial z}{\partial x}=\dfrac{-y^2}{(x-y)^2}$, $\dfrac{\partial z}{\partial y}=\dfrac{x^2}{(x-y)^2}$;

(6) $\dfrac{\partial z}{\partial x}=e^{-xy}(1-xy)$, $\dfrac{\partial z}{\partial y}=-x^2e^{-xy}$;

(7) $\dfrac{\partial z}{\partial x}=\dfrac{-2y}{x^2\sin\frac{2y}{x}}$, $\dfrac{\partial z}{\partial y}=\dfrac{2}{x\sin\frac{2y}{x}}$;

(8) $\dfrac{\partial z}{\partial x}=2x$, $\dfrac{\partial z}{\partial y}=2y$。

5. (1) $\dfrac{\partial^2 z}{\partial x^2}=3ye^{xy}(2+xy)$, $\dfrac{\partial^2 z}{\partial x\partial y}=\dfrac{\partial^2 z}{\partial y\partial x}=3xe^{xy}(2+xy)$, $\dfrac{\partial^2 z}{\partial y^2}=3x^3e^{xy}$;

(2) $\dfrac{\partial^2 z}{\partial x^2}=-\dfrac{2xy}{(x^2+y^2)^2}$, $\dfrac{\partial^2 z}{\partial x\partial y}=\dfrac{\partial^2 z}{\partial y\partial x}=\dfrac{x^2-y^2}{(x^2+y^2)^2}$, $\dfrac{\partial^2 z}{\partial y^2}=\dfrac{2xy}{(x^2+y^2)^2}$。

6. (1) $\mathrm{d}z=-\dfrac{1}{x}\mathrm{d}x+\dfrac{1}{y}\mathrm{d}y$;

(2) $\mathrm{d}z=\dfrac{1}{\sqrt{1-(3x^2-xy+2y^2)}}[(6x-y)\,\mathrm{d}x+(4y-x)\,\mathrm{d}y]$;

(3) $\mathrm{d}z=e^{3x}(3\cos 2xy-2y\sin 2xy)\,\mathrm{d}x-2xe^{3x}\sin 2xy\,\mathrm{d}y$;

(4) $\mathrm{d}z=\left(y-\dfrac{y}{x^2}\right)\mathrm{d}x+\left(x+\dfrac{1}{x}\right)\mathrm{d}y$。

7. $\dfrac{\partial z}{\partial x}=-2xy\sin(x^2y+e^{6y})$, $\dfrac{\partial z}{\partial y}=-\sin(x^2y+e^{6y})(x^2+6e^{6y})$。

8. $\dfrac{\partial z}{\partial x}=\dfrac{3y^2}{x^2}+\dfrac{28x}{y}-21$, $\dfrac{\partial z}{\partial y}=-\dfrac{14x^2}{y^2}-\dfrac{6y}{x}+2$。

9. $\dfrac{\mathrm{d}z}{\mathrm{d}x}=\dfrac{2x-4x^3}{1+x^4(1-x^2)^2}$。

10. $\dfrac{\partial z}{\partial x}=\dfrac{6xy+ze^{xz}}{4y^2-xe^{xz}}$, $\dfrac{\partial z}{\partial y}=\dfrac{3x^2-8yz}{4y^2-xe^{xz}}$。

11. $\dfrac{\partial z}{\partial x}=\dfrac{yz}{z^2-xy}$, $\dfrac{\partial z}{\partial x}=\dfrac{xz}{z^2-xy}$。

12. $\dfrac{\partial z}{\partial x}=\dfrac{2xyz}{e^z-x^2y}$, $\dfrac{\partial z}{\partial y}=\dfrac{x^2z}{e^z-x^2y}$。

13. 在点 $(0,0)$ 存在极大值 $f(0,0)=0$；在点 $(2,2)$ 处不存在极值。

14. 在点 $(1,-1)$ 处存在极大值 $f(1,-1)=2$。

15. 11。

16. $\dfrac{33}{140}$。

17. $\pi(e-1)$。

18. -1。

习 题 六

一、选择题

1. B；2. C；3. D；4. B；5. A；6. D；7. C；8. A；9. D；10. A。

二、填空题

1. 是。

2. $x^2+y^2=25$。

3. $y=Ce^{-x}+xe^{-x}$。

4. $y=\dfrac{x^3}{6}-\sin x+C_1x+C_2$。

5. $y=C_1e^x-\dfrac{x^2}{2}-x+C_2$。

6. $y=C_1e^x+C_2e^{-2x}$。

7. $y=C_1e^{2x}+C_2xe^{2x}$。

8. $y=C_1\cos2x+C_2\sin2x$。

9. $y*=x\ (Ax+B)\ e^{3x}$。

10. $y*=A\sin x$。

三、计算题

1. (1) $\tan y\tan x=C$；

(2) $\dfrac{1}{y}=\ln\left(\dfrac{1}{2}-x\right)+C$；

(3) $10^x+10^{-y}+C=0$；

(4) $\dfrac{1}{3}y^2+y=-\dfrac{1}{4}x^4+C$；

(5) $e^y=\dfrac{1}{2}e^{2x}+\dfrac{1}{2}$；

(6) $\ln y=|\csc x-\cot x|$；

(7) $y=e^{-\sin x}\ (x+C)$；

(8) $\ln\dfrac{y}{x}=xC+1$；

(9) $\dfrac{1}{2}\left(\dfrac{y}{x}\right)^2=\ln x+2$；

(10) $y=\dfrac{1}{x}\left[\dfrac{1}{3}x^3+\dfrac{3}{2}x^2+2x+C\right]$；

(11) $y=\cos x\ (-2\cos x+C)$；

(12) $y=e^{-3x}\left[\dfrac{8}{3}e^{3x}-\dfrac{2}{3}\right]$；

(13) $y=\dfrac{1}{x}\ (-\cos x+\pi-1)$；

(14) $x=y\ (\ln\ln y+C)$；

(15) $\dfrac{1}{y}=e^{-\frac{3}{2}x^2}\ (-\dfrac{1}{3}e^{\frac{3}{2}x^2}+C)$；

(16) $\dfrac{1}{y^4}=e^{-4x}\left(-xe^{4x}+\dfrac{1}{4}e^{4x}+C\right)$。

2. (1) $y=\displaystyle\int(xe^x-2e^x+C_1x+C_2)\ \mathrm{d}x=xe^x-3e^x+\dfrac{1}{2}C_1x^2+C_2x+C_3$；

(2) $y=-\dfrac{1}{2}x^2-x+C_1e^x+C_2$；

(3) $\dfrac{1}{\sqrt{C_1}}\arctan\dfrac{y}{\sqrt{C_1}}=x+C_2$；

(4) $y=-2\ln\ (x+2C_1)\ +C_2$；

(5) $y|=\dfrac{1}{\sqrt{2C_1}}\ln\left|\dfrac{\sqrt{2C_1}-x}{\sqrt{2C_1}+x}\right|+C_2$。

3. (1) $y=C_1e^{-x}+C_2e^{2x}$；

(2) $y=\ (C_1+C_2x)\ e^{\frac{5}{2}x}$；

(3) $y=4e^x+2e^{3x}$；

(4) $y=2\cos5x+\sin5x$；

(5) $y=C_1e^{-x}+\ C_2e^{\frac{1}{2}x}+e^x$；

(6) $y=e^{-x}\ (C_1\cos\sqrt{2}x+C_2\sin\sqrt{2}x)\ -\dfrac{3}{17}\cos2x+\dfrac{12}{17}\sin2x$。

4. $t=\dfrac{2\ln3}{\ln2}$。

5. $x=x_s\ (1-e^{-kAt})$。

6. $v=e^{-\frac{k_2}{m}t}\left[\dfrac{k_1}{k_2}\left(t-\dfrac{m}{k_2}\right)e^{\frac{k_2}{m}t}+\dfrac{k_1m}{k_2^2}\right]$。

7. $s=6e^t\sin2t$。

习　题　七

一、判断题

1. $\checkmark$；2. $\checkmark$；3. $\checkmark$；4. $\times$；5. $\times$；6. $\times$；7. $\times$；8. $\times$；9. $\checkmark$；10. $\checkmark$。

二、选择题

1. D；2. A；3. D；4. B；5. C；6. A；7. D；8. C；9. B；10. C。

三、填空题

1. $\begin{pmatrix} 6 & 0 \\ 4 & 2 \end{pmatrix}$, $\begin{pmatrix} 1/6 & -1/3 \\ 0 & 1/2 \end{pmatrix}$。

2. 3, α_1、α_2、α_4，或 α_1、α_3、α_4，$c\,(2,-1,2,0)^T$。

3. $B_{k \times n}$，$A_{m \times k}$。

4. 1，1，2；-1，-1，-2。

5. 0。

6. $(-1,1,0,0)^T$，$(-1,0,1,0)^T$，$(-1,0,0,1)^T$。

7. B 和 C。

8. 625，$\begin{pmatrix} B & \\ & C \end{pmatrix}$，式中 $B = \begin{pmatrix} 13 & 21 \\ 21 & 34 \end{pmatrix}$，$C = \begin{pmatrix} 50 & 75 \\ 75 & 125 \end{pmatrix}$。

9. $\begin{pmatrix} O & B^{-1} \\ A^{-1} & O \end{pmatrix}$。

10. 1。

四、计算题

1. (1) $\tau(4,2,3,1) = 5$；(2) $\tau(n,n-1,\cdots,1) = n(n-1)/2$。

2. (1) 7；(2) $(ab+1)(cd+1) + ad$。

3. (1) $a^n + (-1)^{n+1}b^n$；(2) $0(n>2), a_1 - a_2(n=2), 1+a_1(n=1)$；(3) $(-1)^{n-1}b^{n-1}(\sum\limits_{i=1}^{n} a_i - b)$；

   (4) $x^n + a_1 x^{n-1} + a_2 x^{n-2} + \cdots + a_{n-1}x + a_n$。

4. (1) 因 a、b、c 互不相同，故系数行列式 $|A| = (b-a)(c-a)(c-b) \neq 0$，由克拉默法则，原方程组有唯一解；(2) $(3, -4, -1, 1)^T$。

5. (1) 当 $\lambda \neq 1$，$\lambda \neq -2$ 时有唯一解；当 $\lambda = 1$，或 $\lambda = -2$ 时有非零解；(2) 当 $\mu \neq 0$，$\lambda \neq 1$ 时有唯一解；当 $\lambda = 1$，或 $\mu = 0$ 时有非零解。

6. (1) $\begin{bmatrix} 3 & 3 & 1 \\ 0 & -1 & 0 \\ 1 & 2 & 1 \end{bmatrix}$；(2) $\begin{bmatrix} 2 & 2 & 0 \\ -4 & -2 & -2 \\ -4 & 4 & 0 \end{bmatrix}$。

7. (1) 由 $A+B=AB$，得 $AB-A-B+E=E$，即 $(A-E)(B-E)=E$，故 $(A-E)$ 和 $(B-E)$ 均可逆且

   $(A-E)^{-1}=B-E$，$(B-E)^{-1}=A-E$；(2) $\begin{bmatrix} 1 & 1/2 & 0 \\ -1/3 & 1 & 0 \\ 0 & 0 & 2 \end{bmatrix}$。

8. (1) $\begin{bmatrix} 2 & 0 & 1 \\ 0 & 3 & 0 \\ 1 & 0 & 2 \end{bmatrix}$；(2) $A^{-1} = \begin{bmatrix} 1 & 0 & 0 \\ -2 & 1 & 0 \\ 7 & -2 & 1 \end{bmatrix}$。

9. $\begin{pmatrix} A & C \\ O & B \end{pmatrix}^{-1} = \begin{pmatrix} A^{-1} & -A^{-1}CB^{-1} \\ O & B^{-1} \end{pmatrix}$。

10. $\boldsymbol{x} = \begin{bmatrix} 5 \\ 0 \\ 3 \end{bmatrix}$。

11. $R(A) = 2$。

12. $\begin{bmatrix} 1 & 0 & -1 & -5 \\ 0 & 1 & 2 & 6 \\ 0 & 0 & 0 & 0 \\ 0 & 0 & 0 & 0 \end{bmatrix}$。

13. $B^{-1} = \begin{pmatrix} 2/3 & -1/3 \\ -1/3 & 2/3 \end{pmatrix}$，$C^{-1} = \begin{pmatrix} 1 & -1 \\ -1 & 3/2 \end{pmatrix}$，$A^{-1} = \begin{pmatrix} B^{-1} & O \\ O & C^{-1} \end{pmatrix}$。

14. 向量组 A 的秩为 3 且 α_1，α_2，α_4 为 A 的列向量的一个最大线性无关组，并且 $\alpha_3 = -\alpha_1 - \alpha_2$，$\alpha_5 = 4\alpha_1 + 3\alpha_2 - 3\alpha_4$。

15. (1) 向量组 B 线性无关；(2) 向量组 C 当 r 为奇数时线性无关，n 为偶数时线性相关。

16. $\beta_1 = 2\alpha_1 + 3\alpha_2 - \alpha_3$，$\beta_2 = 3\alpha_1 - 3\alpha_2 - 2\alpha_3$。

17. $\varepsilon_1 = \left(\dfrac{1}{\sqrt{2}}, -\dfrac{1}{\sqrt{2}}, 0\right)^T$，$\varepsilon_2 = \left(\dfrac{1}{\sqrt{6}}, \dfrac{1}{\sqrt{6}}, \sqrt{2/3}\right)^T$，$\varepsilon_3 = \left(-\dfrac{1}{\sqrt{3}}, -\dfrac{1}{\sqrt{3}}, \dfrac{1}{\sqrt{3}}\right)^T$。

18. $\alpha = 5/4\beta_1 + 1/4\beta_2 - 1/4\beta_3 - 1/4\beta_4$。

19. 提示：考虑 $A+B$ 的列向量组可由 A、B 的列向量组线性表示。

20. 基础解系为 $\xi_1 = (2, -2, 1, 0)^T$，$\xi_2 = (5/3, -4/3, 0, 1)^T$；通解为 $\boldsymbol{x} = c_1\xi_1 + c_2\xi_2$，$c_1$、$c_2$ 为任意常数。

21. (1) 基础解系为 $\xi_1 = (-1/2, 1, 0, 0)^T$，$\xi_2 = (1/2, 0, 1, 0)^T$。通解为 $\eta = c_1\xi_1 + c_2\xi_2 + \eta^*$，$c_1$、$c_2$ 为任意常数；(2) 无解。

22. 提示：由 $A(A-E) = 2E$，得 $A^{-1} = (A-E)/2$ 及 $(A-E)^{-1} = A/2$，$(A+2E)^{-1} = (3E-A)/4$。

23. (1) 特征值为 $\lambda_1 = 0$，$\lambda_2 = \lambda_3 = -1$。特征值 $\lambda_1 = 0$ 对应的特征向量为 $\boldsymbol{p}_1 = c_1(1, 1, -1)^T, c_1 \neq 0$；与 $\lambda_2 = \lambda_3 = -1$ 对应的特征向量为 $\boldsymbol{p} = c_2\boldsymbol{p}_2 + c_3\boldsymbol{p}_3, (c_2^2 + c_3^2 \neq 0)$，其中 $\boldsymbol{p}_2 = (1, 1, 0)^T$，$\boldsymbol{p}_3 = (1, 0, 1)^T$；(2) 特征值为 $\lambda_1 = 0, \lambda_2 = \lambda_3 = 2$，所对应的特征向量分别为 $\boldsymbol{p}_1 = c_1(1, 1, -1)^T$，$c_1 \neq 0$ 及 $\boldsymbol{p} = c_2(1, 1, 0)^T + c_3(1, 0, 1)^T, (c_2^2 + c_3^2 \neq 0)$。

24. (1) 可对角化。$P = (\boldsymbol{p}_1, \boldsymbol{p}_2, \boldsymbol{p}_3)$，其中 $\boldsymbol{p}_1 = (1, 2, 0)^T$，$\boldsymbol{p}_2 = (11, 7, 21)^T$，$\boldsymbol{p}_3 = (1, 0, 0)^T$；
(2) 不可对角化。

25. (1) $\lim\limits_{n \to +\infty} A^n = O_{3\times3}$；(2) $\lim\limits_{n \to +\infty} A^n = O_{3\times3}$。

26. (1) $P = (\boldsymbol{p}_1, \boldsymbol{p}_2, \boldsymbol{p}_3)$，其中 $\boldsymbol{p}_1 = (1, 1, -1)^T$，$\boldsymbol{p}_2 = (1, -1, 0)^T$，$\boldsymbol{p}_3 = (1, 1, 2)^T$；
(2) $T = (\varepsilon_1, \varepsilon_2, \varepsilon_3)$，其中

$$\varepsilon_1 = \left(\frac{1}{\sqrt{3}}, \frac{1}{\sqrt{3}}, -\frac{1}{\sqrt{3}}\right)^T, \varepsilon_2 = \left(\frac{1}{\sqrt{2}}, -\frac{1}{\sqrt{2}}, 0\right)^T, \varepsilon_3 = \left(\frac{1}{\sqrt{6}}, \frac{1}{\sqrt{6}}, \frac{2}{\sqrt{6}}\right)^T.$$

27. 由 $H^T = E - 2\boldsymbol{x}\boldsymbol{x}^T = H$，$H^T H = (E - 2\boldsymbol{x}\boldsymbol{x}^T)(E - 2\boldsymbol{x}\boldsymbol{x}^T) = E - 4\boldsymbol{x}\boldsymbol{x}^T + 4\boldsymbol{x}(\boldsymbol{x}^T\boldsymbol{x})\boldsymbol{x}^T$
$= E - 4\boldsymbol{x}\boldsymbol{x}^T + 4\boldsymbol{x}\boldsymbol{x}^T = E$，故 H 为对称正交矩阵。

28. (1) 16 年之后奶羊数目为 2515 只，其中小于 4 岁的有 1300 只，占 $1300/2515 = 51.69\%$；4 岁至 8 岁的有 1150 只，占 45.73%；8 岁至 12 岁的有 65 只，占 2.58%；奶羊总数的增长率为 $(2515 - 3\times160)/(3\times160) \approx 424\%$；

(2) 每 4 年奶羊的增长率约为 $(\lambda_1 - 1)\% = 50\%$，三个年龄组的奶羊数量之比为 $1 : 1/3 : 1/18$ 即 $18 : 6 : 1$。

29. (1) 猫头鹰和鼠的数量的稳态增长率都为 $(\lambda_1 - 1)\%$ 即 2%，二者的最终比值为 $10 : 13$，即每只猫头鹰对应着大约 1300 只鼠；

(2) n 个月之后

$$\binom{M(n)}{N(n)} = A^n \binom{M(0)}{N(0)} = P\binom{1^n \quad}{\quad 0.6^n} P^{-1} P\binom{c_1}{c_2} = \binom{0.8 \quad 4}{1 \quad 1}\binom{1 \quad}{\quad 0.6^n}\binom{c_1}{c_2}$$

$$= \binom{0.8c_1 + 4\times0.6^n c_2}{c_1 + 0.6^n c_2} \to \binom{0.8}{1} c_1 = c_1 \boldsymbol{p}_1,$$

即经过相当长的时间之后，森林里猫头鹰和鼠的数量都保持一个稳态值，二者的最终比值为 $0.8 : 1$ 即每只猫头鹰对应着大约 1250 只鼠。

30. $x(k) = \dfrac{1}{\sqrt{5}}\left[\left(\dfrac{1+\sqrt{5}}{2}\right)^k - \left(\dfrac{1-\sqrt{5}}{2}\right)^k\right]$。$x(0) = 0$，$x(1) = 1$，$x(k+1) = x(k) + x(k-1)$；用矩阵表示为

$$\begin{bmatrix} x(k) \\ x(k+1) \end{bmatrix} = \binom{0 \quad 1}{1 \quad 1}\binom{x(k-1)}{x(k)} = \binom{0 \quad 1}{1 \quad 1}^k \binom{x(0)}{x(1)}, k = 1, 2, 3, \cdots。$$

习　题　八

一、判断题

1. $\sqrt{}$；2. $\sqrt{}$；3. $\times$；4. $\sqrt{}$。

二、选择题

1. C；2. A；3. B。

三、计算题

1. (1) $\overline{A}\,\overline{B}C$；(2) ABC；(3) $\overline{A}\,\overline{B}C + A\overline{B}\overline{C} + \overline{A}B\overline{C} + \overline{A}\,\overline{B}C$；

  (4) $\overline{A}\,\overline{B}C + \overline{A}B\overline{C} + A\overline{B}\overline{C}$。

2. $\dfrac{C_2^1 C_{48}^2}{C_{50}^3} + \dfrac{C_2^2 C_{48}^1}{C_{50}^3} = 0.1176$。

3. (1) 0.3；(2) 0.8。

4. (1) 0.96；(2) 6.15×10^{-6}。

5. (1) $P_{10}(2) = 0.0041$　　(2) 这水是不合格的。

6. 乙机床生产的零件质量较好。

7. 1.0556。

8. $E(X)$ 不存在。

9. (1) $E(Y) = 4$；(2) $E(Y) = 1/3$。

10. $E(Y) \approx 5.209$（万元）。

11. $E(Y) = \dfrac{35}{3}$ (min)。

12. X 的概率分布为

Z	0	1	2	3
P	0.504	0.398	0.092	0.006

  $E(X) = 0.6$，$D(X) = 0.46$。

13. 0.5。

习　题　九

一、判断题

1. ×；2. √；3. √；4. √；5. √。

二、选择题

1. A；2. D；3. B；4. B；5. A；6. A。

三、填空题

1. Matrix Laboratory；　2. 矩阵；　3. 11；　4. .；　5. clc；　6. 三维网格曲面图。

四、绘图题

1.

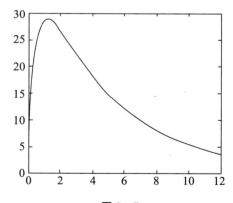

图 9-7

2.

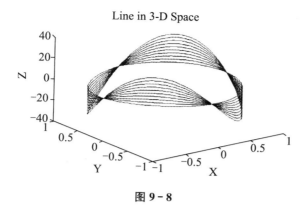

Line in 3-D Space

图 9 - 8

五、计算题

1. $x = [4.9227, -3.2373, -1.1680, 1.1173]$;

2. $\det(A) = -64$; $\mathrm{inv}(A) = \begin{bmatrix} -0.4531 & 0.6562 & -0.5937 \\ 0.7969 & 0.8438 & 0.9063 \\ -0.2031 & 0.1563 & -0.0938 \end{bmatrix}$;

3. -1;

4. $\dfrac{\mathrm{d}y}{\mathrm{d}x} = 2 * a * \cos(b * x) * b$;

5. $-m * (\cos(1/2 * pi * n) - 1)/n$。

主要参考书目

1. 陈怀琛，龚杰民．线性代数实践及 MATLAB 入门．二版．北京：电子工业出版社，2006 年．
2. 大连理工大学城市学院基础教学部．应用微积分．大连：大连理工大学出版社，2010.
3. 方影，孙庆文．高等数学与数学模型．二版．北京：高等教育出版社，2009.
4. 顾作林．高等数学．五版．北京：人民卫生出版社，2011.
5. 郭东星．医学高等数学．北京：科学出版社，2008.
6. 郭东星．医学高等数学．二版．北京：科学出版社，2013.
7. 华东师范大学数学系．数学分析．北京：高等教育出版社，1980.
8. 居余马，等．线性代数．二版．北京：清华大学出版社，2002.
9. 乐经良，祝国强，等．医用高等数学．北京：高等教育出版社，2004.
10. 乐经良．医用高等数学．二版．北京：高等教育出版社，2008.
11. 李林．高等数学．北京：高等教育出版社，2013.
12. 李林．医用高等数学新概念教程．北京：中国铁道出版社，2010.
13. 刘定远．医学数量分析．北京：北京医科大学北京协和医科大学联合出版社，1998.
14. 马建忠．医学高等数学．二版．北京：科学出版社，2007.
15. 马建忠．医药数学模型与软件应用实践．北京：科学出版社，2009.
16. 莫勒（Moler CB）著，喻文健译．MATLAB 数值计算．北京：机械工业出版社，2006.
17. 同济大学数学系．高等数学．六版．北京：高等教育出版社，2007.
18. 同济大学数学系编．线性代数．三版．北京：高等教育出版社，2002.
19. 同济大学应用数学系．高等数学．五版．北京：高等教育出版社，2002.
20. 王薇．MATLAB 从基础到精通．北京：电子工业出版社，2012.
21. 肖华勇．基于 MATLAB 和 LINGO 的数学实验．西安：西北工业大学出版社，2009.
22. 熊安明，等．医用高等数学．二版．北京：科学出版社，2012.
23. 徐东艳，孟晓刚．MATLAB 函数库查询辞典．北京：中国铁道出版社，2006.
24. 张良勇，董晓芳．常微分方程的起源与发展．高等函授学报（自然科学版），2006，20（3）：34－39.
25. 张慎语．周厚隆．线性代数．三版．北京：高等教育出版社，2002.
26. 张小红，张建勋．数学软件与数学实验．北京：清华大学出版社，2004.
27. 张选群．医科高等数学．二版．北京：高等教育出版社，2009.
28. 张选群．医科高等数学学习辅导．北京：高等教育出版社，2006.
29. 周怀梧．医药高等数学．济南：山东教育出版社，1985.
30. 祝国强．医用高等数学学习指导与习题解析．北京：高等教育出版社，2006.

附录 1 常用积分表

导数公式：

$$(\mathrm{tg}x)' = \sec^2 x$$

$$(\arcsin x)' = \frac{1}{\sqrt{1-x^2}}$$

$$(\mathrm{ctg}x)' = -\csc^2 x$$

$$(\arccos x)' = -\frac{1}{\sqrt{1-x^2}}$$

$$(\sec x)' = \sec x \cdot \mathrm{tg}x$$

$$(\csc x)' = -\csc x \cdot \mathrm{ctg}x$$

$$(a^x)' = a^x \ln a$$

$$(\arctan x)' = \frac{1}{1+x^2}$$

$$(\log_a x)' = \frac{1}{x\ln a}$$

$$(\mathrm{arcctg}x)' = -\frac{1}{1+x^2}$$

基本积分表：

$$\int \mathrm{tg}x\,\mathrm{d}x = -\ln|\cos x| + C \qquad \int \frac{\mathrm{d}x}{\cos^2 x} = \int \sec^2 x\,\mathrm{d}x = \mathrm{tg}x + C$$

$$\int \mathrm{ctg}x\,\mathrm{d}x = \ln|\sin x| + C \qquad \int \frac{\mathrm{d}x}{\sin^2 x} = \int \csc^2 x\,\mathrm{d}x = -\mathrm{ctg}x + C$$

$$\int \sec x\,\mathrm{d}x = \ln|\sec x + \mathrm{tg}x| + C \qquad \int \sec x \cdot \mathrm{tg}x\,\mathrm{d}x = \sec x + C$$

$$\int \csc x\,\mathrm{d}x = \ln|\csc x - \mathrm{ctg}x| + C \qquad \int \csc x \cdot \mathrm{ctg}x\,\mathrm{d}x = -\csc x + C$$

$$\int \frac{\mathrm{d}x}{a^2 + x^2} = \frac{1}{a}\arctan\frac{x}{a} + C \qquad \int a^x\,\mathrm{d}x = \frac{a^x}{\ln a} + C$$

$$\int \frac{\mathrm{d}x}{x^2 - a^2} = \frac{1}{2a}\ln\left|\frac{x-a}{x+a}\right| + C \qquad \int \mathrm{sh}x\,\mathrm{d}x = \mathrm{ch}x + C$$

$$\int \frac{\mathrm{d}x}{a^2 - x^2} = \frac{1}{2a}\ln\frac{a+x}{a-x} + C \qquad \int \mathrm{ch}x\,\mathrm{d}x = \mathrm{sh}x + C$$

$$\int \frac{\mathrm{d}x}{\sqrt{a^2 - x^2}} = \arcsin\frac{x}{a} + C \qquad \int \frac{\mathrm{d}x}{\sqrt{x^2 \pm a^2}} = \ln(x + \sqrt{x^2 \pm a^2}) + C$$

$$I_n = \int_0^{\frac{\pi}{2}} \sin^n x\,\mathrm{d}x = \int_0^{\frac{\pi}{2}} \cos^n x\,\mathrm{d}x = \frac{n-1}{n} I_{n-2}$$

$$\int \sqrt{x^2 + a^2}\,\mathrm{d}x = \frac{x}{2}\sqrt{x^2 + a^2} + \frac{a^2}{2}\ln(x + \sqrt{x^2 + a^2}) + C$$

$$\int \sqrt{x^2 - a^2}\,\mathrm{d}x = \frac{x}{2}\sqrt{x^2 - a^2} - \frac{a^2}{2}\ln|x + \sqrt{x^2 - a^2}| + C$$

$$\int \sqrt{a^2 - x^2}\,\mathrm{d}x = \frac{x}{2}\sqrt{a^2 - x^2} + \frac{a^2}{2}\arcsin\frac{x}{a} + C$$

三角函数的有理式积分：

$$\sin x = \frac{2u}{1+u^2}, \qquad \cos x = \frac{1-u^2}{1+u^2}, \qquad u = \mathrm{tg}\frac{x}{2}, \qquad \mathrm{d}x = \frac{2\mathrm{d}u}{1+u^2}$$

（一）含有 $ax + b$ 的积分 $(a \neq 0)$

1. $\displaystyle\int \frac{\mathrm{d}x}{ax+b} = \frac{1}{a}\ln|ax+b| + C$

2. $\displaystyle\int (ax+b)^\mu\,\mathrm{d}x = \frac{1}{a\,(\mu+1)}(ax+b)^{\mu+1} + C \ (\mu \neq -1)$

3. $\int \dfrac{x}{ax+b}\,\mathrm{d}x = \dfrac{1}{a^2}\,(ax+b-b\ln|ax+b|)+C$

4. $\int \dfrac{x^2}{ax+b}\,\mathrm{d}x = \dfrac{1}{a^3}\left[\dfrac{1}{2}(ax+b)^2-2b(ax+b)+b^2\ln|ax+b|\right]+C$

5. $\int \dfrac{\mathrm{d}x}{x(ax+b)} = -\dfrac{1}{b}\ln\left|\dfrac{ax+b}{x}\right|+C$

6. $\int \dfrac{\mathrm{d}x}{x^2(ax+b)} = -\dfrac{1}{bx}+\dfrac{a}{b^2}\ln\left|\dfrac{ax+b}{x}\right|+C$

7. $\int \dfrac{x}{(ax+b)^2}\,\mathrm{d}x = \dfrac{1}{a^2}\left(\ln|ax+b|+\dfrac{b}{ax+b}\right)+C$

8. $\int \dfrac{x^2}{(ax+b)^2}\,\mathrm{d}x = \dfrac{1}{a^3}\left(ax+b-2b\ln|ax+b|-\dfrac{b^2}{ax+b}\right)+C$

9. $\int \dfrac{\mathrm{d}x}{x(ax+b)^2} = \dfrac{1}{b(ax+b)}-\dfrac{1}{b^2}\ln\left|\dfrac{ax+b}{x}\right|+C$

（二）含有 $\sqrt{ax+b}$ 的积分

10. $\int \sqrt{ax+b}\,\mathrm{d}x = \dfrac{2}{3a}\sqrt{(ax+b)^3}+C$

11. $\int x\sqrt{ax+b}\,\mathrm{d}x = \dfrac{2}{15a^2}(3ax-2b)\sqrt{(ax+b)^3}+C$

12. $\int x^2\sqrt{ax+b}\,\mathrm{d}x = \dfrac{2}{105a^3}(15a^2x^2-12abx+8b^2)\sqrt{(ax+b)^3}+C$

13. $\int \dfrac{x}{\sqrt{ax+b}}\,\mathrm{d}x = \dfrac{2}{3a^2}(ax-2b)\sqrt{ax+b}+C$

14. $\int \dfrac{x^2}{\sqrt{ax+b}}\,\mathrm{d}x = \dfrac{2}{15a^3}(3a^2x^2-4abx+8b^2)\sqrt{ax+b}+C$

15. $\int \dfrac{\mathrm{d}x}{x\sqrt{ax+b}} = \begin{cases} \dfrac{1}{\sqrt{b}}\ln\left|\dfrac{\sqrt{ax+b}-\sqrt{b}}{\sqrt{ax+b}+\sqrt{b}}\right|+C & (b>0) \\[4mm] \dfrac{2}{\sqrt{-b}}\arctan\sqrt{\dfrac{ax+b}{-b}}+C & (b<0) \end{cases}$

16. $\int \dfrac{\mathrm{d}x}{x^2\sqrt{ax+b}} = -\dfrac{\sqrt{ax+b}}{bx}-\dfrac{a}{2b}\int \dfrac{\mathrm{d}x}{x\sqrt{ax+b}}$

17. $\int \dfrac{\sqrt{ax+b}}{x}\,\mathrm{d}x = 2\sqrt{ax+b}+b\int \dfrac{\mathrm{d}x}{x\sqrt{ax+b}}$

18. $\int \dfrac{\sqrt{ax+b}}{x^2}\,\mathrm{d}x = -\dfrac{\sqrt{ax+b}}{x}+\dfrac{a}{2}\int \dfrac{\mathrm{d}x}{x\sqrt{ax+b}}$

（三）含有 $x^2\pm a^2$ 的积分

19. $\int \dfrac{\mathrm{d}x}{x^2+a^2} = \dfrac{1}{a}\arctan\dfrac{x}{a}+C$

20. $\int \dfrac{\mathrm{d}x}{(x^2+a^2)^n} = \dfrac{x}{2(n-1)a^2(x^2+a^2)^{n-1}}+\dfrac{2n-3}{2(n-1)a^2}\int \dfrac{\mathrm{d}x}{(x^2+a^2)^{n-1}}$

21. $\int \dfrac{\mathrm{d}x}{x^2-a^2} = \dfrac{1}{2a}\ln\left|\dfrac{x-a}{x+a}\right|+C$

（四）含有 $ax^2+b\,(a>0)$ 的积分

22. $\int \dfrac{\mathrm{d}x}{ax^2+b} = \begin{cases} \dfrac{1}{\sqrt{ab}}\arctan\sqrt{\dfrac{a}{b}}\,x+C & (b>0) \\[4mm] \dfrac{1}{2\sqrt{-ab}}\ln\left|\dfrac{\sqrt{a}x-\sqrt{-b}}{\sqrt{a}x+\sqrt{-b}}\right|+C & (b<0) \end{cases}$

23. $\int \dfrac{x}{ax^2+b}\,\mathrm{d}x = \dfrac{1}{2a}\ln|ax^2+b|+C$

24. $\int \dfrac{x^2}{ax^2+b}\,dx=\dfrac{x}{a}-\dfrac{b}{a}\int\dfrac{dx}{ax^2+b}$

25. $\int \dfrac{dx}{x\,(ax^2+b)}=\dfrac{1}{2b}\ln\dfrac{x^2}{|ax^2+b|}+C$

26. $\int \dfrac{dx}{x^2\,(ax^2+b)}=-\dfrac{1}{bx}-\dfrac{a}{b}\int\dfrac{dx}{ax^2+b}$

27. $\int \dfrac{dx}{x^3\,(ax^2+b)}=\dfrac{a}{2b^2}\ln\dfrac{|ax^2+b|}{x^2}-\dfrac{1}{2bx^2}+C$

28. $\int \dfrac{dx}{(ax^2+b)^2}=\dfrac{x}{2b\,(ax^2+b)}+\dfrac{1}{2b}\int\dfrac{dx}{ax^2+b}$

（五）含有 $ax^2+bx+c\,(a>0)$ 的积分

29. $\int \dfrac{dx}{ax^2+bx+c}=\begin{cases}\dfrac{2}{\sqrt{4ac-b^2}}\arctan\dfrac{2ax+b}{\sqrt{4ac-b^2}}+C & (b^2<4ac)\\[3mm]\dfrac{1}{\sqrt{b^2-4ac}}\ln\left|\dfrac{2ax+b-\sqrt{b^2-4ac}}{2ax+b+\sqrt{b^2-4ac}}\right|+C & (b^2>4ac)\end{cases}$

30. $\int \dfrac{x}{ax^2+bx+c}\,dx=\dfrac{1}{2a}\ln|ax^2+bx+c|-\dfrac{b}{2a}\int\dfrac{dx}{ax^2+bx+c}$

（六）含有 $\sqrt{x^2+a^2}$ $(a>0)$ 的积分

31. $\int \dfrac{dx}{\sqrt{x^2+a^2}}=\operatorname{arsh}\dfrac{x}{a}+C_1=\ln(x+\sqrt{x^2+a^2})+C$

32. $\int \dfrac{dx}{\sqrt{(x^2+a^2)^3}}=\dfrac{x}{a^2\,\sqrt{x^2+a^2}}+C$

33. $\int \dfrac{x}{\sqrt{x^2+a^2}}\,dx=\sqrt{x^2+a^2}+C$

34. $\int \dfrac{x}{\sqrt{(x^2+a^2)^3}}\,dx=-\dfrac{1}{\sqrt{x^2+a^2}}+C$

35. $\int \dfrac{x^2}{\sqrt{x^2+a^2}}\,dx=\dfrac{x}{2}\sqrt{x^2+a^2}-\dfrac{a^2}{2}\ln(x+\sqrt{x^2+a^2})+C$

36. $\int \dfrac{x^2}{\sqrt{(x^2+a^2)^3}}\,dx=-\dfrac{x}{\sqrt{x^2+a^2}}+\ln(x+\sqrt{x^2+a^2})+C$

37. $\int \dfrac{dx}{x\,\sqrt{x^2+a^2}}=\dfrac{1}{a}\ln\dfrac{\sqrt{x^2+a^2}-a}{|x|}+C$

38. $\int \dfrac{dx}{x^2\,\sqrt{x^2+a^2}}=-\dfrac{\sqrt{x^2+a^2}}{a^2x}+C$

39. $\int \sqrt{x^2+a^2}\,dx=\dfrac{x}{2}\sqrt{x^2+a^2}+\dfrac{a^2}{2}\ln(x+\sqrt{x^2+a^2})+C$

40. $\int \sqrt{(x^2+a^2)^3}\,dx=\dfrac{x}{8}(2x^2+5a^2)\sqrt{x^2+a^2}+\dfrac{3}{8}a^4\ln(x+\sqrt{x^2+a^2})+C$

41. $\int x\,\sqrt{x^2+a^2}\,dx=\dfrac{1}{3}\sqrt{(x^2+a^2)^3}+C$

42. $\int x^2\,\sqrt{x^2+a^2}\,dx=\dfrac{x}{8}(2x^2+a^2)\sqrt{x^2+a^2}-\dfrac{a^4}{8}\ln(x+\sqrt{x^2+a^2})+C$

43. $\int \dfrac{\sqrt{x^2+a^2}}{x}\,dx=\sqrt{x^2+a^2}+a\ln\dfrac{\sqrt{x^2+a^2}-a}{|x|}+C$

44. $\int \dfrac{\sqrt{x^2+a^2}}{x^2}\,dx=-\dfrac{\sqrt{x^2+a^2}}{x}+\ln(x+\sqrt{x^2+a^2})+C$

（七）含有 $\sqrt{x^2-a^2}$ $(a>0)$ 的积分

45. $\int \dfrac{dx}{\sqrt{x^2-a^2}}=\dfrac{x}{|x|}\operatorname{arch}\dfrac{|x|}{a}+C_1=\ln|x+\sqrt{x^2-a^2}|+C$

46. $\displaystyle\int \frac{\mathrm{d}x}{\sqrt{(x^2-a^2)^3}} = -\frac{x}{a^2} \frac{1}{\sqrt{x^2-a^2}}+C$

47. $\displaystyle\int \frac{x}{\sqrt{x^2-a^2}}\mathrm{d}x = \sqrt{x^2-a^2}+C$

48. $\displaystyle\int \frac{x}{\sqrt{(x^2-a^2)^3}}\mathrm{d}x = -\frac{1}{\sqrt{x^2-a^2}}+C$

49. $\displaystyle\int \frac{x^2}{\sqrt{x^2-a^2}}\mathrm{d}x = \frac{x}{2}\sqrt{x^2-a^2}+\frac{a^2}{2}\ln\left| x+\sqrt{x^2-a^2}\right|+C$

50. $\displaystyle\int \frac{x^2}{\sqrt{(x^2-a^2)^3}}\mathrm{d}x = -\frac{x}{\sqrt{x^2-a^2}}+\ln\left| x+\sqrt{x^2-a^2}\right|+C$

51. $\displaystyle\int \frac{\mathrm{d}x}{x\sqrt{x^2-a^2}} = \frac{1}{a}\arccos\frac{a}{|x|}+C$

52. $\displaystyle\int \frac{\mathrm{d}x}{x^2\sqrt{x^2-a^2}} = \frac{\sqrt{x^2-a^2}}{a^2 x}+C$

53. $\displaystyle\int \sqrt{x^2-a^2}\,\mathrm{d}x = \frac{x}{2}\sqrt{x^2-a^2}-\frac{a^2}{2}\ln\left| x+\sqrt{x^2-a^2}\right|+C$

54. $\displaystyle\int \sqrt{(x^2-a^2)^3}\,\mathrm{d}x = \frac{x}{8}(2x^2-5a^2)\sqrt{x^2-a^2}+\frac{3}{8}a^4\ln\left| x+\sqrt{x^2-a^2}\right|+C$

55. $\displaystyle\int x\sqrt{x^2-a^2}\,\mathrm{d}x = \frac{1}{3}\sqrt{(x^2-a^2)^3}+C$

56. $\displaystyle\int x^2\sqrt{x^2-a^2}\,\mathrm{d}x = \frac{x}{8}(2x^2-a^2)\sqrt{x^2-a^2}-\frac{a^4}{8}\ln\left| x+\sqrt{x^2-a^2}\right|+C$

57. $\displaystyle\int \frac{\sqrt{x^2-a^2}}{x}\mathrm{d}x = \sqrt{x^2-a^2}-a\arccos\frac{a}{|x|}+C$

58. $\displaystyle\int \frac{\sqrt{x^2-a^2}}{x^2}\mathrm{d}x = -\frac{\sqrt{x^2-a^2}}{x}+\ln\left| x+\sqrt{x^2-a^2}\right|+C$

（八）含有 $\sqrt{a^2-x^2}\,(a>0)$ 的积分

59. $\displaystyle\int \frac{\mathrm{d}x}{\sqrt{a^2-x^2}} = \arcsin\frac{x}{a}+C$

60. $\displaystyle\int \frac{\mathrm{d}x}{\sqrt{(a^2-x^2)^3}} = \frac{x}{a^2}\frac{1}{\sqrt{a^2-x^2}}+C$

61. $\displaystyle\int \frac{x}{\sqrt{a^2-x^2}}\mathrm{d}x = -\sqrt{a^2-x^2}+C$

62. $\displaystyle\int \frac{x}{\sqrt{(a^2-x^2)^3}}\mathrm{d}x = \frac{1}{\sqrt{a^2-x^2}}+C$

63. $\displaystyle\int \frac{x^2}{\sqrt{a^2-x^2}}\mathrm{d}x = -\frac{x}{2}\sqrt{a^2-x^2}+\frac{a^2}{2}\arcsin\frac{x}{a}+C$

64. $\displaystyle\int \frac{x^2}{\sqrt{(a^2-x^2)^3}}\mathrm{d}x = \frac{x}{\sqrt{a^2-x^2}}-\arcsin\frac{x}{a}+C$

65. $\displaystyle\int \frac{\mathrm{d}x}{x\sqrt{a^2-x^2}} = \frac{1}{a}\ln\frac{a-\sqrt{a^2-x^2}}{|x|}+C$

66. $\displaystyle\int \frac{\mathrm{d}x}{x^2\sqrt{a^2-x^2}} = -\frac{\sqrt{a^2-x^2}}{a^2 x}+C$

67. $\displaystyle\int \sqrt{a^2-x^2}\,\mathrm{d}x = \frac{x}{2}\sqrt{a^2-x^2}+\frac{a^2}{2}\arcsin\frac{x}{a}+C$

68. $\displaystyle\int \sqrt{(a^2-x^2)^3}\,\mathrm{d}x = \frac{x}{8}(5a^2-2x^2)\sqrt{a^2-x^2}+\frac{3}{8}a^4\arcsin\frac{x}{a}+C$

69. $\displaystyle\int x\sqrt{a^2-x^2}\,\mathrm{d}x = -\frac{1}{3}\sqrt{(a^2-x^2)^3}+C$

70. $\displaystyle\int x^2\sqrt{a^2-x^2}\,\mathrm{d}x = \frac{x}{8}(2x^2-a^2)\sqrt{a^2-x^2}+\frac{a^4}{8}\arcsin\frac{x}{a}+C$

71. $\displaystyle\int \frac{\sqrt{a^2-x^2}}{x}\,\mathrm{d}x = \sqrt{a^2-x^2} + a\ln\frac{a-\sqrt{a^2-x^2}}{|x|} + C$

72. $\displaystyle\int \frac{\sqrt{a^2-x^2}}{x^2}\,\mathrm{d}x = -\frac{\sqrt{a^2-x^2}}{x} - \arcsin\frac{x}{a} + C$

（九）含有 $\sqrt{\pm ax^2+bx+c}\,(a>0)$ 的积分

73. $\displaystyle\int \frac{\mathrm{d}x}{\sqrt{ax^2+bx+c}} = \frac{1}{\sqrt{a}}\ln\left|2ax+b+2\sqrt{a}\sqrt{ax^2+bx+c}\right| + C$

74. $\displaystyle\int \sqrt{ax^2+bx+c}\,\mathrm{d}x = \frac{2ax+b}{4a}\sqrt{ax^2+bx+c}$
$$+\frac{4ac-b^2}{8\sqrt{a^3}}\ln\left|2ax+b+2\sqrt{a}\sqrt{ax^2+bx+c}\right| + C$$

75. $\displaystyle\int \frac{x}{\sqrt{ax^2+bx+c}}\,\mathrm{d}x = \frac{1}{a}\sqrt{ax^2+bx+c}$
$$-\frac{b}{2\sqrt{a^3}}\ln\left|2ax+b+2\sqrt{a}\sqrt{ax^2+bx+c}\right| + C$$

76. $\displaystyle\int \frac{\mathrm{d}x}{\sqrt{c+bx-ax^2}} = -\frac{1}{\sqrt{a}}\arcsin\frac{2ax-b}{\sqrt{b^2+4ac}} + C$

77. $\displaystyle\int \sqrt{c+bx-ax^2}\,\mathrm{d}x = \frac{2ax-b}{4a}\sqrt{c+bx-ax^2} + \frac{b^2+4ac}{8\sqrt{a^3}}\arcsin\frac{2ax-b}{\sqrt{b^2+4ac}} + C$

78. $\displaystyle\int \frac{x}{\sqrt{c+bx-ax^2}}\,\mathrm{d}x = -\frac{1}{a}\sqrt{c+bx-ax^2} + \frac{b}{2\sqrt{a^3}}\arcsin\frac{2ax-b}{\sqrt{b^2+4ac}} + C$

（十）含有 $\sqrt{\pm\dfrac{x-a}{x-b}}$ 或 $\sqrt{(x-a)(b-x)}$ 的积分

79. $\displaystyle\int \sqrt{\frac{x-a}{x-b}}\,\mathrm{d}x = (x-b)\sqrt{\frac{x-a}{x-b}} + (b-a)\ln\left(\sqrt{|x-a|}+\sqrt{|x-b|}\right) + C$

80. $\displaystyle\int \sqrt{\frac{x-a}{b-x}}\,\mathrm{d}x = (x-b)\sqrt{\frac{x-a}{b-x}} + (b-a)\arcsin\sqrt{\frac{x-a}{b-x}} + C$

81. $\displaystyle\int \frac{\mathrm{d}x}{\sqrt{(x-a)(b-x)}} = 2\arcsin\sqrt{\frac{x-a}{b-x}} + C \quad (a<b)$

82. $\displaystyle\int \sqrt{(x-a)(b-x)}\,\mathrm{d}x = \frac{2x-a-b}{4}\sqrt{(x-a)(b-x)} + \frac{(b-a)^2}{4}\arcsin\sqrt{\frac{x-a}{b-x}} + C \quad (a<b)$

（十一）含有三角函数的积分

83. $\displaystyle\int \sin x\,\mathrm{d}x = -\cos x + C$

84. $\displaystyle\int \cos x\,\mathrm{d}x = \sin x + C$

85. $\displaystyle\int \tan x\,\mathrm{d}x = -\ln|\cos x| + C$

86. $\displaystyle\int \cot x\,\mathrm{d}x = \ln|\sin x| + C$

87. $\displaystyle\int \sec x\,\mathrm{d}x = \ln\left|\tan\left(\frac{\pi}{4}+\frac{x}{2}\right)\right| + C = \ln|\sec x+\tan x| + C$

88. $\displaystyle\int \csc x\,\mathrm{d}x = \ln\left|\tan\frac{x}{2}\right| + C = \ln|\csc x-\cot x| + C$

89. $\displaystyle\int \sec^2 x\,\mathrm{d}x = \tan x + C$

90. $\displaystyle\int \csc^2 x\,\mathrm{d}x = -\cot x + C$

91. $\displaystyle\int \sec x\tan x\,\mathrm{d}x = \sec x + C$

92. $\displaystyle\int \csc x \cot x \mathrm{d}x = -\csc x + C$

93. $\displaystyle\int \sin^2 x \mathrm{d}x = \frac{x}{2} - \frac{1}{4}\sin 2x + C$

94. $\displaystyle\int \cos^2 x \mathrm{d}x = \frac{x}{2} + \frac{1}{4}\sin 2x + C$

95. $\displaystyle\int \sin^n x \mathrm{d}x = -\frac{1}{n}\sin^{n-1} x \cos x + \frac{n-1}{n}\int \sin^{n-2} x \mathrm{d}x$

96. $\displaystyle\int \cos^n x \ \mathrm{d}x = \frac{1}{n}\cos^{n-1} x \sin x + \frac{n-1}{n}\int \cos^{n-2} x \mathrm{d}x$

97. $\displaystyle\int \frac{\mathrm{d}x}{\sin^n x} = -\frac{1}{n-1}\cdot\frac{\cos x}{\sin^{n-1} x} + \frac{n-2}{n-1}\int \frac{\mathrm{d}x}{\sin^{n-2} x}$

98. $\displaystyle\int \frac{\mathrm{d}x}{\cos^n x} = \frac{1}{n-1}\cdot\frac{\sin x}{\cos^{n-1} x} + \frac{n-2}{n-1}\int \frac{\mathrm{d}x}{\cos^{n-2} x}$

99. $\displaystyle\int \cos^m x \sin^n x \mathrm{d}x = \frac{1}{m+n}\cos^{m-1} x \sin^{n+1} x + \frac{m-1}{m+n}\int \cos^{m-2} x \sin^n x \mathrm{d}x$

$$= -\frac{1}{m+n}\cos^{m+1} x \sin^{n-1} x + \frac{n-1}{m+n}\int \cos^m x \sin^{n-2} x \mathrm{d}x$$

100. $\displaystyle\int \sin ax \cos bx \mathrm{d}x = -\frac{1}{2(a+b)}\cos(a+b)x - \frac{1}{2(a-b)}\cos(a-b)x + C$

101. $\displaystyle\int \sin ax \sin bx \mathrm{d}x = -\frac{1}{2(a+b)}\sin(a+b)x + \frac{1}{2(a-b)}\sin(a-b)x + C$

102. $\displaystyle\int \cos ax \cos bx \mathrm{d}x = \frac{1}{2(a+b)}\sin(a+b)x + \frac{1}{2(a-b)}\sin(a-b)x + C$

103. $\displaystyle\int \frac{\mathrm{d}x}{a+b\sin x} = \frac{2}{\sqrt{a^2-b^2}}\arctan\frac{a\tan\frac{x}{2}+b}{\sqrt{a^2-b^2}} + C \quad (a^2>b^2)$

104. $\displaystyle\int \frac{\mathrm{d}x}{a+b\sin x} = \frac{1}{\sqrt{b^2-a^2}}\ln\left|\frac{a\tan\frac{x}{2}+b-\sqrt{b^2-a^2}}{a\tan\frac{x}{2}+b+\sqrt{b^2-a^2}}\right| + C \quad (a^2<b^2)$

105. $\displaystyle\int \frac{\mathrm{d}x}{a+b\cos x} = \frac{2}{a+b}\sqrt{\frac{a+b}{a-b}}\arctan\left(\sqrt{\frac{a-b}{a+b}}\tan\frac{x}{2}\right) + C \quad (a^2>b^2)$

106. $\displaystyle\int \frac{\mathrm{d}x}{a+b\cos x} = \frac{1}{a+b}\sqrt{\frac{a+b}{b-a}}\ln\left|\frac{\tan\frac{x}{2}+\sqrt{\frac{a+b}{b-a}}}{\tan\frac{x}{2}-\sqrt{\frac{a+b}{b-a}}}\right| + C \quad (a^2<b^2)$

107. $\displaystyle\int \frac{\mathrm{d}x}{a^2\cos^2 x + b^2\sin^2 x} = \frac{1}{ab}\arctan\left(\frac{b}{a}\tan x\right) + C$

108. $\displaystyle\int \frac{\mathrm{d}x}{a^2\cos^2 x - b^2\sin^2 x} = \frac{1}{2ab}\ln\left|\frac{b\tan x + a}{b\tan x - a}\right| + C$

109. $\displaystyle\int x\sin ax \mathrm{d}x = \frac{1}{a^2}\sin ax - \frac{1}{a}x\cos ax + C$

110. $\displaystyle\int x^2\sin ax \mathrm{d}x = -\frac{1}{a}x^2\cos ax + \frac{2}{a^2}x\sin ax + \frac{2}{a^3}\cos ax + C$

111. $\displaystyle\int x\cos ax \mathrm{d}x = \frac{1}{a^2}\cos ax + \frac{1}{a}x\sin ax + C$

112. $\displaystyle\int x^2\cos ax \mathrm{d}x = \frac{1}{a}x^2\sin ax + \frac{2}{a^2}x\cos ax - \frac{2}{a^3}\sin ax + C$

（十二）含有反三角函数的积分（其中 $a>0$）

113. $\displaystyle\int \arcsin\frac{x}{a} \ \mathrm{d}x = x\arcsin\frac{x}{a} + \sqrt{a^2-x^2} + C$

114. $\displaystyle\int x\arcsin\frac{x}{a}\mathrm{d}x = \left(\frac{x^2}{2}-\frac{a^2}{4}\right)\arcsin\frac{x}{a} + \frac{x}{4}\sqrt{a^2-x^2} + C$

115. $\int x^2 \arcsin \dfrac{x}{a} \, dx = \dfrac{x^3}{3} \arcsin \dfrac{x}{a} + \dfrac{1}{9}(x^2 + 2a^2)\sqrt{a^2 - x^2} + C$

116. $\int \arccos \dfrac{x}{a} \, dx = x \arccos \dfrac{x}{a} - \sqrt{a^2 - x^2} + C$

117. $\int x \arccos \dfrac{x}{a} \, dx = \left(\dfrac{x^2}{2} - \dfrac{a^2}{4}\right) \arccos \dfrac{x}{a} - \dfrac{x}{4}\sqrt{a^2 - x^2} + C$

118. $\int x^2 \arccos \dfrac{x}{a} \, dx = \dfrac{x^3}{3} \arccos \dfrac{x}{a} - \dfrac{1}{9}(x^2 + 2a^2)\sqrt{a^2 - x^2} + C$

119. $\int \arctan \dfrac{x}{a} \, dx = x \arctan \dfrac{x}{a} - \dfrac{a}{2}\ln(a^2 + x^2) + C$

120. $\int x \arctan \dfrac{x}{a} \, dx = \dfrac{1}{2}(a^2 + x^2) \arctan \dfrac{x}{a} - \dfrac{a}{2}x + C$

121. $\int x^2 \arctan \dfrac{x}{a} \, dx = \dfrac{x^3}{3} \arctan \dfrac{x}{a} - \dfrac{a}{6}x^2 + \dfrac{a^3}{6}\ln(a^2 + x^2) + C$

（十三）含有指数函数的积分

122. $\int a^x \, dx = \dfrac{1}{\ln a} a^x + C$

123. $\int e^{ax} \, dx = \dfrac{1}{a} e^{ax} + C$

124. $\int x e^{ax} \, dx = \dfrac{1}{a^2}(ax - 1)e^{ax} + C$

125. $\int x^n e^{ax} \, dx = \dfrac{1}{a} x^n e^{ax} - \dfrac{n}{a} \int x^{n-1} e^{ax} \, dx$

126. $\int x a^x \, dx = \dfrac{x}{\ln a} a^x - \dfrac{1}{(\ln a)^2} a^x + C$

127. $\int x^n a^x \, dx = \dfrac{1}{\ln a} x^n a^x - \dfrac{n}{\ln a} \int x^{n-1} a^x \, dx$

128. $\int e^{ax} \sin bx \, dx = \dfrac{1}{a^2 + b^2} e^{ax}(a \sin bx - b \cos bx) + C$

129. $\int e^{ax} \cos bx \, dx = \dfrac{1}{a^2 + b^2} e^{ax}(b \sin bx + a \cos bx) + C$

130. $\int e^{ax} \sin^n bx \, dx = \dfrac{1}{a^2 + b^2 n^2} e^{ax} \sin^{n-1} bx(a \sin bx - nb \cos bx)$

$\qquad\qquad + \dfrac{n(n-1)b^2}{a^2 + b^2 n^2} \int e^{ax} \sin^{n-2} bx \, dx$

131. $\int e^{ax} \cos^n bx \, dx = \dfrac{1}{a^2 + b^2 n^2} e^{ax} \cos^{n-1} bx(a \cos bx + nb \sin bx)$

$\qquad\qquad + \dfrac{n(n-1)b^2}{a^2 + b^2 n^2} \int e^{ax} \cos^{n-2} bx \, dx$

（十四）含有对数函数的积分

132. $\int \ln x \, dx = x \ln x - x + C$

133. $\int \dfrac{dx}{x \ln x} = \ln|\ln x| + C$

134. $\int x^n \ln x \, dx = \dfrac{1}{n+1} x^{n+1}\left(\ln x - \dfrac{1}{n+1}\right) + C$

135. $\int (\ln x)^n \, dx = x(\ln x)^n - n \int (\ln x)^{n-1} \, dx$

136. $\int x^m (\ln x)^n \, dx = \dfrac{1}{m+1} x^{m+1}(\ln x)^n - \dfrac{n}{m+1} \int x^m (\ln x)^{n-1} \, dx$

（十五）含有双曲函数的积分

137. $\int \text{sh} x \, dx = \text{ch} x + C$

138. $\int \mathrm{ch}x\mathrm{d}x = \mathrm{sh}x + C$

139. $\int \mathrm{th}x\mathrm{d}x = \mathrm{lnch}x + C$

140. $\int \mathrm{sh}^2 x\mathrm{d}x = -\dfrac{x}{2} + \dfrac{1}{4}\mathrm{sh}2x + C$

141. $\int \mathrm{ch}^2 x\mathrm{d}x = \dfrac{x}{2} + \dfrac{1}{4}\mathrm{sh}2x + C$

（十六）定积分

142. $\displaystyle\int_{-\pi}^{\pi}\cos nx\mathrm{d}x = \int_{-\pi}^{\pi}\sin nx\mathrm{d}x = 0$

143. $\displaystyle\int_{-\pi}^{\pi}\cos mx\sin nx\mathrm{d}x = 0$

144. $\displaystyle\int_{-\pi}^{\pi}\cos mx\cos nx\mathrm{d}x = \begin{cases} 0, & m \neq n \\ \pi, & m = n \end{cases}$

145. $\displaystyle\int_{-\pi}^{\pi}\sin mx\sin nx\mathrm{d}x = \begin{cases} 0, & m \neq n \\ \pi, & m = n \end{cases}$

146. $\displaystyle\int_{0}^{\pi}\sin mx\sin nx\mathrm{d}x = \int_{0}^{\pi}\cos mx\cos nx\mathrm{d}x = \begin{cases} 0, & m \neq n \\ \dfrac{\pi}{2}, & m = n \end{cases}$

147. $I_n = \displaystyle\int_{0}^{\frac{\pi}{2}}\sin^n x\mathrm{d}x = \int_{0}^{\frac{\pi}{2}}\cos^n x\mathrm{d}x$

$I_n = \dfrac{n-1}{n}I_{n-2}$

$I_n = \dfrac{n-1}{n}\cdot\dfrac{n-3}{n-2}\cdot\cdots\cdot\dfrac{4}{5}\cdot\dfrac{2}{3}$　（n 为大于 1 的正奇数），$I_1 = 1$

$I_n = \dfrac{n-1}{n}\cdot\dfrac{n-3}{n-2}\cdot\cdots\cdot\dfrac{3}{4}\cdot\dfrac{1}{2}\cdot\dfrac{\pi}{2}$　（n 为正偶数），$I_0 = \dfrac{\pi}{2}$

附录2　泊松分布表

$$P(X=m) = \frac{\lambda^m}{m!}e^{-\lambda}$$

m＼λ	0.1	0.2	0.3	0.4	0.5	0.6	0.7	0.8
0	0.904837	0.818731	0.740818	0.670320	0.606531	0.548812	0.496585	0.449329
1	0.090484	0.163746	0.222245	0.268128	0.303265	0.329287	0.347610	0.359463
2	0.004524	0.016375	0.033337	0.053626	0.075816	0.098786	0.121663	0.143785
3	0.000151	0.001092	0.003334	0.007150	0.012636	0.019757	0.028388	0.038343
4	0.000004	0.000055	0.000250	0.000715	0.001580	0.002964	0.004968	0.007669
5	—	0.000002	0.000015	0.000057	0.000158	0.000356	0.000696	0.001227
6	—	—	0.000001	0.000004	0.000013	0.000036	0.000081	0.000164
7	—	—	—	—	0.000001	0.000003	0.000008	0.000019
8	—	—	—	—	—	—	0.000001	0.000002

m＼λ	0.9	1.0	1.5	2.0	2.5	3.0	3.5	4.0
0	0.406570	0.367879	0.223130	0.135335	0.082085	0.049787	0.030197	0.018316
1	0.365913	0.367879	0.334695	0.270671	0.205212	0.149361	0.105691	0.073263
2	0.164661	0.183940	0.251021	0.270671	0.256516	0.224042	0.184959	0.146525
3	0.049398	0.061313	0.125511	0.180447	0.213763	0.224042	0.215785	0.195367
4	0.011115	0.015328	0.047067	0.090224	0.133602	0.168031	0.188812	0.195367
5	0.002001	0.003066	0.014120	0.036089	0.066801	0.100819	0.132169	0.156293
6	0.000300	0.000511	0.003530	0.012030	0.027834	0.050409	0.077098	0.104196
7	0.000039	0.000073	0.000756	0.003437	0.009941	0.021604	0.038549	0.059540
8	0.000004	0.000009	0.000142	0.000859	0.003106	0.008102	0.016865	0.029770
9	—	0.000001	0.000024	0.000191	0.000863	0.002701	0.006559	0.013231
10	—	—	0.000004	0.000038	0.000216	0.000810	0.002296	0.005292
11	—	—	—	0.000007	0.000049	0.000221	0.000730	0.001925
12	—	—	—	0.000001	0.000010	0.000055	0.000213	0.000642
13	—	—	—	—	0.000002	0.000013	0.000057	0.000197
14	—	—	—	—	—	0.000003	0.000014	0.000056
15	—	—	—	—	—	0.000001	0.000003	0.000015
16	—	—	—	—	—	—	0.000001	0.000004
17	—	—	—	—	—	—	—	0.000001

附录 3 标准正态分布函数数值表

$$\Phi(x) = \int_{-\infty}^{x} \frac{1}{\sqrt{2\pi}} e^{-\frac{t^2}{2}} \, dt = P(X \leqslant x)$$

x	0.00	0.01	0.02	0.03	0.04	0.05	0.06	0.07	0.08	0.09
0.0	0.5000	0.5040	0.5080	0.5120	0.5160	0.5199	0.5239	0.5279	0.5319	0.5359
0.1	0.5398	0.5438	0.5478	0.5517	0.5557	0.5596	0.5636	0.5675	0.5714	0.5753
0.2	0.5793	0.5832	0.5871	0.5910	0.5948	0.5987	0.6026	0.6064	0.6103	0.6141
0.3	0.6179	0.6217	0.6255	0.6293	0.6331	0.6368	0.6406	0.6443	0.6480	0.6517
0.4	0.6554	0.6591	0.6628	0.6664	0.6700	0.6736	0.6772	0.6808	0.6844	0.6879
0.5	0.6915	0.6950	0.6985	0.7019	0.7054	0.7088	0.7123	0.7157	0.7190	0.7224
0.6	0.7257	0.7291	0.7324	0.7357	0.7389	0.7422	0.7454	0.7486	0.7517	0.7549
0.7	0.7580	0.7611	0.7642	0.7673	0.7703	0.7734	0.7764	0.7794	0.7823	0.7852
0.8	0.7881	0.7910	0.7939	0.7967	0.7995	0.8023	0.8051	0.8078	0.8106	0.8133
0.9	0.8159	0.8186	0.8212	0.8238	0.8264	0.8289	0.8315	0.8340	0.8365	0.8389
1.0	0.8413	0.8438	0.8461	0.8485	0.8508	0.8531	0.8554	0.8577	0.8599	0.8621
1.1	0.8643	0.8665	0.8686	0.8708	0.8729	0.8749	0.8770	0.8790	0.8810	0.8830
1.2	0.8849	0.8869	0.8888	0.8907	0.8925	0.8944	0.8962	0.8980	0.8997	0.9015
1.3	0.9032	0.9049	0.9066	0.9082	0.9099	0.9115	0.9131	0.9147	0.9162	0.9177
1.4	0.9192	0.9207	0.9222	0.9236	0.9251	0.9265	0.9278	0.9292	0.9306	0.9319
1.5	0.9332	0.9345	0.9357	0.9370	0.9382	0.9394	0.9406	0.9418	0.9430	0.9441
1.6	0.9452	0.9463	0.9474	0.9484	0.9495	0.9505	0.9515	0.9525	0.9535	0.9545
1.7	0.9554	0.9564	0.9573	0.9582	0.9591	0.9599	0.9608	0.9616	0.9625	0.9633
1.8	0.9641	0.9648	0.9656	0.9664	0.9671	0.9678	0.9686	0.9693	0.9700	0.9706
1.9	0.9713	0.9719	0.9726	0.9732	0.9738	0.9744	0.9750	0.9756	0.9762	0.9767
2.0	0.9772	0.9778	0.9783	0.9788	0.9793	0.9798	0.9803	0.9808	0.9812	0.9817
2.1	0.9821	0.9826	0.9830	0.9834	0.9838	0.9842	0.9846	0.9850	0.9854	0.9857
2.2	0.9861	0.9864	0.9868	0.9871	0.9874	0.9878	0.9881	0.9884	0.9887	0.9890
2.3	0.9893	0.9896	0.9898	0.9901	0.9904	0.9906	0.9909	0.9911	0.9913	0.9916
2.4	0.9918	0.9920	0.9922	0.9925	0.9927	0.9929	0.9931	0.9932	0.9934	0.9936
2.5	0.9938	0.9940	0.9941	0.9943	0.9945	0.9946	0.9948	0.9949	0.9951	0.9952
2.6	0.9953	0.9955	0.9956	0.9957	0.9959	0.9960	0.9961	0.9962	0.9963	0.9964
2.7	0.9965	0.9966	0.9967	0.9968	0.9969	0.9970	0.9971	0.9972	0.9973	0.9974
2.8	0.9974	0.9975	0.9976	0.9977	0.9977	0.9978	0.9979	0.9979	0.9980	0.9981
2.9	0.9981	0.9982	0.9982	0.9983	0.9984	0.9984	0.9985	0.9985	0.9986	0.9986
3.0	0.9987	0.9990	0.9993	0.9995	0.9997	0.9998	0.9998	0.9999	0.9999	1.0000

注：本表最后一行自左至右依次是 $\varphi(3.0)$、…、$\varphi(3.9)$ 的值

中英文专业词汇索引